医学影像检查技术方案与诊断

耿云平 等 主编

江西科学技术出版社
江西·南昌

图书在版编目（CIP）数据

医学影像检查技术方案与诊断 / 耿云平等主编 . --
南昌 : 江西科学技术出版社 , 2020.6 （2024.1 重印）
ISBN 978-7-5390-7182-4

Ⅰ . ①医… Ⅱ . ①耿… Ⅲ . ①影象诊断 Ⅳ .
① R445

中国版本图书馆 CIP 数据核字 (2020) 第 015325 号

选题序号：ZK2019296

责任编辑：宋　涛　林　勇

医学影像检查技术方案与诊断

YIXUE YINGXIANG JIANCHA JISHU FANGAN YU ZHENDUAN　　耿云平等　主编

出版发行　江西科学技术出版社
社　　址　南昌市蓼洲街 2 号附 1 号
　　　　　邮编：330009　　电话：（0791）86623491　　86639342（传真）
经　　销　全国新华书店
印　　刷　三河市华东印刷有限公司
开　　本　880mm × 1230mm　1/16
字　　数　279 千字
印　　张　9
版　　次　2020 年 6 月第 1 版　2024 年 1 月第1版第 2 次印刷
书　　号　ISBN 978-7-5390-7182-4
定　　价　88.00 元

赣版权登字：-03-2020-37

编　委　会

主　编　耿云平　丁　颖　徐延超　齐大鹏
范真宜　刘　敏　肖　胜　陈　涛

副主编　耿　月　刘　斌　杨丹丹　凌　丽　张　丽
王　峻　庄　晶　刘　影　郑惠延　王思坚

编　委（按姓氏笔画排序）

丁　颖　合肥市第三人民医院
王　峻　荆门市第二人民医院
王思坚　偃师市人民医院
庄　晶　中国人民解放军海军第九七一医院
刘　敏　徐州市中心医院
刘　斌　新乡市中心医院
刘　影　郑州大学附属郑州中心医院
齐大鹏　安徽省第二人民医院
杨丹丹　新乡市中心医院
肖　胜　荆州市第一人民医院
张　丽　内蒙古民族大学附属医院
陈　涛　江西省中西医结合医院
范真宜　南阳医专第二附属医院
郑惠延　郑州大学第二附属医院
耿　月　新乡市中心医院
耿云平　南阳市中心医院
徐延超　佳木斯大学附属第二医院
凌　丽　湖北省武汉市第七医院

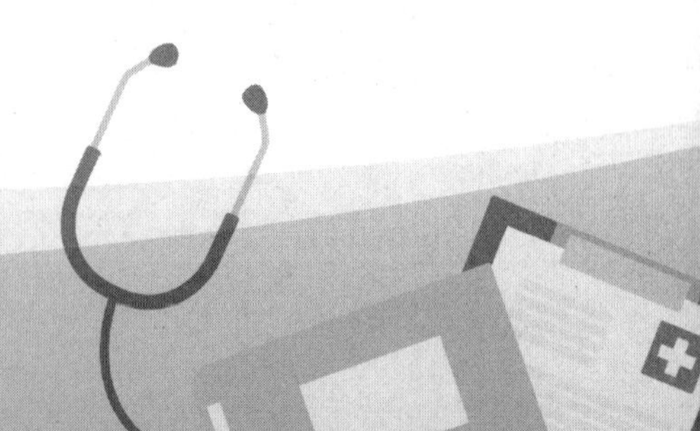

前 言

随着影像领域的不断发展，影像学设备的图像分辨率和诊断的准确率得到了明显提高，影像检查技术和方法也在不断地创新，各种新型影像技术层出不穷并逐渐广泛运用于临床诊断与治疗之中。影像诊断已从单一依靠形态变化进行诊断发展成为集形态、功能、代谢改变为一体的综合诊断体系。在诊断的同时也开展治疗，扩大了医学影像的应用范围，是现代医学临床工作者不可缺少的助手。

本书主要介绍了医学影像基础概论、基础技术、X 线、MIR 及超声检查等内容，对各部位的影像学检查方法、影像学征象、常见病变的诊断与鉴别诊断等内容均做了详细介绍。本书选材新颖，内容简明，图文并茂，科学性和实用性强，易于掌握，查阅方便，适用于医学影像科及相关科室的医护人员参考。

参与本书编写的学者均为多年从事影像工作的一线医务人员，具有丰富的临床经验和深厚的理论功底。为了进一步提高影像科医务人员诊疗水平，学者们认真编写此书。

由于本书参编人员众多，写作风格不尽一致，编校水平有限，尽管在编写过程中我们反复校对、多次审核，但书中难免有不足和疏漏之处，敬请广大读者提出宝贵意见，以便再版时修正。

编 者

2020 年 6 月

目 录

第一章

绪论

1895 年，X 线的发现为放射影像学的形成与发展奠定了基础，随着各种新型成像技术的不断涌现，放射学由单纯的 X 线摄影发展到包括计算机 X 线摄影（computer radiology，CR）、数字化 X 线摄影（digital radiology，DR）、计算机断层成像（computed tomography，CT）、磁共振成像（magnetic resonance imaging，MRI）、数字减影血管造影（digital subtraction angiography，DSA）、超声成像（ultrasonography，USG）、γ 闪烁成像（γ-scintigraphy）、发射型计算机断层成像（emission computed tomography，ECT）与正电子发射型计算机断层成像（positron emission tomography，PET）等各种数字化成像技术的现代影像学阶段。进入 21 世纪，医学影像设备及技术进入蓬勃发展的新历史时期，更优质的图像质量、更低的辐射剂量、更快的成像速度、多功能的集成、多种影像技术的融合已成为医学影像技术发展的基本态势。

第一节　放射学的形成与发展

一、放射学的形成

19 世纪的理论成果对人类历史的进程产生了重大影响：热力学、电磁感应、原子论、细胞学说等科学理论相继取得重大进展。19 世纪末，实验物理学的三大成果为放射学的形成奠定了基础：① 1895 年，伦琴（德语：Wilhelm Röntgen）发现 X 线；② 1896 年，贝克勒耳（Antoine Henri Becquerel）发现天然放射性现象；③ 1897 年，汤姆孙（Thomson，Joseph John）发现电子。

1895 年 11 月 8 日，伦琴在德国维尔茨堡大学的实验室中发现 X 线并很快应用于临床医学，这一划时代的科研成果开创了揭示人类内部结构的先河。正如英国《不列颠简明百科全书》所述："这一发现宣布了现代物理学时代的到来，使医学发生了革命。"20 世纪初，涵盖 X 线诊断学和放射治疗学两大板块的放射学即告形成，但是由于两项技术均处于萌芽时期，所以早年从事放射学的专业人员一般都兼做诊断与治疗工作。历经 100 多年的发展，X 线诊断学在设备的发展方面和技术方法的创新方面均取得飞速发展，使其在临床医学中所起的作用日益提高，并沿用"放射学"这一名称至今（证诸我国权威性的专业杂志内容，虽涵盖 CT 及 MRI，但仍名为《中华放射学杂志》）。

随着临床医学的发展，放射治疗作为一种对正常细胞（组织）也有很强杀伤作用的治疗手段，仅限用于恶性肿瘤的治疗，良性疾病均不采用放射疗法而由其他效果更佳的治疗方法取代。学科则成为放射学的分支之一，名为"放射肿瘤学"（radiationoncology）。

加速器的应用为制备人工放射性核素提供了可能，同时放射性核素示踪技术用于人体脏器显像及功能测定等方面，使核技术与医学相结合形成"核医学"这一新的学科分支。核医学包括基础（实验）核医学和临床核医学。临床核医学既有各种核素显像与功能测定的诊断检查，又有以不断发展的放射性药物治疗为主的核医学治疗。

综上所述，放射学至此已发展成为涵盖放射诊断、放射治疗及核医学三大分支的学科。

二、放射学的发展

在20世纪，放射学经历了孕育、成长、发展的过程。这一阶段的放射诊断以影像与病理对照为技术手段，主要进行的是人体解剖及病理水平的研究。21世纪以来，影像学的发展趋向于对功能、代谢及生化的研究，融解剖、功能及分子信息于一体。近年来，MRI结合频谱（magnetic resonance spectroscopy，MRS）可同时研究人体器官的解剖结构及生化情况。

20世纪前的放射学以模拟技术为主，20世纪80年代以来，CT、CR、DR、DSA、MRI、PET等一系列数字化成像技术相继投入应用，放射学进入数字化阶段。特别是CR、DR等技术的逐步普及应用，使放射学检查中量大面广的X线摄影进入数字化放射学体系，为无片化放射科提供技术上的可能。由于X线摄影技术的根本性改变，使承载影像的载体也由沿用的胶片向光盘等数字化介质过渡。同时，医学影像的阅读方式也由硬拷贝阅读（hard copyreading）转为软阅读（soft reading），使高质量的专业图像显示器成为影像阅读的重要设备，与其相关的一系列认知学研究也随之深入开展。

随着生物医学和材料科学等相关科学技术的发展，影像学科跨越诊断范畴向治疗领域延伸为介入治疗。新兴的介入放射学以影像诊断为基础，主要利用血管或非血管穿刺技术及导管介入技术，在影像监控下对一些疾病施行治疗，或采集活体标本以更好地明确诊断，使之发展成融诊治于一体的介入放射学，从而使放射科由临床辅助科室转成“临床科室”。一般区县级以上医院均设有独立的门诊及病区。

人体解剖学的历史可追溯到意大利文艺复兴时期，CT技术的发明给古老的解剖学增添了新的内涵，带来新的生机，衍生出以研究某一器官不同断面结构的断层解剖学。世界上第一台CT扫描机（图1-1）出现于1972年，其在美国艾奥瓦州立大学投入临床应用。20世纪70年代以来，CT技术成功应用于临床医学，使放射学取得突破性进展。此外，计算机技术、生物医学工程技术与临床医学相结合，促使放射学的三大分支产生新的飞跃。传统的与数字化的X线透射型成像，向断面成像过渡。加上临床核医学中发射型计算机断层扫描显像（SPEC、PET），以及非电离辐射的MRI、超声成像（实时灰阶B超和彩色多普勒成像）等各种医学成像技术的互补与交融，形成了可充分发挥综合诊断优势的大影像医学。需要说明的是，MRI虽为非电离辐射源成像方法，但是由于其技术特征接近放射学成像，所以联合国原子辐射效应科学委员会（United Nations Scientific Committee on the Effects of Atomic Radiation，UNSCEAR）在统计放射学数据时，也将MRI设备数及应用频率等归入放射学栏目下。

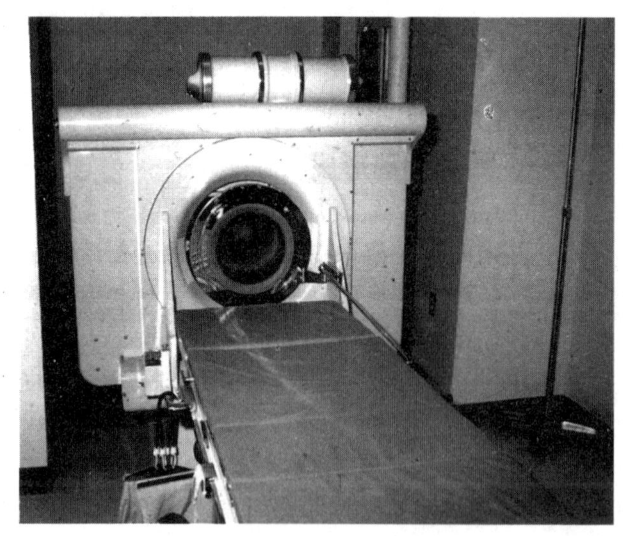

图1-1 世界第一台CT扫描机

此外，医院行政编制、相关的权威性学术团体及书刊等均将MRI界定在放射学范畴内。但是，一个重要的事实是：由于历史原因，我国医学影像学（含X线摄影、CT、MRI、介入等）中，超声及核医学虽同属医学影像范畴，但目前尚处于“分隔”状态，这是与国际现状不相适应之处。有识之士刘玉清先生等均曾敏锐地提出现代医学影像学应为“大影像”的概念。编者也期盼医学界同道共同努力，得以早日付诸实施，使医学影像学成为临床医学新技术发展的重要公共学科平台，从而在人群健康保障及疾病治疗中起到日益重要的作用。

三、放射影像技术发展的时序

放射影像技术是一门设备从属型学科，因此从影像设备的发展时序中可以反映出学科的发展（图1–2）。

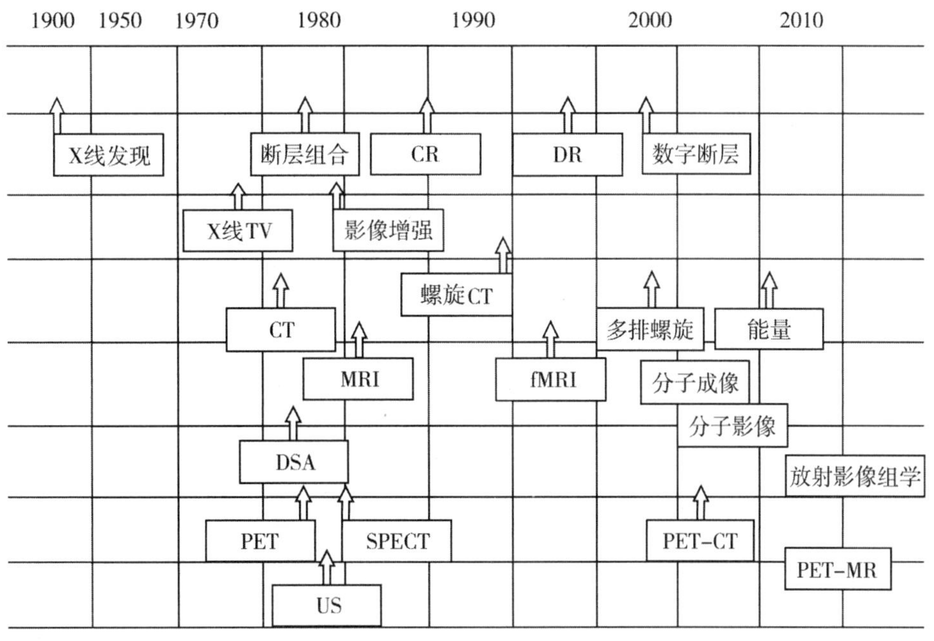

图 1–2　医学成像发展时序图

X 线的发现及特性深刻吸引着当时的科学家，致使该项研究迅速普及全世界。在伦琴发现 X 线不久，X 线成像的一些改进型的基本设备就不断涌现。从 1930 年开始，X 线成像技术的发展主要表现在部件方面，而非 X 线机成像系统的整体。第二次世界大战以后，成像技术进入一个新时期，各种新型的诊断系统相继出现，并应用于解剖学研究和诊断疾病。这些诊断系统的研制涉及多门学科，包括物理学、化学、医学、电子学和计算机科学等，其中大部分成像技术是当代高科技的结晶。

上述诊断系统革命性变化的起点是核医学和医用超声技术，它们打破了以往的成像局限性并提供了无创伤显示疾病的新手段。20 世纪 70 年代年代初，随着 CT 技术的问世，医学成像技术更呈现出崭新的面貌。借助 CT 技术所获得的三维可视化图像信息甚至可与手术解剖标本相媲美，这是自 1895 年伦琴发现 X 线以来，在放射影像学诊断学上最重大的成就。由此，两位有突出贡献的学者：美国物理学家科马克（Cormack，Allan MacLeod Cormack）和英国工程师豪斯费尔德（Sir Godfrey Newbold Hounsfield），荣获 1979 年度诺贝尔生理学或医学奖。

继 X 线、CT 之后，出现了利用核磁共振原理成像的装置，称为磁共振成像（MRI）系统。1978 年，MRI 的技术水平已达到早期 X 线、CT 的水平，1981 年获得全身扫描图像。目前，该项技术仍处于积极发展阶段。MRI 进行分子结构的微观分析，有助于对肿瘤进行超早期诊断。MRI 进入临床应用被视为科学理论上升到实际应用的典范，因此，在 MRI 领域做出杰出贡献的诺贝尔奖获得者多达 6 位。至今，MRI 已成为临床医学及相关学科不可或缺的重要技术手段。

目前，医学成像技术仍处在不断发展之中，其任务是：一方面要努力改进前述各种系统的性能；另一方面则应探索新的成像技术。

第二节 我国放射影像技术的发展

一、我国放射影像技术发展的早期史实

1898 年，在山东登州（现蓬莱市）美国北长老会所办学校任教的美国传教士赫士（Watson Mcmillen Hayes）曾编译一本中文讲义——《光学揭要》（美籍人士傅兰雅译，上海美体书店出版）。该讲义第 2 版时已编入关于 X 线的知识，当时译为“然根光”。在注释中，赫士写道：“虽名为光，亦关乎电，终难知其属何类，以其与光略近，故权名为之光。”1899 年，美国科学家莫尔顿等编著的《X-Ray》专著，1899 年由国人王季烈将美籍科学家傅兰雅口述的该书翻译成中文，由江南制造局出版（全书共 4 卷，计 101 页，插图 91 幅），书名被译为《通物电光》。书中有一段文字专门叙述“通物电光”的命名由来：“爱克司即华文代表式中所用之‘天’字也，今用‘天光’二字，文义太晦，故译时改名通物电光”。由此可见，我国早期并无“X 光”，更无“X 线”这个名词。因明清时期撰文不用外文字母，而用 10 个“天干”，12 个“地支”，再加上“天”“地”“人”等作为代号。当时虽然对 X 线的性质还知之甚少，但“通物电光”这一译名已能形象地反映出 X 线所具有的穿透特性。莫尔顿在该书中还写道：“格致家尚未查得通物电光由何处发起。如有人能查得此光之性情与根源，而有一定之根据，则可为大有名望之格致家。”[我国原先曾将“sclence（科学）”一词译为“格致”]。我国第一本放射学专著为苏达立（Stephen Douglas Sturtan）和傅维德合编的《X 光线引偕》，由中华医学会出版。该书于 1949 年由杭州新医书局再版，改名为《X 光学手册》，作者改为苏达立及徐行敏。1951 年，时任美国柯达公司高级职员的沈吕培翻译了《X 光摄影纲要》（The Fundamentals of Radiography），由美国柯达公司印刷发行。该书所述及的许多基本原理及图解被沿用至今。

国人最早接受 X 线检查者为近代史上权倾一时的李鸿章（1823—1901）。当时李鸿章在德国柏林逗留，有机会利用此新方法进行检查，时距 X 线发现仅半年。与其他先进设备的引进一样，先有知识的传入而实际应用却较迟。X 线设备的引进，最早在 1911 年由英籍医师肯特（H.B.Kent）的患者捐赠给创立于 1892 年的河北省中华医院（现开滦医院）的一架小型 X 线机，其 X 线管为冷阴极式三极管，高压裸露，此为在我国第一台临床应用的 X 线机。稍后，广州博济医院（现广州中山大学附属第二医院）也引进了一台 X 线机（图 1-3）。1914 年，汉口天主堂医院（现武汉市中心医院）购置 Fisher 30mA X 线机一台，据称该机曾使用长达近百年。史载 1915 年霍奇斯（Paul C.Hodges，当时在上海哈佛医学院教授生理学）在参观上海医学院红十字会医院（现复旦大学附属华山医院）时发现有一台德国造 Snook Roent-gen X 线机损坏，霍奇斯主动与德国西门子电机工程师施密特（Herr Schmidt）联系，请求协助维修。可见这台 X 线机 1915 年前已在该院使用。1917 年，浙江省甬江吴莲艇先生建议浙江省慈溪保黎医院（现宁波市第四人民医院）董事会购买 X 线机，经过一年多的劝募集资，以 4 369 枚银圆向美国慎昌洋行购买 X 线机一台，1919 年在宁波保黎医院正式启用。

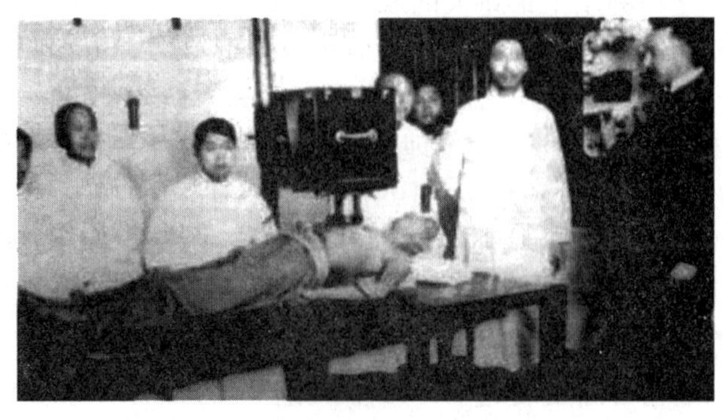

图 1-3 广州博济医院引进的 X 线机

二、我国早期 X 线知识的传播及设备的引进与制造

由于早年上海为我国主要的医疗器械工业基地之一，在新产品的研发方面，上海放射学界密切配合高等院校及工厂做了大量的临床应用试验乃至直接参与研究工作。我国自制 X 线检查用器材设备的试制及生产多在 20 世纪 50 年代。1951 年起，华东工业部器械二厂（上海精密医疗器械厂前身）闻尧、严家莹等首先试制成功 200mA 四管全波整流型 X 线机。1953 年以“建设牌”命名，批量生产。同期，杨午、王佳雨等也在沈阳市医药公司工厂试制成功 200mA X 线机。此前，我国大量应用的是第二次世界大战后由联合国救济总署赠送的 Keleket 及 Philips 200mA X 线机。1954 年，在物理学家沈尚贤、周同庆（原为上海交通大学物理教授，新中国成立后高校院系调整，所在院系并入复旦大学）指导下，上海复旦大学试制成功固定阳极 X 线管。1954 年，上海精密医疗器械厂先后试制成功钨酸钙增感屏、透视用荧光屏、高压电缆、毫安秒表等 X 线机配套用品。1958 年，X 线摄影用胶片由上海感光胶片厂首先研制成功并投入批量生产。X 线照片冲洗加工用显、定影药于 1954 年由上海冠龙照相器材商店配制成干粉包装出售，使 X 线照片的冲洗得以规范化。20 世纪 60 年代，旋转阳极 X 线管由上海医疗器械九厂李祖根等试制成功。

1978 年，上海医疗器械研究所与有关工厂、医院合作，研制成稀土材料增感屏，当时与先进国家的差距不大，美国《纽约时报》等国外报刊曾予以报道。“第一届全国稀土会议”期间，时任国务院副总理兼国家科委主任的方毅听取课题组代表曹厚德的汇报。在第一届全国科技大会上参与该项目的曹厚德、陈星荣等获重大科技成果合作奖。1973 年，徐开垫等与有关研究单位合作，试制成功钼靶乳腺摄影 X-线机。1983 年，第一台颅脑 CT 装置由上海医疗器械研究所等试制成功。曹厚德作为第一例志愿者接受长达 200s 的扫描检查（图 1-4）。1995 年，第一台国产多功能数字化 X 线机在朱大成教授建议下，由中科集团试制成功并在上海投入临床应用。此后，DSA、MRI 等大型精密影像设备相继试制成功。同期，国产胆系造影剂（胆影葡胺）由上海淮海制药厂史玉亭工程师等研制成功，主持临床应用试验项目的上海华山医院陈星荣成为第一例试用者。

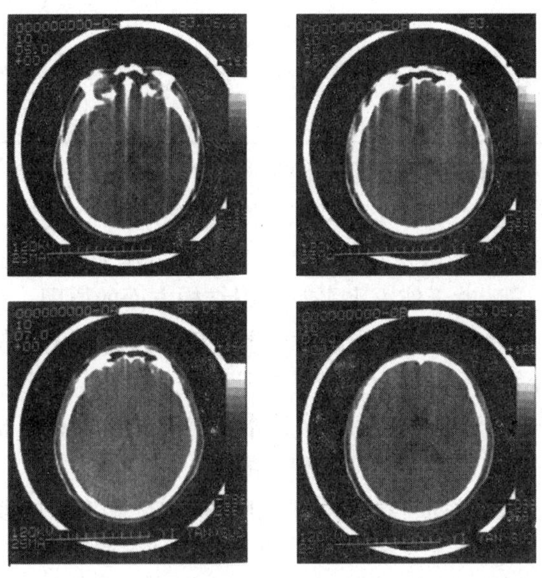

图 1-4　国产第一台 CT 所拍摄的首例头颅影像

（受检志愿者为参与临床试用的曹厚德）

三、早年从事 X 线工作的技术人员及有关研究

1911 年在开滦中华医院最初由英籍医师肯特操作 X 线机，并培训两名助手。由肯特担任诊断工作，助手负责摄片及冲洗工作。在此阶段，从事 X 线工作的人员都非专职，诊断工作由临床医师兼任，技术工作则由药房调剂人员或化验人员等兼任。1925 年肯特病故于唐山后，由外科医师马永乾兼做 X 线诊断。1930 年前后，药房司药李绍棠兼任摄片工作。李绍棠曾将增感暗盒放于冰箱使温度降低以提高增

感屏的增感效率，可减低摄影时的管电压，相对地提高了小型 X 线机的使用效率。这一使用经验撰文发表于英文版《中华医学杂志》上（Coldscreening in low power radiography.Chinese M.J，1938，54：73），此文应为可追溯到的最早由技术人员撰写并正式作为文献发表的文章。此外，1936 年我国放射学主要奠基人之一谢志光教授倡用髋关节侧位摄影方法（Posterior dislocation of hip.Radiology，1936，27：450-455），被国际专业教科书中称为“谢氏位”沿用至今。

我国最早的技术专业教育首推“北京大学医学院附设的放射技术班”，该班由我国放射物理学、放射技术学的奠基人徐海超、陈玉人等负责教学工作。当年的多位学员如史元明、杨午等后来均在放射专业的不同岗位上取得了卓越成就。

1944 年，我国生物医学工程学的奠基人蒋大宗先生时在西南联合大学工学院就读。因抗日战争的需要投笔从戎，先后在军队中担任译员、电信工程师、X 线技术员等工作。当时虽为战地医院，但器材、设备、人员培训及运作方式均由美国方面提供及主持。实际上蒋先生应为我国最早经过规范化培训及操作训练的 X 线技术员。

四、我国放射诊断技术的发展阶段

我国放射诊断技术的发展大致可归纳为三个阶段（表 1-1）。

表 1-1　我国放射影像技术发展时序

年代	发展阶段	特征
20 世纪 40 年代前	一般放射学阶段	临床、放射不分、医技不分
20 世纪 40—70 年代	一般放射诊断学发展至专业放射诊断学	胸部诊断、心血管诊断、腹部诊断、骨关节诊断、神经诊断、儿科诊断等若干专业
20 世纪 70 年代后至 80 年代中初期	形成“现代医学影像学”并开展介入放射学	CT、MRI、DSA 相继应用于临床医学
20 世纪 90 年代初至今	基本形成融合诊断、治疗于一体的现代医学影像学体系	医学影像学仍在快速发展中，与信息技术形成良好的双向驱动

注：现代影像学是与传统放射学相对应的概念。传统放射学是自伦琴发现 X 线并应用于临床开始，直至 1970 年代末。CT 等数字化成像设备进入临床使用，成为现代影像学的发端。

（1）由于历史条件的限制，早年从事放射技术工作的人员作为医师的助手，都以单纯的 X 线摄影、X 线照片冲洗等技术操作为主。又由于外语水平及知识结构方面的原因，大多数技术人员尚缺乏独立进行科研及总结经验成文的能力。因此，除我国放射学主要奠基人谢志光 1936 年总结实践经验，倡用“谢氏位”拍摄髋关节后脱位，国际上一直沿用至今外，其他就较少建树。设备的安装、检修都依靠外籍工程师。在人员培养方面，虽然 1950 年开始有影像技术中等专科学校，但多数仍以“带徒”方式进行。综观本阶段的技术人员队伍，应该是属于“经验型”的。

（2）20 世纪 70 年代起，放射诊断技术工作除继续探索摄影方法的改进及其他操作性技术的改进外，开始应用信息论、通信工程学技术及相关学科的成就，对图像质量进行定量评价及对成像过程进行定量解析，使图像质量得以大幅度提高。当时，增感屏、胶片及冲洗加工技术、图像质量评价等成为影像技术学中发展较快、科技含量较高的重要内容。有鉴于此，我国影像技术学主要奠基人之一的邹仲教授及陈星荣教授等在“中华医学会上海放射学会”与有关工厂联合举办“X 线胶片、增感屏应用技术培训班”共 23 期（业界精英燕树林等来自全国各地的技术骨干 700 多名同道均曾参加过此学习班），期间多次改编教材，为我国影像技术的发展做出了贡献。1981 年 11 月在郑州召开的全国第三届放射学术会议上，北京、上海、山东的代表宣读了用“调制传递函数”（modulation transferfunction，MTF）的概念及测试方法等评价图像质量的论文，填补了我国在 X 线成像原理及对图像质量进行客观评价这一重要课题的空白。1983 年 6 月，中华医学会放射学会在天津召开了首次技术学专题的全国性学术会议，近

400 名放射技术工作者参加了会议并宣读论文。论文内容除包括 X 线摄影、物理原理等外，还包括自动化冲洗技术、新型成像器材及 CT、MRI 等新技术。

此外，20 世纪 70 年代引进了一批 1 000 mA、自动化程度较高的 X 线设备，如心血管造影机、脉冲式 X 线电影摄影等，同时国内 X 线设备的生产制造也有较大的发展。在这种情况下，放射技术人员中的一部分转向从事放射工程技术工作。由于当时大部分人员的学历层次及知识结构存在普遍的欠缺，所以大多数仅限于一般性的保养维修等，能独立担任大型设备的安装、调试者为数不多。

在此期间，全国性学术会议的召开，标志着我国放射技术学界已具有独立进行学术活动的能力。我国学者的多次出访及接待外国学者的来访，说明放射技术界的国际交流也已开始。综观本阶段放射技术人员队伍，应该是由“经验型”向“科学型”过渡。

（3）1990 年开始，大量新型的医学影像设备投入临床使用，我国放射技术学从单纯的传统放射技术学发展到医学影像技术学。因此，不论从工作内涵，还是技术人员的队伍结构，均有很大的变化。放射技术人员的基本技能从以 X 线摄影为主扩展到计算机技术、大型高科技影像设备的操作与维护、参与介入放射学的技术性操作等，技术人员队伍的构成也发生很大的变化。具有高学历的人员及经国外进修、培训或接受正规高等教育的人员比例不断增加。

1991 年，中华医学会放射学会与《中华放射学杂志》编辑部多次合作，成功举办了全国性放射技术质量保证（quality assurance，QA）、质量控制（quality control，QC）专题研讨会及学习班，推动了全国性协作网点的建立，使 QA、QC 工作得以在全国广泛开展。1993 年，世界卫生组织指派英国纽卡斯尔（Newcastle）总医院医学物理学家福克纳（KeithFaulkner）博士来华考察质量管理实施情况，陈星荣、曹厚德、冯晓源受命接待，并指派冯晓源去日本考察该国的质量管理实施状况。上述工作不但使我国的放射技术管理工作向先进国家靠拢，同时为我国技术人员队伍向科学型转化起到了很大的推动作用。

五、现代医学影像技术学体系的建立

回顾伦琴发现 X 线，使用的是含气阴极线管和发生脉冲高电压的感应线圈，实验的原先目的是观察稀薄空气中的放电现象，却偶然间发现了可穿透物体的不明射线。虽然那时产生的 X 线能级和能量都很低，使用的器材也很原始，如果没有冷静的头脑和认真的科学态度，微弱的荧光很容易被忽略。尽管此类实验已有很多科学家进行过，但是当伦琴照出手指骨骼后，立即联想到在医学方面的应用前途，这也是将基础理论研究成果转化为应用科技并上升为理论的范例，值得后人效仿。

经过一百多年的发展，当代影像技术的目的不仅仅是解决具体的问题，而应同时研究事物的内在规律，并具有上升为理论层面的研究，从而形成学术相对独立、理论相对完整的科学分支，使现有的技术组合成为科学体系。因此，它既可作为学术分类的名称，又是科目设置的基础，其包含三个要件：①构成学术体系的各个分支；②在一定研究领域内生成专门知识；③有专门从事学科工作实践、科研的团队，并将围绕专业知识进行创造、传递、融合与开发新的应用。此外，由于影像设备、技术与信息科学的深度交汇，专业人员的知识结构必须做相应的调整并与相关专业人士共同探索。

假设如果外科学只停留在解决疾病手术过程操作和技术的研究，而不是研究整个诊疗过程的客观规律，不上升到理论的研究，外科也将沦为简单的技术，外科医师就只能成为掌握技术的工匠。同理，影像技术人员如果始终停留在技术操作的层面，而不潜心研究使之成为系统理论，则无异于“拍照师傅”。

在我国，医学一向划归“自然科学”之列，似乎是没有异议的。它和物理学、天文学等属同类。证诸现代医学中大量的现代化仪器及先进的检测手段，更进一步说明这一事实。但是，在西方，医学并不被列入“科学”之列。在他们习惯的语境中，所谓科学严格是指“精密科学”——即可以用数学工具精确描述其规律的学问，比如天文学、物理学。所以，西方人常将“科学”“数学”“医学”三者并列。因为现代医学至今仍然不是一门“精密科学”，尽管它已经使用了大量精密仪器和器械（至于数学不被归入“科学”，那是因为它本身是不和自然界打交道的）。

此外，一个重要的事实是，影像技术学虽归入医学门类，但其成像原理等均脱离不了物理基础及数

学工具。因此，现代影像技术将不断引入理工学、信息学等相关学科的知识而形成新的、相对完整的学科体系。证诸学科的本质是知识的“分类”，影像技术的学科化即为此前积累的影像技术知识的条理化和系统化。它是一种“范式”，是某特定历史阶段中，本专业人员所共同分享的信念、价值、技术等诸元素的集合。但这种范式与其他任何事物一样，不是永恒不变的。在依托互联网平台的态势下，影像技术学必将走向更进一步的智能化、网络化和全球化。传统的认知结构和知识体系必将不断地被迭代更新。

六、现代医学影像技术理论实践与创新

现代影像技术学的发展有赖于理论的形成、提升与实践的创新。著名物理学家钱伟长先生年轻时留学加拿大的多伦多大学，曾师从当时应用数学的倡导者辛琪教授。在钱先生《八十自述》一书中，专门介绍了辛琪教授关于“屠夫”与“刀匠”的思想：“为了解决一个实际问题，有时不惜跳进数学这个海洋来寻找合适的工具，甚至创造新工具。但我们是以解决实际问题为己任的，因此应该是解决实际问题的‘屠夫’，而不是制刀的‘刀匠’，更不是一辈子欣赏自己制造的刀多锋利而不去解决实际问题的刀匠”。辛琪教授这种勇于探索和注重实践的科学精神和方法使钱伟长先生受用一辈子。上海图书馆中国文化名人手稿馆中陈列着陶行知先生的手迹：“用书如用刀，不快自须磨，呆磨不切菜，何以见婆婆。”陶行知先生所见与辛琪教授的“屠夫刀匠论”何其相似。在影像技术学的书刊甚至教科书中，常可见到过于烦冗的数学计算及公式推导，而缺少与实践的密切结合。诚然，精确是数学的一大特点，但在影像技术的实践中，许多事实及过程远比数学分析及微分方程复杂得多。例如，研究 X 线束射入人体后的情况，因为光子数目众多，而且高速运动，还不断因碰撞而改变方向，这么多未知量的微分方程是无法一一求解的。又例如，透过人体后的 X 线束射入增感屏、CR 的成像板或影像增强器的输入屏时，在微观上同样会发生各种不同的情景，影像技术关心的仅为大量光子运动的总和，如感光效应及信息细节的传递等。因此，一般专业技术书籍应尽量避免烦琐冗长的数学推导，而尽量用物理概念来表达。此外，正如控制论创始人维纳（Norbert Wiener）曾说过：“人具有运用界线不明确的概念的能力。”爱因斯坦（AlbertEinstein）也曾经指出：“关于现实的数学定理是不确定的，而确定的数学定理并不能描述现实（S-ofar as the laws of mathematics refer to reality，they arenot certain.And so far as they are certain，they do notrefer to reality）。”影像技术中极其复杂并千变万化的“亦此亦彼”事物，处于差异中介过渡状态的模糊现象广泛且大量存在着。而由这种“亦此亦彼”所造成的识别和判断过程中的不确定性就是模糊性。在影像技术学范围内，模糊性同样是思维和客观事物普遍具有的属性之一。我国的老子也曾有“模糊兮，精确所依；精确兮，模糊所仗”之论述，所以影像技术学及其操作技术作为数学计算、推理及经验的结合体，实际上是一项体力与脑力相统一、抽象思维与形象思维相结合的实用技术。技术人员在操作中虽然主要与机器中的显示屏、操作按钮、鼠标及键盘等打交道，但总离不开书本上所学的概念、数据、理论及公式。因此，只有在理论指导下的操作及操作中不断总结并使之上升的理论，才有可能使学科得到创新与发展。

回顾我国放射学的发展史，凡在各个不同历史时期取得成就者，大多是在当时历史条件下自觉或不自觉地认识和掌握了该领域事物发展规律的，具有敏锐思想及有较高人文素质的人。因此，前人可供借鉴的应包括科学知识、科学方法、科学态度和科学精神四个层面。这些涉及人文方面素质的提高，无疑是影像技术专业人士在自身发展中不可或缺的部分，所以必须在提高专业素质的同时，使人文素质得到同步提高。

七、影像技术人员的发展空间

现代医学影像技术学已整合了其他新兴学科的知识而形成一门完整的独立学科。随着学科的发展，从业人员发展空间由 h 形发展到 H 形（图 1-5）。所谓 h 形者，发展到一定程度会“封顶”（许多从业多年或较优秀的技术人员改行从事诊断或安装维修工程工作）。自从成为一门自成体系的学科，影像技术学成为与影像诊断学平行的两种序列发展的学科。

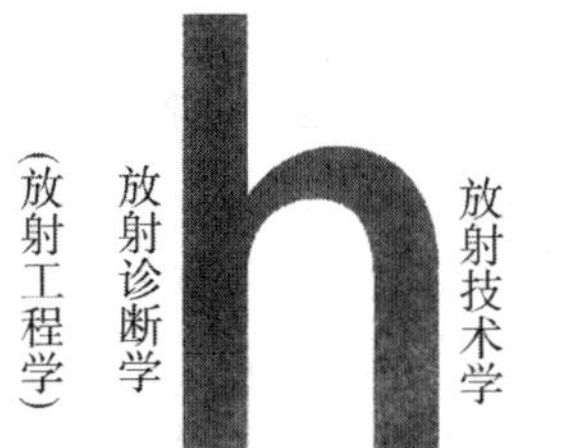

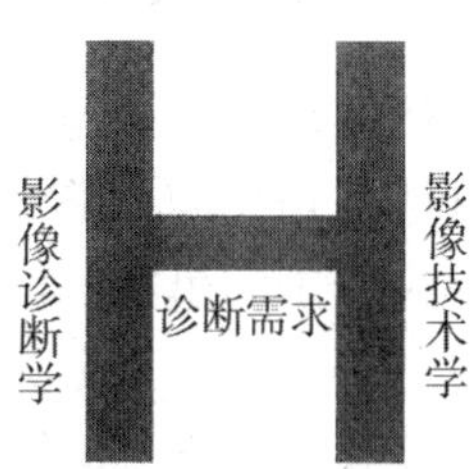

图 1-5 影像技术人员发展空间示意

由于影像技术必须与临床诊断需要相结合，所以这平行的两竖之间还必须有一横杆，于是就成了“H”。切望影像技术界同道不断加强新的理论学习与不断实践，在影像技术学发展新的历史阶段中，奋发自强；在影像诊断学专家的指导、合作下，更好地为影像学发展做出无愧于时代的贡献。

八、构建影像技术人员的知识体系

影像技术学的发展有赖于从业人员具有较高的专业素质，这是毋庸置疑的。专业素质的养成，最重要的首推知识体系的建立。当今由于应对各种考试的需要，“考题解”“上岗考试指南”一类技术书籍受到青睐。显然，这些“碎片化”的知识是不利于知识体系建立的。

（一）碎片化知识的弊端

（1）为了“易习易得”，通常为降低“知识成本”，将复杂的事物简单化，只重表面而不涉及深奥的原理及相关事物间的内在逻辑联系。

（2）这些事实的集合缺乏事理的推演过程。

（3）将多途径的解决方法简化为单一途径，不仅不够严谨，更缺乏前瞻。

（4）用孤立的知识点看问题，无助于思维能力的提升。

（二）影像技术学知识与知识体系

“知识”应由两部分组成；一是“事实”（或“观念”）；二是“联系”。事实即一个个不相关联的点，联系则是将点连成线，两者所构成的网络即知识结构。

了解“事实”决定知识的广度，建立“联系”决定知识的深度。如果了解事物之间的联系，即使只知 A、B、C，也可以根据这三者的内在逻辑，得出 D、E 甚至 F，这个过程即思考。但如果不了解其间的内在逻辑联系，即使知道 A、B、C、D、E，也是无法得出 F 的。因为不知道需要将它们归纳在一起，更不知道归纳在一起后能够呈现出怎样的内在逻辑关系。

这是碎片化知识的弊端。当接收碎片信息时，实际上仅仅是在扩充“事实”，并没有增加“联系”。长此以往，会使知识结构变成一张“浮点图（散点图）”：孤零零的知识点漂浮在各个位置，却缺乏将其有序串联起来的网络。这个网络就是知识体系。

（三）影像技术学知识体系的建立

1. 建立个人的知识体系

经常将已经掌握的影像技术学知识进行梳理。换言之，将已经掌握的知识点及其对影像技术中其他事物的影响进行梳理，构建起个人的知识网络。

2. 寻找知识网络的相关点

在日常工作、学习中，对个人感兴趣并尚未进行深入了解和探索的新知识点特别关注。在接触这些相关的新知识时，更加深入地进行学习与研究以延展知识网络。

3. 保持对新知识点的敏感性

当接触到一个新的知识点时，先考虑如何将其纳入知识体系。换言之，将其与已知的知识联系，明确两者的关联途径，以拓展知识网络。此外，很重要的是要不断地检验并输出自己的知识（如讲课、撰写文章等）。只有能输出的知识，才是真正属于自己的知识。

九、重视影像技术人员的工作

在影像科室的医、教、研活动中，参与者有医师、技术人员和护理人员等，这是一个完整的体系。如果构成这个体系的成员都能各司其职，整个系统就能高效运行，并获得良好的“产出”。上述人员在系统中所起的作用不一，这是不争的事实。但是，如果片面地将技术人员的工作视为重复性劳动，创造性低，稍加培训即可“上手”等，显然是有失偏颇的。现代影像设备的高科技含量，要求从业人员具有较高的学识水平及娴熟的操作技术。先进的影像设备进入医疗单位即改变其影像产品的属性而成为一种工具。显然，工具的有效运用对于学科的发展是至关重要的。此外，先进工具的引进也带来新的思想、概念和程序，必然促进学科的发展。证诸，有些专家主要依靠研究生完成课题，这也无可厚非。

但是，一旦研究生毕业，无异于技术中断，而一位敬业的技术人员对科室的工作具有持续的支撑作用及形成技术特色的积累作用。据此，尊重影像技术，尊重影像技术人员的工作实为明智之举。

十、现代影像技术学专业名词的规范化

现代医学影像技术学作为一门年轻的学科分支，源于传统放射技术学，但两者的技术方法完全不同。此外，前者也是医学领域中发展速度最快的分支之一，学科知识更新周期短，随着学科的发展，新的思想、概念及技术方法被大量引入。因此，有些词汇的含义会被扬弃、泛化及限定，影像技术学的专业名词也随之在动态发展中。

（一）专业名词的改变

在传统放射学中，将增加人工对比的物质称为造影剂，在 CT、MRI 等成像技术应用以来，对比材料已可用于进一步使特定的器官、组织病变的对比增强。所以名称改用“对比剂”更能反映其内涵。

（二）专业名词的规范化

关于在影像技术学中应用较广的“分辨力”和“分辨率”等专业名词，也存在统一问题。在《英汉辞海》（王同忆主编，国防工业出版社）中，英文单词 resolution factor，注释为：分辨率。《汉英大辞典》（上海交通大学出版社）中，将分辨力注释为 resolution，而将分辨率注释为 resolution rate。据此，分辨率一般是一个比值，是无量纲的。但是也有个别辞典上甚至将英文单词 resolution 的含义同时注释成“分辨力”与“分辨率”。在一些学术期刊中以及互联网上检索，“分辨力”与“分辨率”的用法及定义也是众说不一。同样，在影像技术学中混用的情况也十分普遍。为使专业名词的应用规范化，本书中采用“分辨力”作为表征图像细节的名词。其理由为：学术著作也应以国家标准采用的名词为准。因为国家标准是在全国范围内统一使用的技术文件。从目前查到的标准来看，在不同的技术标准中，“分辨力”与“分辨率”的名词也不统一。在这种情况下，应视标准的级别为准。因为国家标准分为强制性国标（GB）与推荐性国标（GB/T）。目前，采用“分辨率”的标准 GB/T 19953-2005《数码照相机分辨率的测量》属于推荐使用，而采用“分辨力”的标准 GB 50464-2008《视频显示系统工程技术规范》以及 GJB 2715A-2009《军事计量通用术语》则为强制执行标准。此外，近期颁布的标准几乎都采用“分辨力”这一名词。据此，本书中概以“分辨力”表述。

（三）专业名词的规范化是一项重要的系统工程

关于放射学专业名词的规范化问题，1998 年北美放射学会（Radiological Society of North America，RSNA）曾将其列为重点工作之一。中华医学会临床工程学会也将建立标准术语数据库列为重点工作，可见此项工作的重要性。目前，专业书刊中的表述不规范之处应随着学科的发展而随时修正。

（四）专业名词的缩写应用

专业名词的正确缩写应用有利于日常应用与交流。以头部体位操作的定位线（面）为例，1962 年《X 线检查技术》（上海科学技术出版社）出版前，国内半个多世纪的影像学著作均用全称表示（表 1-2），实践证实，正确使用缩写是十分有效的。迄今，国内著作无一例外地采用《X 线检查技术》推荐的缩写。

表 1-2 专业名词的缩写应用

序号	1962 年前沿用的名称	《X 线检查技术》创用名词
1	外耳孔－眉间连线	听眉线
2	外耳孔－外眦角连线	听眦线
3	外耳孔－眼眶下缘连线	听眶线
4	外耳孔－鼻下缘连线	听鼻线
5	外耳孔－口角连线	听口线

十一、影像技术学发展的趋势

（一）由组织器官影像向分子影像发展

现代医学影像设备及技术的发展将由最初的形态学观察发展到携带有人体生理机能信息的综合分析。通过发展新的工具、试剂及方法，探查疾病发展过程中细胞和分子水平的异常。这将为探索疾病的发生、发展和转归，评价药物疗效以及分子水平治疗等开启崭新的领域。同时，由于对比剂是影像诊断检查和介入治疗时所必需的药品，未来将有针对特定基因表达、特定代谢过程、特殊生理功能的多种新型对比剂逐步问世。

（二）多模态融合技术使诊治一体化

医学图像所提供的信息可分为解剖结构图像（如 CT、MRI、B 超等）和功能图像（如 SPECT、PET 等）。成像原理不同所成图像信息均有一定的局限性，使得单独使用某一类图像的效果并不理想。因此，研制新的图像融合设备和新的影像处理方法，将成为医学影像学发展的方向。此外，计算机手术仿真或治疗计划等技术方法的不断改进，使之更有利于临床医学的发展。同时，包含两种以上影像学技术的新型医学影像学设备（如 DSA-CT、PET-CT、PET-MRI 等）将发挥更大的作用，诊断与治疗一体化将使多种疾病的诊断更及时、准确，治疗效果更佳。

（三）辅助 3D 打印及手术导航

随着三维打印（three-dimensional printing，3D 打印）技术与医学影像建模、仿真技术的不断结合，3D 打印技术在医疗领域展现出广泛的应用前景。3D 打印自诞生开始逐步渗透到生物医学的多个领域，比如骨外科、颌面外科、整形外科、组织生物工程及生物医药等，3D 打印技术是数字化医学发展进程中的重要环节。它通过 X 线、CT 及 MRI 获得的医学数字影像和通信（digital imaging andcommunications in medicine，DICOM）数据转换成 3D 打印机的数据，快速、准确地制成医疗模型，在进行复杂手术前通过医疗模型模拟手术，使得手术医师能够充分做好手术前的规划和方案设计，提高手术成功率，甚至通过 3D 打印制造人工器官及组织。目前，3D CT 导航电视胸腔镜下肺结节切除术及 3D 打印导航下的心外科手术等已成功应用于临床。以小儿先天性心脏病为例，利用计算机重建技术 3D 构建患者心脏的解剖模型，可以更加直观地了解个体化心血管解剖学结构，特别是复杂先天性心脏病患者的个体化情况，使手术医师更精确掌握心脏缺陷的形态、大小、位置、程度以及周边组织的结构，同时可以对心脏功能进行深入分析（图 1-6）。3D 打印技术弥补了常规影像检查的局限性，更改变了以往复杂心脏手术操作仅靠主刀医师的经验和临场判断的现状。

（四）小型化和网络化

小型化和网络化新技术的发展使医学影像设备向移动化诊断转变，小型简便的床边 X 线摄影机甚至移动式 CT 将为重症监护、术中检查、预防保健等提供快速、准确、可靠的影像学信息，提高医师对患

者诊断的及时性和针对性。同时，网络化也将加快成像过程、缩短诊断时间，有利于医学图像的保存和传输。通过影像网络化实现现代医学影像学的基本理念，达到人力资源、物质资源和智力资源的高度统一和共享。

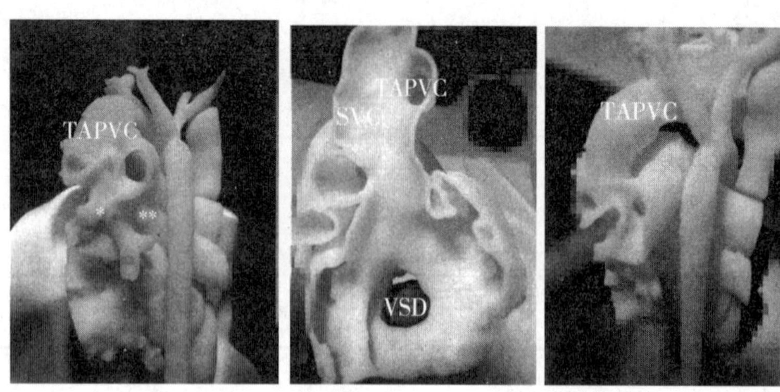

图 1-6　小儿心脏先天性畸形手术前的三维建模

第三节　相关科学技术与放射学发展

在进入 21 世纪的同时，放射学也进入新的百年阶段，相关业界人士围绕将影响本学科发展的诸多因素进行深层次的思考，从而力求正确地预测学科的发展方向。目前认为影响学科发展的因素主要包括：社会对医疗保健的需求；相关学科的最新进展；放射学自身的不断完善；互联网、大数据、云技术等新技术、新业态的不断涌现。

大数据（big data）是指一种需要新处理模式的信息资产，具有 6V1C 的特征，即 volume（海量）、velocity（高速）、variety（多祥）、value（价值）、veracity（不确定性）、variability（易变性）和 complexity（处理、分析难度非常大）。因此，其优势不仅仅在于其数据量大，更重要的是将海量数据信息进行分析、筛选，可在瞬间呈现给"用户"所需要的信息。由这些新技术构成的信息社会对学科提供的有利条件，必将对医学产生影响，同时对影像技术学科的发展起重要的推动作用。具体而言，大数据与影像医学结合，就产生了医学影像大数据，是数字医学发展的必然。随着计算机技术及信息化的发展，大数据的收集、整合、存储和处理成为可能。医学影像大数据通过整合来源广泛的数据（医疗数据、健康行为数据、医学实验和医学文献资料数据），集成不同层面、由各种硬件设备采集的信息，汇集形成医学影像大数据库，为后续分析研究提供基础，凝练和提升数据价值。此外，医学影像大数据是一个平台，可以与精准医学相结合，可以使疾病诊治变得更个性化、精准化，甚至从基因测序上实现靶向治疗，精准医学的发展离不开生物大数据；与"互联网 +"相结合，构建一个从预防保健到诊疗的服务，实现医学影像资源的开放与共享。

大数据时代的到来，推进了我国云计算在区域医疗信息化中的应用进展。云计算应用于区域医疗信息化的建设中，对医院、政府监管部门以及就医的患者等都具有重要意义。但云计算是一种新的技术，在实际应用中还会遇到一些至今还未遇见过或者无法预料的问题。在当前大数据时代，这并不能阻碍云计算在区域医疗信息化建设中的应用。总之，医学影像大数据依赖计算机网络技术的进步，依托于信息资源的集成整合，医学影像大数据的发展离不开信息资源的共享。

云计算是一种并行和分布式的计算系统，由一组内部互连的虚拟机组成，该系统服务提供商能够根据与用户协商的服务等级协议动态地为其提供计算资源。美国国家标准与技术研究院（National Institute of Standards and Technology，NIST）将云计算定义为：云计算是一种信息资源的使用模式，通过 Internet 对服务器、中间件和应用等可共享、可配置资源向用户提供自助的、普适的、方便的、按需的、实时的访问。在云计算模式中，"云"是动态调节的一种虚拟化服务资源，用户可以根据使用量进行付费，通过浏览器、桌面应用程序或者移动应用程序发送服务请求，用户不必具有相应的专业知识，不需要了解“云”中基础设施的细节，也无须直接进行控制，所有具体的处理都在“云”端，远端的“云”服务接收到客户端的请求之后返回客户端所需的应用数据等资源。

一、现代医学影像学的发展

（1）宇宙和脑是人类努力探索的两大奥秘，神经生物学及人类心理学研究取得的突破性成果将揭示后者的种种谜团。虽然人脑作为一个实体器官，可以在实验环境下研究它的人体解剖及分子学基础。但属于人类心理学范畴的诸多问题远非从形态学角度能予以诠释。值得关注的是，近年来的实践证明，影像学在神经生物学的研究中起着不可或缺的作用。PET、MRI、SPECT 等在脑、脑功能方面刺激的反应过程研究等提供全新的技术手段。这些成像方法是脑在生理及病理状态下进行功能研究的有效工具，同时也可在疾病诊断及治疗效果评估方面提供特征性的客观依据。

（2）分子生物学及分子遗传学将揭示生命的分子基础。功能性基因重组学的发展受到基因图谱绘制这一技术方法的有力促进。而功能性基因重组能发展新的诊断、治疗及健康筛查方法，基因治疗及移植将成为临床医学的一个新学科。

应用于 MRI 的对比剂及用于核医学的放射性药物的开发将加大力度。此外，通过成像方法，基因表达及基因治疗的监控已从理论层面证实其可能性，今后的研究力度也将加大，可望成为一门实用技术。

（3）环视整个医学领域，放射学较之其他专科更受益于电子学、计算机技术的快速发展。临床应用的所有成像设备都由高技术含量的电子学及计算机控制。迅猛发展的“全数字化放射科”及远程放射学（teleradiology）也取决于计算机及网络技术的发展。

此外，随着影像学的发展，临床手术学科对影像科的依赖性也日益提高。沿用的手术方法肉眼观察视野小且仅限于手术野的表面。手术者仅凭经验分辨正常组织与病变组织。如需扩大视野，分辨不同层次组织的内部结构及确定正常组织与病理组织的界限，则可通过影像技术，集中手术前及手术中的多种图像信息于一个数据库中，可为手术者在手术中根据实时三维成像手术导航技术提供最佳手术方法，明显地减小手术创伤及提高手术成功率。沿用的有创性手术，在影像技术的支持下发展成精准手术及微创手术。目前的手术导航系统是在精确重建人体三维结构影像的基础上，对手术进行指导。它要求尽可能清晰显示结构细节，精准确定病变位置，并且能实时模拟跟踪手术过程。

二、现代医学影像信息学的发展

（1）在信息科学范畴，数据泛指人 – 机交流概念的表达。数据可进行处理、通信或解释。据此，影像信息应理解为被解释的数据。每次影像学检查的数据量十分可观，除面临数据存储的基础设施不断改进外，如何从海量的图像信息中提取有效信息，并进行相关的深度挖掘与新数据的生成将成为学界及业界共同关注的一大热点。

数据挖掘（datamining）是从人工智能的分支“机器学习”发展而来的，是从数据库中获取正确、新颖、有潜在应用价值和最终可理解模式的过程。它是从数据库中提取隐含在其中的，人们事先未知的，但又潜在有用的信息和知识的数据。而知识发现（knowledge discovery in database，KDD）是指从数据中发现有用知识的总过程。数据挖掘可被认为是知识发现中的一步，是知识发现的核心。

（2）随着互联网、大数据、云计算等一系列新技术、新业态的出现，影像技术将面临新的发展机遇与挑战。这些新技术相继进入临床医学的核心，与之密切相关的医学影像技术必将相伴而行。但可以预见的是，科学技术发展到一定程度必然会面临转型，因此影像技术将面临“拐点”也在预料之中。思考新技术，探索新业态与影像技术的结合点，催生应用技术创新。关注其新的导向性，找寻制约专业发展的因素并探索克服的途径与方法将是影像技术专业人士的努力方向。

（3）建立涵盖认知学的影像质量评价体系也是现代医学影像技术的一个发展方向。传统医学图像质量客观评价方法的评价结果不尽符合客观实际，需要进一步研究提出更符合人类视觉特性的医学图

像质量评价方法。国际辐射单位与测量委员会（International Commission on Radiation Units and Measurements，ICRU）在 1996 年 54 号报告中对医学图像质量评价做了比较详细的报告，论述了医学图像质量评价的重要性和基本方法。传统医学图像质量客观评价方法没有考虑到像素点间的相关性和人类视觉系统的感知特性，评价结果并不能真实反映图像的视觉感知质量。因此，发展更加符合人类视觉系统（human visual system，HVS）特性的医学图像质量评价方法，对于监控和调整医学图像质量、检验和优化医学图像处理算法意义重大，是影像技术学的重要课题。

第二章

影像学检查体位操作的基本知识及技术要点

在医学影像技术中，X 线摄影、CT、MRI 均需对受检者进行体位操作，使受检部位显示的图像符合检查要求。体位操作俗称“摆位”（positioning）。体位操作与体位设计并非同一概念，后者是为充分显示该部位的解剖结构或病变而预先制定的方案，前者则为具体的操作，两者不能混淆。影像学检查的体位设计及体位操作方法是长期医疗实践中积累的经验。（说明：本书中涉及影像学检查的体位操作图片均为示意图，未加入必要的防护措施。此外，照片中的受检者，在征得其本人或监护人的同意后，未进行面部虚化处理。）

第一节　常用基本术语

一、方位术语

按照人体解剖学姿势规定的方位名词，可以准确地描述人体各部位的相互位置关系。这些名词都相应成对。

（一）用于器官或结构的描述

1. 上（superior）/ 下（inferior）

描述器官或结构距颅顶和足底的相对远近关系的名词。按照解剖学姿势，较近颅的为上，较近足的为下。如眼位于鼻的上方，而口则位于鼻的下方。借鉴比较解剖学也可用颅侧（cranial）和尾侧（caudal）作为对应名词。特别在描述乳腺摄影的体位名称和脑时，常用颅侧和尾侧代替上和下。

2. 前（anterior）（腹侧，ventral）/ 后（posterior）（背侧，dorsal）

指距身体前、后面相对远近关系的名词。凡距身体腹面近者为前，距背面近者为后。

3. 内侧（medial）/ 外侧（lateral）

描述人体各局部或器官和结构与人体正中面相对距离关系的名词。如眼位于鼻的外侧，而在耳的内侧。

4. 内（internal）/ 外（external）

表示与体腔或有腔隙器官的空腔相互位置关系的名词，近内腔者为内，远内腔者为外，应注意与内侧和外侧的区别。

5. 浅（superficial）/ 深（profundal）

指与皮肤表面的相对距离关系的名词，即离皮肤近者为浅，离皮肤远而距人体内部中心近者为深。

（二）用于四肢的描述

1. 近侧（proximal）/ 远侧（distal）

指距肢体根部相对近远。

2. 尺侧（ulnar）/ 桡侧（radialis）

以前臂相应骨骼的方位描述。

3. 胫侧（tibial）/ 腓侧（fibular）

以小腿相应骨骼的方位描述。

4. 其他

左（left）/ 右（right），垂直（vertical）/ 水平（horizontal），中央（central）等则与一般的方位概念相同。

二、轴面及定位线的描述

（一）轴的描述

为了分析关节的运动，可在解剖姿势条件下，做出相互垂直的三个轴。

1. 垂直轴

为上下方向垂直于水平面，与人体长轴平行的轴。

2. 矢状轴

为前后方向与水平面平行，与人体长轴相垂直的轴。

3. 冠状轴

冠状轴又称额状轴，为左右方向与水平面平行，与垂直轴和矢状轴相垂直的轴。

（二）面的描述

人体或其任一局部均可在标准姿势下做互相垂直的三个切面（图 2–1）。

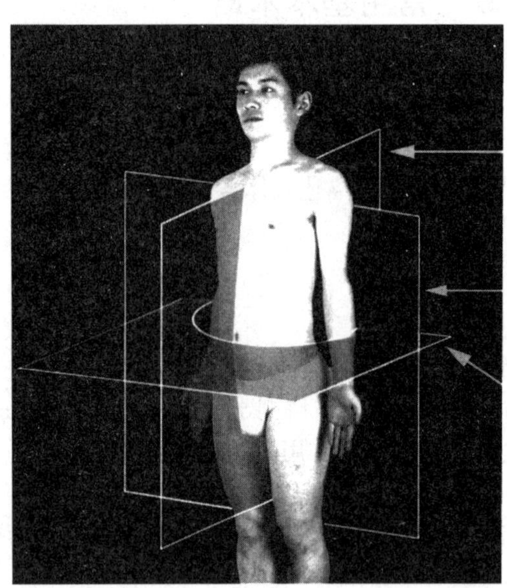

图 2–1　人体各平面示意

1. 矢状面

即按前后方向，将人体分成左右两部的纵切面，此切面与地平面垂直。通过人体正中的矢状面为正中矢状面，将人体分为左右相等的两半。

2. 冠（额）状面

即按左右方向，将人体分成前后两部的纵切面，此面与水平面及矢状面相垂直。

3. 水平面

水平面又称横切面，即与水平面平行，与矢状面及冠状面相垂直的面，将人体分为上下两部。

在描述器官的切面时，则以其自身的长轴为准，与其长轴平行的切面称纵切面，与长轴垂直的切面称横切面，而不用上述三个面。

在实践中，听眦平面的使用最为方便，所以本书一般使用该平面。而且，使用人类学平面和听眦平面差别不大。

（三）头部标准平面的描述

1. 矢状面或正中面

如图 2–2 所示，矢状面指头颅中任何一个前后垂直的平面。正中面为头颅正中的一个矢状面，以正中面能将头颅分为均等的两半。此平面在头颅摄影中非常重要，头颅前后位或后前位摄影时必须与成像件垂直；头颅侧位摄影时，必须与成像件平行。

2. 人类学平面

如图 2–3 所示，该平面由两侧人类学基线组成。

3. 听眦平面

如图 2–4 所示，该平面由两侧听眦线组成。

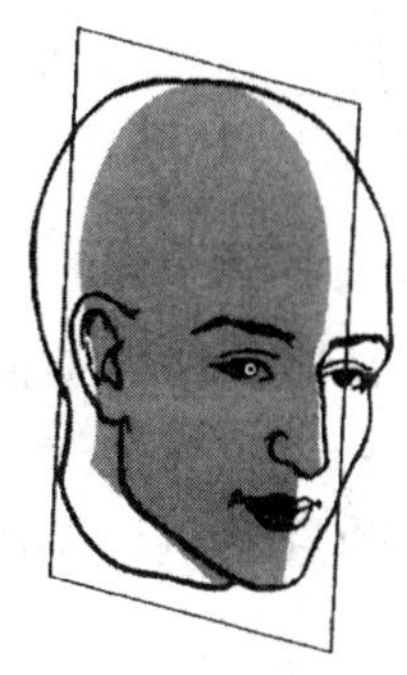

图 2–2 矢状面

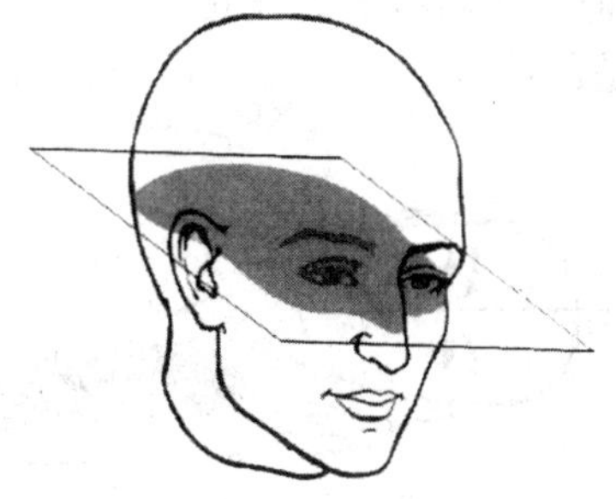

图 2–3 人类学平面

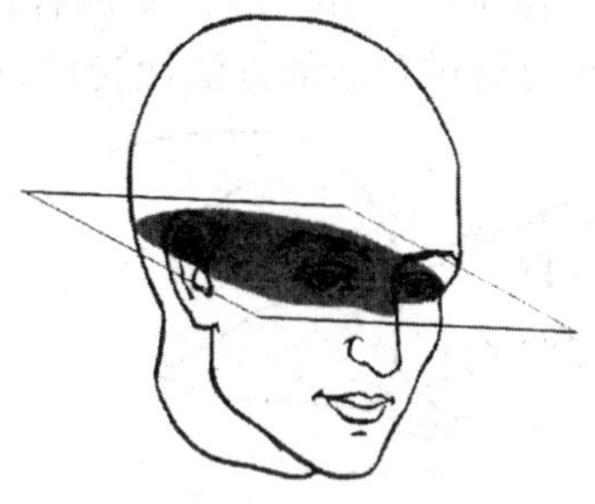

图 2–4 听眦平面

（四）头部影像学检查的定位线

头部的解剖结构纤细、复杂，各结构互相重叠，影像学检查的精度要求较高。体位操作不当或中心线的投射角度不正确，将会影响显示。充分运用各种定位线可使体位操作规范化。本书中所用定位线的缩略术语为 1962 年创用（见《X 线检查技术》，上海科学技术出版社，1962 年版），至今为国内影像学书刊的通用名词。

1. 瞳间线

为左右瞳孔间的连线，在实际应用时可依左、右外眦角连线作标准。头颅侧位摄影时，此线必须与成像件垂直。

2. 听眦线

为外耳孔与外眦角的连线，此线为 X 线摄影学上的头颅基底线，适用范围很广。头颅后前位摄影或前后位摄影时，此线必须与成像件垂直。

3. 听眶线

为外耳孔与眼眶下缘的连线，此线为解剖学上的头颅基底线，与 X 线摄影学上的基底线约差 10°。此线在摄影时不常应用，但当颞骨岩部后前斜位（Stenvers 立）摄影时，此线必须与成像件垂直。

4. 听鼻线

为外耳孔与鼻翼下缘的连线，此线约与上齿列平面平行。视神经孔摄影时，此线必须与成像件垂直；

上颌牙齿坐位摄影时，此线必须与地面平行。

5. 听口线

为外耳孔与口角的连线，此线约与下齿列平面平行。下颌牙齿坐位摄影时，此线必须与地面平行。

6. 人类学基线

由眼眶下缘延伸至外耳道的上缘。头部影像学检查的具体定位线如图 2-5 所示。

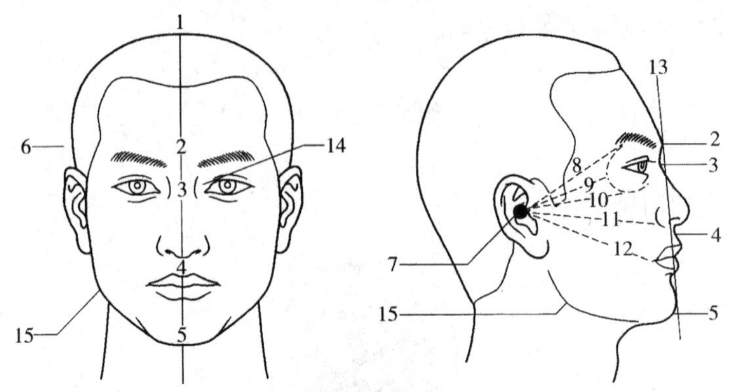

图 2-5 头部影像学检查的定位线

1. 矢状面（正中面）；2. 眉间；3. 鼻根；4. 鼻唇交点；5. 颏尖；6. 外眦；7. 外耳孔；8. 听眉线；9. 听眦线；10. 听眶线；11. 听鼻线；12. 听口线；13. 眉间齿槽线；14. 瞳间线；15. 下颌角

（五）头部标准平面的校正

瘦薄体形（图 2-6）或是胖厚体形（图 2-7）的受检者，头颅侧位时矢状面倾斜成角，检查时可用手臂支撑或用枕垫保持体位。此外，胖体受检者在仰卧位时，听眦线的校正可采用枕垫以保持体位。以此类推，定位线的校正可通过合适的方法使受检者保持舒适的体位。

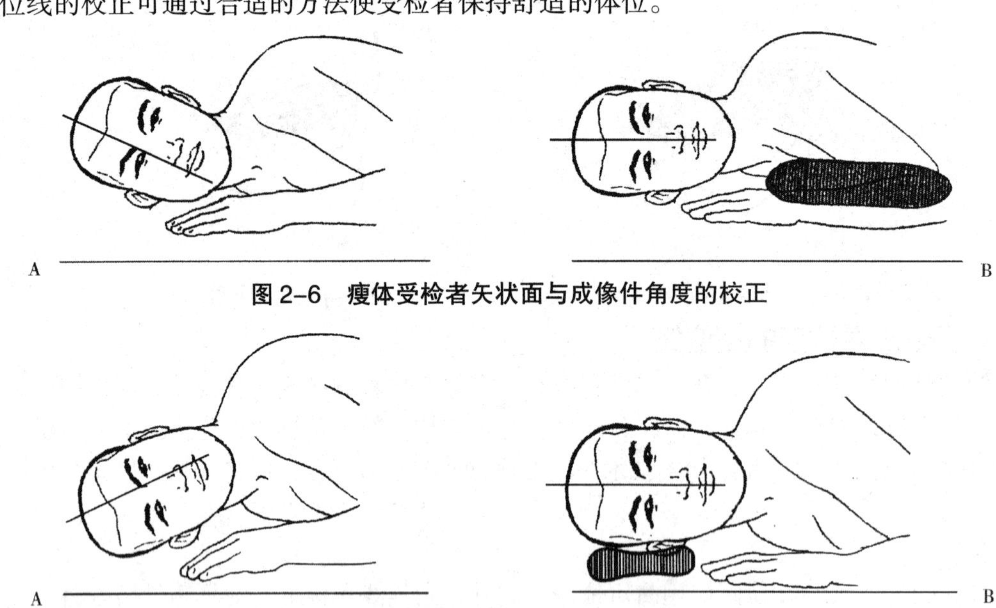

图 2-6 瘦体受检者矢状面与成像件角度的校正

图 2-7 胖体受检者矢状面与成像件角度的校正

A. 校正前；B. 校正后

三、体位、体姿术语

1. 体位

（1）仰卧：脸朝上，背朝下躺卧。

（2）俯卧：脸朝下（或头部转向一侧），背朝上躺卧。

（3）侧卧：以身体的侧边（左侧或右侧）朝下躺卧。

（4）直立：站立坐直。

（5）头低足高姿势（Trendelenburg 位）（图 2-8）。
（6）头高足低姿势（Fowler 位）（图 2-9）。
（7）截石姿势（图 2-10）。

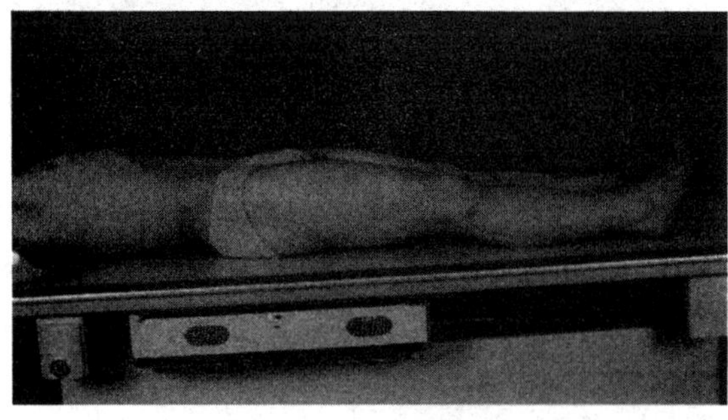
图 2-8　头低足高位

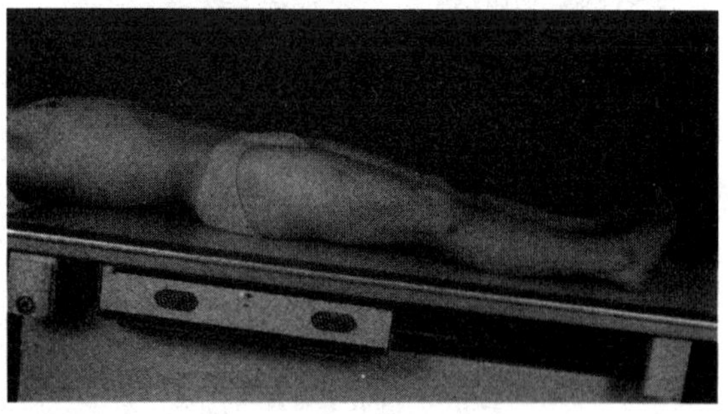
图 2-9　头高足低位

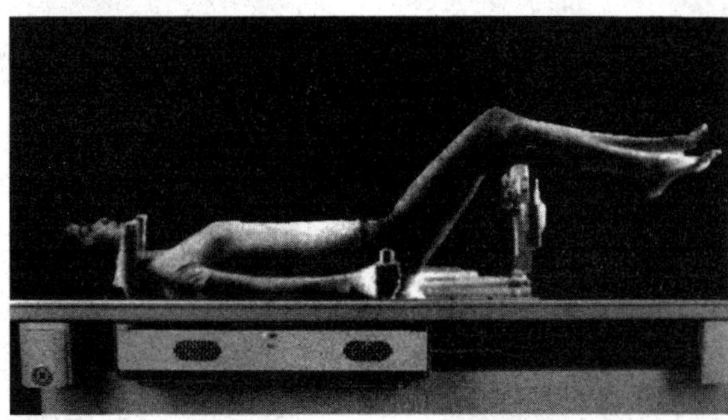
图 2-10　截石位

2. 体位的功能描述（图 2-11 ~ 图 2-18）

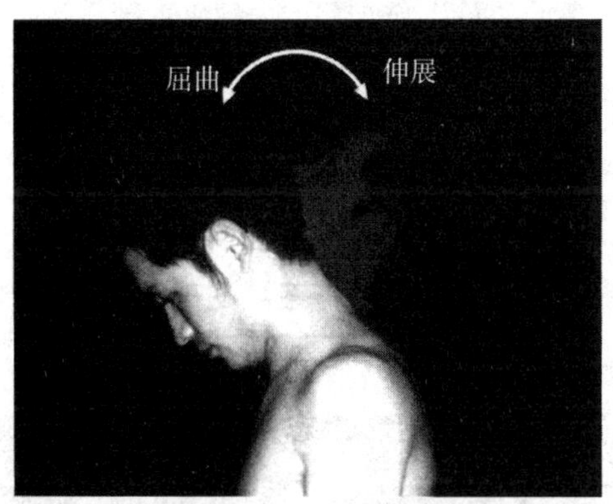

图 2-11　颈的伸展与屈曲

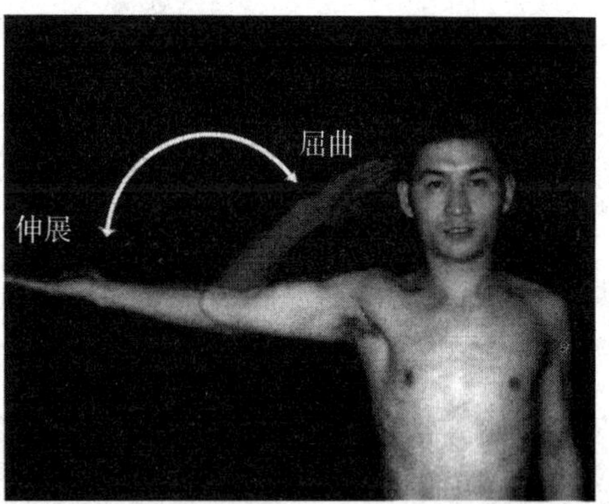

图 2-12　肘的伸展与屈曲

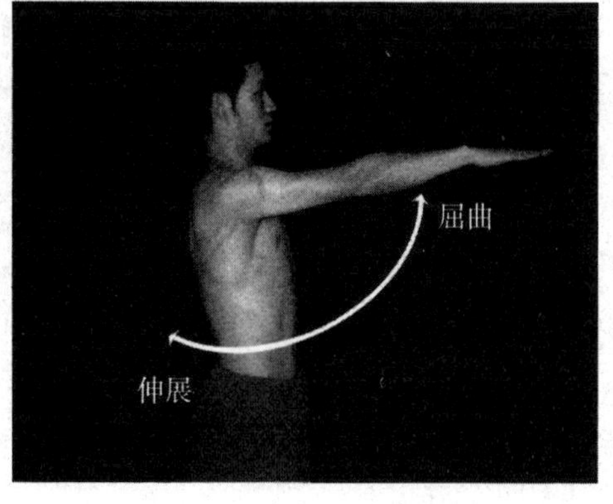

图 2-13　肩的伸展与屈曲

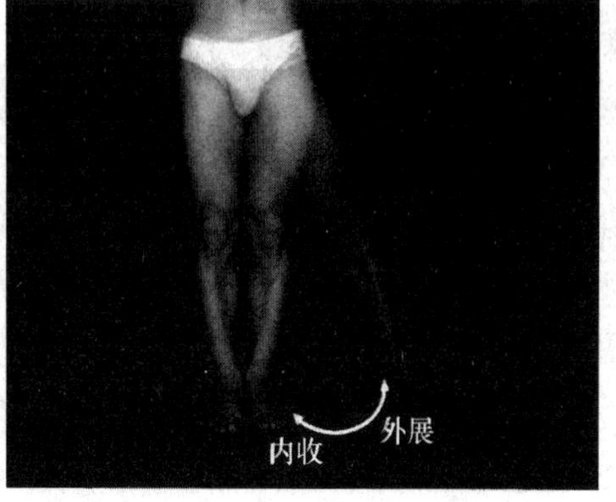

图 2-14　髋的外展与内收

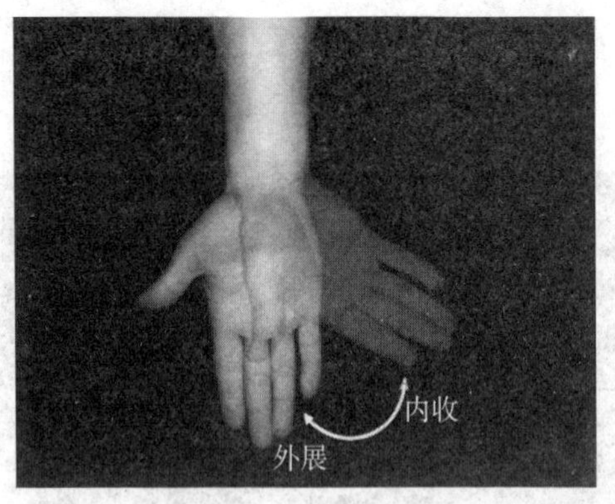

图 2-15　腕的外展与内收

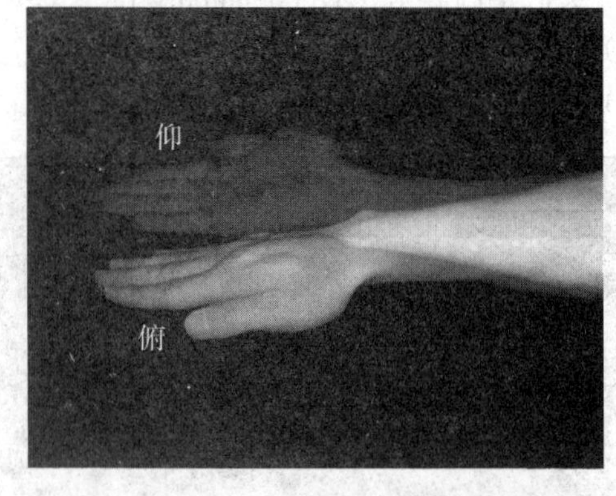

图 2-16　手与前臂的俯与仰

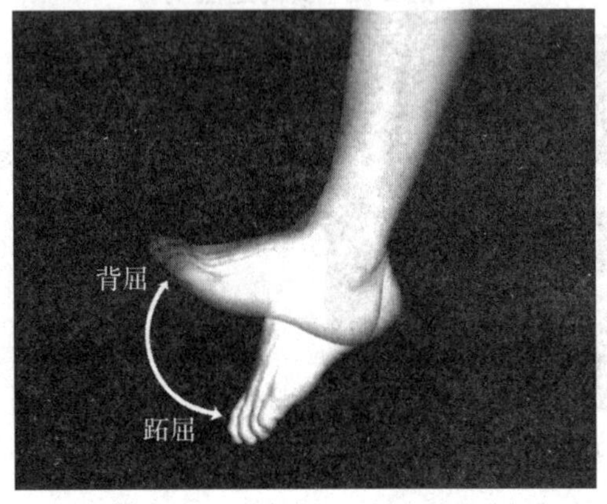

图 2-17　足的背屈与跖屈

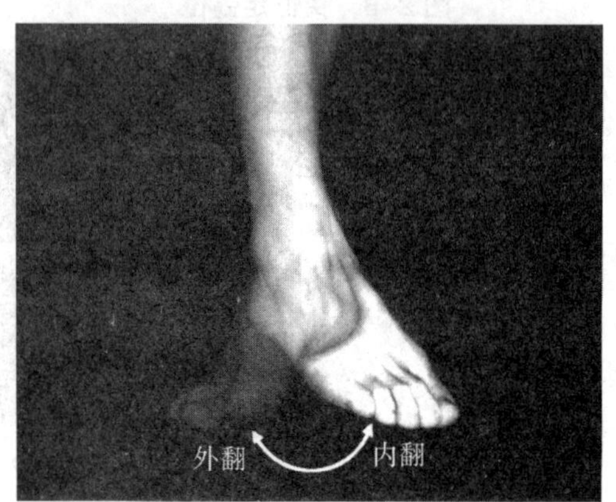

图 2-18　足的内翻和外翻

第二节　定位标志

在人体表面，常有骨骼或肌肉的某些部分形成的隆起或凹陷，可以看到或触摸到，称为体表定位标志。临床上常用这些标志来确定深部器官的大致位置。常见的定位标志及相应部位如图 2-19 和表 2-1 所示。

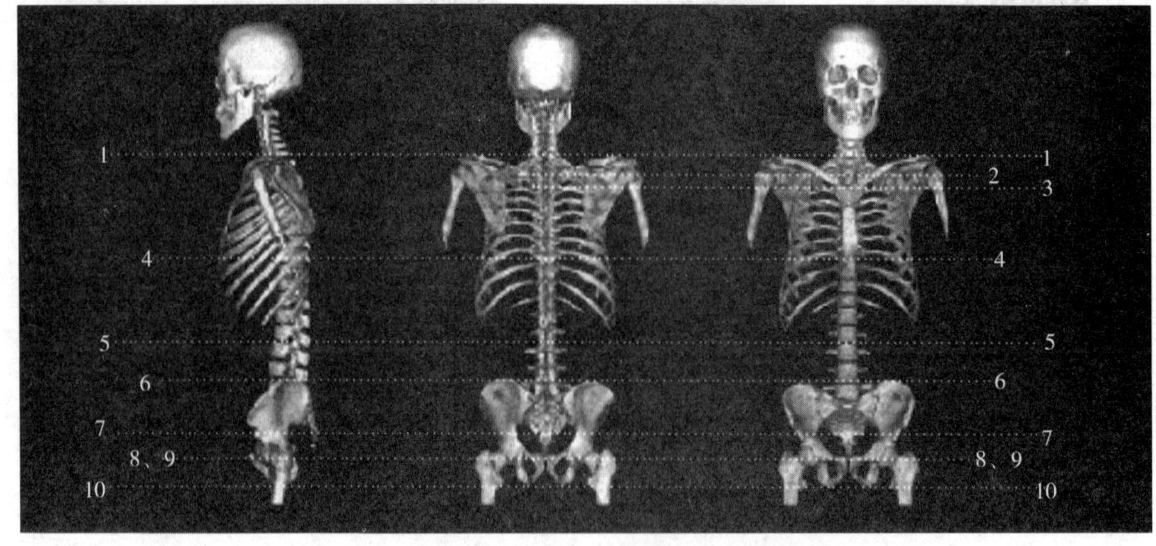

图 2-19　体表可扪（触）及的定位标志及相应部位

表 2–1 体表可扪（触）及的定位标志及相应部位

序号	体表标志	解剖部位	脊柱
1	椎骨突出部（C_7）	胸部上界、颈椎、胸椎	C_7 ~ T_1
2	颈切迹（胸骨上缘）	胸部、胸骨、锁骨、胸椎	T_2 ~ T_3
3	胸骨角（胸骨柄和体部相接的突起处）	胸部、胸骨	T_4 ~ T_5
4	胸骨剑突（胸骨的远端部分）	胸骨、胃部、胆囊、胸椎、腹部上界	T_9 ~ T_{10}
5	肋骨下缘（肋骨笼的侧下缘）	胃部、胆囊、肋骨	L_2 ~ L_3
6	髂嵴（骨盆髂骨部分的上端弧形边缘）	中腹部、胃部、胆囊、结肠、腰椎、骶椎	L_4 ~ L_5 椎间腔
7	髂前上棘（髂骨的突出前缘）	髋骨、骨盆、骶椎	S_1 ~ S_2
8	股骨大粗隆（股骨近端的骨骼突起；在小腿和股骨旋转时，用力触诊才能定位）	腹部、骨盆、髋骨	腹部下界、骨盆、髋骨、骶椎和尾骨
9	耻骨联合（骨盆耻骨的前段交接处）	远端尾骨或稍低处	在远端尾骨下面约 2.5cm 处
10	坐骨结节（在骨盆最下后方的骨骼突起）	仰卧腹部、结肠、尾骨	远端尾骨下 2.5 ~ 5cm 处

第三节 体型与脏器位置的关系

内脏器官的位置及形态会随受检者体型的不同而变化，了解这种变化有助于影像学检查时的体位操作。

一、高型（约占 50%）

胸腔的前后径、横径较大，而上下径相对短。提示横膈位置较高（图 2–20A）。

二、正张型（约占 48%）

胸腹比例较均衡（图 2–20B）。

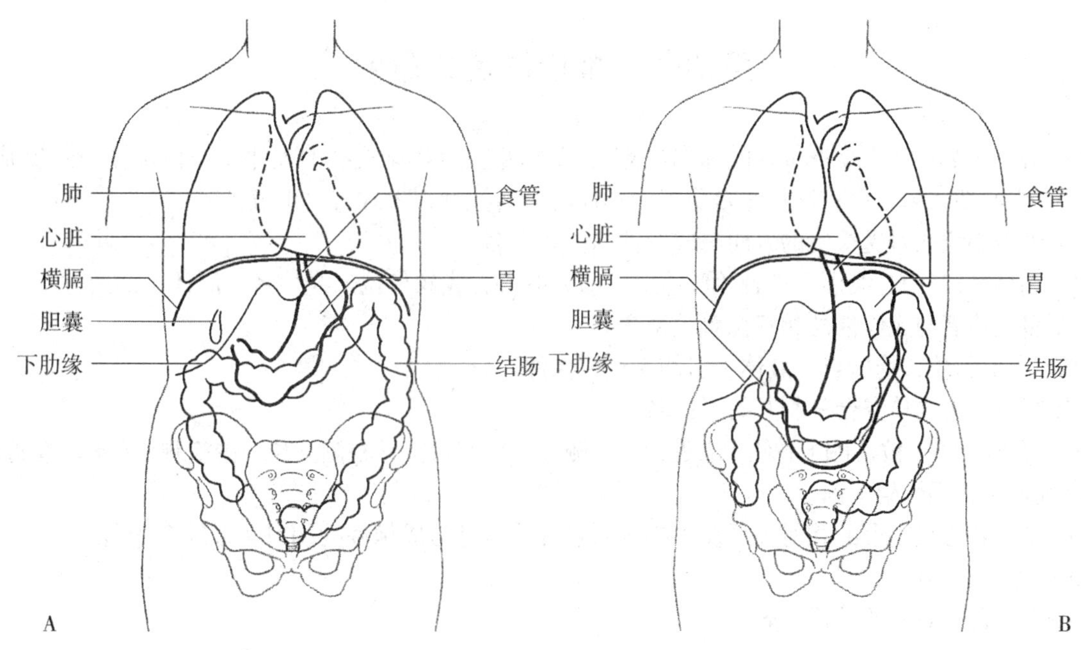

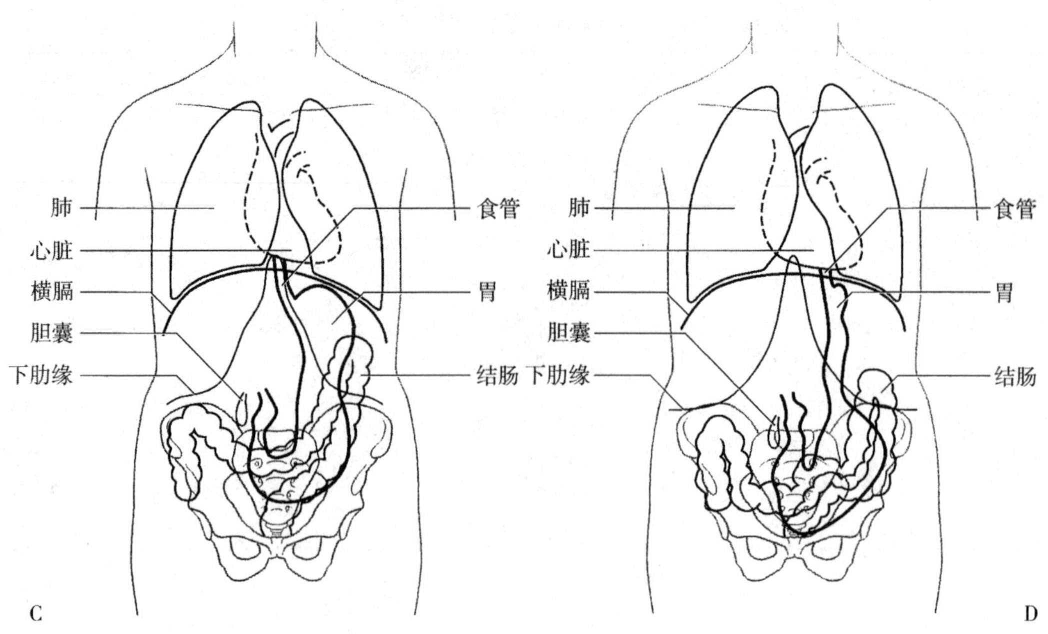

图 2-20　体型与脏器位置的关系

A. 高张型（约占 5%）；B. 正张型（约占 48%）；C. 低张型（约占 35%）；D. 无力型（约占 12%）

三、低张型（约占 35%）

胸腔横径较小，但上下径则相对较长，提示横膈位置较低，相应的胆囊、胃位置均较低，且偏近中线。结肠位于腹部较低位置（图 2-20C）。

四、无力型（约占 12%）

属于瘦小体型。胸腔较窄，上腹部呈现上窄下宽。因此，大部分脏器位于腹腔下部（图 2-20D）。

第四节　检查位置的命名

影像学检查技术中，检查位置的命名一般由以下四个要素构成：①人体（肢体）体位；②成像件的位置；③中心线入射方向；④检查台位置。具体的命名类型，大致有以下五类。

1. 按照中心线入射受检者的方向与成像件的关系命名

例如：前后位，中心线由受检者（肢体）的前方射入，成像件位于受检者（肢体）的后方。

2. 按照受检者与成像件的相互位置关系命名

例如：右前斜位，受检者（肢体）右侧靠近成像件。

3. 按照受检者与检查台的相互关系命名

例如：右侧卧位，被检侧（右侧）靠近台面，侧卧于检查台上；右侧立位，被检侧（右侧）靠近台面，侧立于检查台（或摄影架）前。

4. 按受检者与检查台的相对关系及中心线入射时受检者与成像件的相对关系综合命名

例如：侧卧后前位。

5. 按创用此位置者的姓氏命名

如髋关节谢（志光）氏位。

第五节　体位选择及体位操作的“人本原则”

（1）在受检者条件允许的情况下，应尽量强调规范化的操作。但是，当病患情况不佳或伤势严重时，不应过于强调体位的规范而加剧伤痛及伤势。因此，在满足诊断的前提下，可采取“就势位”（在病患伤痛情况下保持的自然姿势）进行检查。

（2）近年来影像设备的快速发展，也同时体现在操作易化及注重受检者舒适度方面。以 X 线摄影的墙式摄影系统为例，当前的摄影架不但配置平板探测器、滤线器、自动曝射装置等，在机械结构方面更能灵活地放置成各种状态以满足站立位摄影、担架摄影、轮椅摄影等特殊需要。因此，实际工作中应尽量利用其多种功能（图 2-21）。

（3）有些部位的 X 线摄影，取站立位检查更能反映生理状态及负重情况，所以除考虑操作便捷外，有些检查必须采取立位摄影。

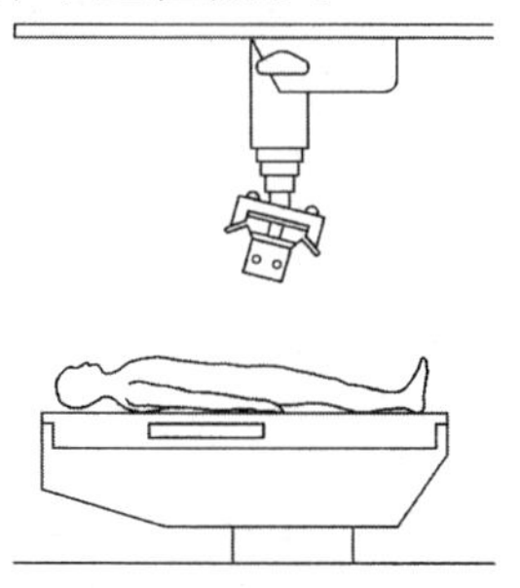
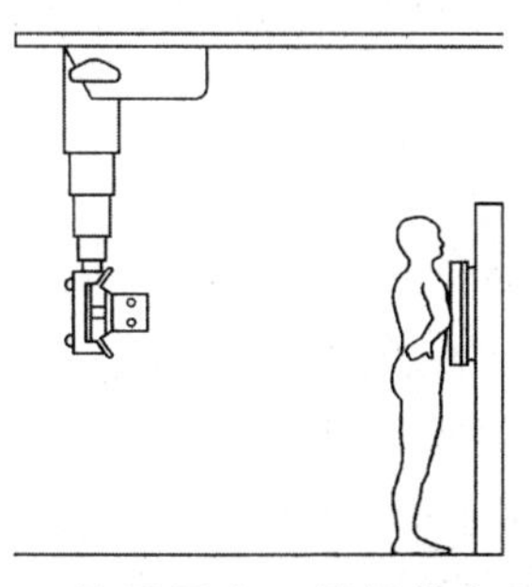
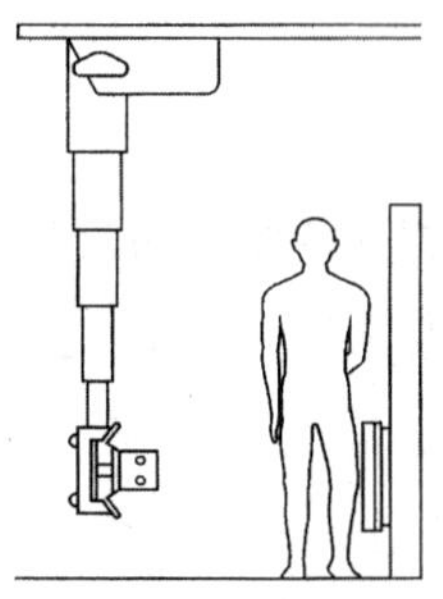

图 2-21　天轨悬吊式 X 线管的多种应用

第六节　影像识别标记

影像片是具有法律效力的原始资料，所以片上识别标记的完整及正确十分重要。

一、影像标记的内容

一般识别标记应包括下列内容：

1. 受检者身份识别资料与检查日期

包括受检者姓名、性别、检查日期、检查号等。

2. 解剖侧边标记

明确标示患者或肢体的“右（right）”侧或“左（left）”侧，也可用英文的字首 R 或 L 表示。一般以阻光性材料（铅或铜）制成。

3. 其他标记

（1）时间标记：用来显示系列检查流程中的时间顺序。例如静脉注射泌尿系造影中，注射对比剂后摄片的分钟数。

（2）体位标记：用来显示体位的立、卧情况。

（3）位置及 X 线投射情况标记：用来显示躺卧姿势的躺卧标记或用箭头标记标示患者的“朝上侧”。在拍摄近端肱骨或肩部时也可用“向内”及“向外”标记。

（4）操作人员的岗位代号。

二、影像标记放置的注意点

（1）影像标记应放置在 X 线射野准直装置限定的射野范围内。

（2）影像标记不应与显示的重要解剖结构重叠。

（3）影像标记的排列及放置应按照操作常规所规定的统一方法。

第三章

影像图像的解读

第一节　影像图像特点

一、X 线图像的特点

（1）X 线图像是灰阶图像，图像上的黑白灰度反映的是组织的密度。密度可分为低、中、高，它虽和组织结构密度概念不同，但两者具有一致性。

（2）X 线图像是 X 线穿透身体某部位的总和投影，如正位胸片，包括胸部所有组织和结构。

（3）X 线束呈锥形投照，所以，图像的中心部分有放大，边缘部分不仅有放大，还有原来的形状失真。

二、CT 图像的特点

1. 与普通 X 线比较具有的优势

①横断面成像，无重叠；②容积数据可重建得到矢状、冠状及三维图像，且可以多角度观察，定位更准确；③密度分辨力高，并能进行密度测量。

2. 与 MRI 比较具有的优势

①成像速度快，对危重患者能迅速检查；②对骨骼和钙化显示较清晰；③对冠状动脉及病变的显示，CTA 优于 MRA；④可以检查带有心脏起搏器或体内带有铁磁性物质而不能行 MR 检查的患者；⑤ CT 检查价格相对低廉。

3. CT 检查的限度

①空间分辨力不及普通 X 线；②当病变密度与周围正常组织密度相近或相等时，难以发现；③由于部分容积效应和周围间隙现象的作用，一些微小病变 CT 扫描可能会遗漏，两种组织间密度差异较大时，小于扫描层厚的病变密度和边缘失真；④碘过敏患者不宜行 CT 增强扫描。

三、MRI 图像的特点

MRI 图像同 CT 图像一样，也是数字化图像，是重建的灰阶图像，因此具有窗技术显示和能够进行各种图像后处理的特点。与 CT 不同的是，MRI 图像上的灰度并非表示组织和病变的密度，而是反映它们的弛豫时间长短，代表的是 MRI 信号强度。用高、低信号表示，除此以外，MR 还具有以下几方面特点。

1. 多参数成像

任何一个层面必须有 T_1WI 和 T_2WI 两个基本成像，在此基础上加扫相应序列成像，有助于显示正常组织与病变组织，有助于诊断及鉴别诊断。

2. 多方位成像

MRI 可获得横断面、冠状面、矢状面及任何方向断面的图像，使病变组织与周围器官组织之间的结构显示清楚，有利于病变的三维定位。

3. 流动效应

在 SE 序列中，由于血管内血液的快速流动，MR 接收不到信号，使流空的血管腔呈黑影，称为流空现象。当然，流动血液的信号还与流动方向、流动速度以及层流和湍流等有关。在某些状态下，流动的血液也可表现为明显高信号。

4. 人体正常组织及部分病理组织在 T_1WI 和 T_2WI 上的灰度分别如表 3-1、表 3-2 所示。

表 3-1 正常组织在 T_1WI 和 T_2WI 上的灰度

	脑白质	脑灰质	脑脊液	脂肪	骨髓质	纤维韧带	骨皮质	脑膜
T_1W_1	白灰	灰	黑	白	白	稍黑	黑	黑
T_2W_1	灰	白灰	白	白灰	灰	黑	黑	黑

表 3-2 病理组织在 T_1WI 和 T_2WI 上的灰度

	水肿囊液	脂肪	蛋白胆固醇	亚急性出血	甘油酸酯	钙化
T_1W_1	黑	白	灰白	白	白	黑
T_2W_1	白	灰白	白	灰白	黑	黑

第二节 读片方法

一、阅读影像图片前的注意要点

（1）对照申请单和图片核实患者姓名及检查号，防止“张冠李戴”。

（2）明确检查目的和所用的成像技术是否适于该疾病的检查与诊断。

（3）评价图像质量，观察位置是否正确，例如，腹部立位平片，应包括双侧膈肌顶部，以免遗漏膈下游离气体而导致消化道穿孔的漏诊；四肢长骨应包括周围的软组织和邻近的关节部分；图像应具有适当的投照条件和良好的对比度，如一张胸片，应清晰地显示肺纹理、纵隔、气管、肋骨及胸壁的软组织等，片内不应该有伪影等。

二、全面观察

对所得到的图像，包括所有体位、所有层面、所有检查方法和图像进行系统的观察，不应有遗漏。例如，在阅读胸片时，应由外向内依次观察胸壁、肺、肺门、纵隔、心脏、横膈，自肺尖至肺底，自肺门到肺周，两侧逐一对比有顺序地进行观察。全面观察还包括对比观察：即对不同检查时间的图像、不同成像技术和检查方法的图像以及同一图像的对称部位进行两侧对比观察。对于胸部 CT 图片，首先认识肺窗、纵隔窗片，每张片重点观察的结构，逐层观察。对于 MRI 图片，应分清成像方位，是轴位、冠状位还是矢状位，是 T_1 加权像还是 T_2 加权像等。

三、重点分析

在全面观察过程中，发现异常表现，详细描述病变的部位、大小、形态、密度（信号）、边缘情况、周围情况、是否强化以及强化的程度等。

第三节　读片内容

一、部位

一些病变有特定的发生部位或好发部位，如听神经瘤只发生在内耳道和桥小脑角区；肺结核好发于上叶尖后段和下叶背段；骨肉瘤好发于长骨干骺端，如颅内肿瘤；脑膜瘤多位置表浅，位于脑外；转移瘤易于发生在脑内皮、髓交界区；胶质瘤常位于脑内较深的部位。

二、数目与分布

原发性肿瘤多为单发，而转移性肿瘤常为多发，血行播散型肺结核多发而广泛分布，其中急性粟粒型肺结核，病灶两肺大小、密度、分布均匀。

三、形状

大叶肺炎实变期，病变形状多与肺叶一致，而肺部恶性肿瘤多呈结节状、球状或分叶状。

四、大小

对诊断有一定的参考价值，如骨样骨瘤直径常小于 1.5cm，肺结核球直径多为 2 ~ 3cm。在乳腺疾病中，触诊到肿块明显大于图片测量的大小，往往提示恶性肿瘤。

五、边缘

一般而言，良性肿瘤、慢性炎症或病变愈合期，边缘锐利；而在恶性肿瘤、急性炎症或病变进展阶段，边缘常模糊不清。

六、密度

可反映病变内部的组织结构，在 X 线或 CT 图像上显示其组织密度，如高密度为骨骼与钙化，低密度为脂肪或气体，中等密度为软组织或液体。病变可以是局限性，也可以是弥漫性，例如骨质普遍密度减低，见于骨质疏松或软骨病；肺野密度普遍性减低，见于肺气肿等。

七、信号

在 MRI 上，同一组织在不同的图像上显示不同的信号强度，例如含水囊肿在 T_1WI 上为均匀低信号，而在 T_2WI 上为均匀高信号，脂肪组织在 T_1WI 上为高信号，而在 T_2WI 上信号仍较高，钙化或骨骼在 T_1WI 及 T_2WI 上均为低信号或无信号。

八、邻近器官与结构的变化

邻近器官或结构可受病变压迫或侵蚀，例如肺门肿块，可引起相应肺叶阻塞性肺炎或阻塞性肺不张，靠近胸膜的病变可牵拉胸膜，恶性病变可直接侵犯邻近器官或组织。

九、器官功能的改变

观察器官功能如心脏大血管的搏动、膈的呼吸运动和胃肠道蠕动的改变。

第四章

影像诊断的步骤及原则

第一节　影像诊断步骤

一、了解影像学检查的目的

诊断医师在认真阅读申请单简要病史的基础上，了解患者做影像检查的目的，不同患者的检查目的各不相同，有的为初诊检查，目的是进行疾病的诊断或排除某些疾病；有的是临床诊断较为明确，再做影像学检查是为了进一步证实，并确定病变的数目和范围，以利于治疗方案的选择；有的是治疗后复查，以观察治疗效果；有的是临床诊断不清，需要影像学检查提供帮助；还有的是为了进行健康体检。

二、明确图像的成像技术和检查方法

由于检查的目的不同，选择的成像技术和检查方法、图像观察的重点内容以及诊断的要点也就有所不同。应该明确所分析的图像为哪一种成像技术和检查方法，确定图像的质量是否合乎要求，分析图像是否能够满足检查目的的需要，只有符合这些条件，才能够进一步观察分析，做出的诊断才具有较高的临床价值。

三、全面观察和细致分析

通过上述全面观察，辨认出异常表现，并确定病灶的部位、大小、形态和数目，根据病理变化进一步分析，分析这些异常表现反映的是不同疾病的病理及病理生理改变还是同一种疾病的变化过程，是原发还是继发的关系，找出主要的一面，有利于病变的定性诊断。还可以根据多种检查结合在一起，相辅相成，互相印证，以使诊断更为准确。

第二节　影像诊断原则

一、掌握正常影像表现

虽然解剖与正常影像表现是两个概念，但正常影像表现是直接建立在解剖基础之上的，如不了解解剖，就无从谈起掌握正常影像表现。当然，还要考虑年龄、性别和个体差异，结合成像原理和图像特点。另外，对解剖变异也是必须掌握的内容，否则就可能当成异常影像表现。

二、认识异常影像表现

异常影像表现是建立在病理解剖和病理生理基础之上的，只有把它们结合在一起，才能做到透过现

象看本质，不要把重叠解剖结构误认为异常，如胸片上乳头阴影等。只有正确认识异常表现才能得出正确的影像诊断结果。另外，有一种异常影像，既不具备解剖基础，也不具备病理基础，而是一种伪影，如检查部位体表重叠物或设备原因造成的阴影，只有认识它才能避免一些误诊现象。

三、异常表现的分析归纳

在图像上，确定为异常表现后，要进行分析、归纳，明确它们所反映的病理变化和意义。患者进行影像检查时，可能仅应用一种成像技术中的某一种检查方法，也可能应用一种成像技术中的多种检查方法，还有可能应用多种成像技术中的不同检查方法，归纳就是将这些检查图像上所观察到的异常影像表现结合在一起，进一步对照和分析，评估它们所反映的病理变化及意义，以利于最后的诊断。

四、结合临床资料进行诊断

任何疾病的影像表现都建立在病理解剖或病理生理基础之上，并能产生相应的临床表现，所以，影像诊断必须与临床表现及病理结果相一致，无论是临床医生还是影像科医生，都要不断强化影像诊断必须结合临床的意识。

（1）一部分疾病具有特征性影像表现，诊断比较明确。

（2）大部分疾病缺乏典型影像表现，即存在“同病异影”“异病同影”：所谓“同病异影”“异病同影”，就是说同一疾病在不同时期影像表现不一样，不同疾病具有相同的表现。例如，大叶性肺炎早期胸片无特殊表现，实变期可出现典型表现，应与肺不张鉴别，消散期应与浸润性肺结核鉴别。

（3）临床资料：包括患者的年龄和性别、职业史和接触史、生长和生活居住地、家族史以及患者的症状、体征和主要相关实验室检查结果，所有这些对做出正确影像诊断至关重要，这是因为：①对于不同年龄和性别，疾病发生的类型有所不同，例如发现肺门区肿块，儿童常考虑为淋巴结结核，而老年人为中央型肺癌的可能性大；②职业史和接触史是诊断职业病和某些疾病的主要依据，如诊断矽肺应具备粉尘接触史，诊断腐蚀性食管炎应有服用或误服强酸、强碱史；③生长和生活居住地对地方病的诊断有重要价值，如包虫病多发生在西北牧区，而血吸虫病以沿长江一带多见；④家族史对一些遗传性疾病的诊断尤为重要；⑤临床症状、体征和主要相关实验室检查结果常常是进行影像诊断的主要参考依据，如在胸部平片上发现纵隔增宽，临床上有重症肌无力表现，胸腺瘤的诊断则可确立如发现颅骨多发性破坏，结合尿液检查本—周氏蛋白阳性，则可诊断多发性骨髓瘤。结合临床要做到既不要牵强附会，也不要武断，通常以病理诊断为标准，但在某些骨肿瘤的诊断中，强调临床、影像和病理诊断相结合，单靠哪一种诊断都是不准确的。

基于以上原因，强调影像诊断必须结合临床。

第三节　影像诊断结果

影像诊断结果是根据异常表现归纳、分析，结合临床病史资料综合的结果，通常有以下四种结果。

1. 确定性诊断

一些疾病具有特异性影像表现，经过检查不但能发现病变，并且能作出准确的定位、定量和定性诊断，能提供对制定治疗计划与估计预后有意义的资料。

2. 否定性诊断

即经过检查，排除了临床所怀疑的病变，如临床怀疑胃溃疡，胃肠钡餐检查未见龛影。但有一些疾病在影像学检查中难以发现异常，如急性化脓性骨髓炎早期X线平片无异常发现，却不能否定疾病存在的可能性；某些疾病自发生至出现影像学异常表现需要一定的时间，如肠梗阻的影像学表现比临床症状晚3～6小时。因此，对于否定性诊断，要正确理解它的含义。

3. 符合性诊断

由于疾病存在着“异病同影”或影像表现不具有特征性，但所见异常影像表现符合临床诊断，如右上肺野出现片、条状不均匀阴影，临床提供大叶性肺炎病史，所以影像诊断的意见是符合大叶性肺炎（消散期）改变。

4. 可能性诊断

即经过影像检查，发现了一些异常表现，甚至能够确切显示病变的位置、范围和数目，但难以明确病变的性质，此时可提出几种诊断的可能性，在这种情况下，可以根据需要，建议其他影像检查、相关的临床或实验室检查，甚至影像学随诊、复查等。

第五章

X 线成像

第一节　普通 X 线成像

一、X 线的产生

X 线是一种具有很高的能量，肉眼看不见，但能穿透不同物质，能使荧光物质发光的射线。它的产生需要具备两个条件：一是高速运行的电子流；二是这种电子流突然受阻，此时产生了巨大能量，其中 99% 以上转换为热能，仅 1% 以下转换为 X 线。

二、X 线发生装置

1. X 线管

真空二极管，阴极是灯丝，阳极是钨靶。

2. 变压器

有降压变压器和升压变压器。通常低电压在 12V 以下，高电压在 40 ~ 150kV 之间。

3. 操纵台

主要调节电压、电流和曝光时间：包括电压、电流、时间的调节旋钮和开关等。

第二节　X 线的特性

X 线是一种波长很短的电子波，其范围是 0.000 6 ~ 50nm。通常所用的 X 线波长范围为 0.008 ~ 0.031nm（相当于 40 ~ 150kV），肉眼看不见。在电磁辐射谱中，居 γ 射线和紫外线之间。具有以下特性。

一、穿透性

X 线能穿透一般可见光不能穿透的物质，并在穿透过程中受到一定程度的吸收而衰减。它的穿透力与 X 线管电压成正比，与被穿透物质的密度和厚度成反比。这种穿透性是 X 线成像的基础。

二、荧光效应

X 线能激发荧光物质（如硫化锌镉和钨酸钙等）产生肉眼可见的荧光，这种荧光效应是进行透视的基础。

三、摄影效应

X 线能使胶片中的银离子（Ag^+）还原成金属银（Ag）并沉淀于胶片的胶膜中，使胶片呈黑色，而未感光的部分银离子被冲洗掉而呈白色。这种效应也是X线成像的基础。

四、电离效应

利用电离效应可测量空气电离程度并计算出X线的量，具有放射防护学意义。X线射入人体，可引起生物学方面的改变，即电离生物效应，这是放射治疗的基础。所以，电离效应具有放射防护学和放射治疗学意义。

第三节　X线成像基本原理

一、X线影像形成需具备的条件

（1）具有一定的穿透能力，能穿透人体的组织结构。

（2）被穿透的物质存在密度和厚度的差异。

（3）穿透人体后差别剩余X线需经过显像过程，如X线胶片等。

因此，当X线穿透人体后，因人体存在密度和厚度的差异，产生不同程度的吸收，从而在荧光屏或胶片上产生不同灰度的对比影像。

二、人体组织结构的分类

由于人体各部位存在密度和厚度的差异，所以X线穿透时可产生差别剩余X线。根据组织结构密度的高低，分为三类：

（1）高密度组织结构，如骨和钙化。

（2）中等密度组织结构，如软组织和液体。

（3）低密度组织结构，如脂肪和气体。

组织结构病变时，因改变了原有的密度和厚度等，X线胶片灰度对比发生变化，显示病变异常影像。

第四节　数字X线成像

数字X线成像（digital radiography，DR）是将X线摄影装置或透视装置同电子计算机相结合，使形成的X线模拟信息经模数转换（analog to digit，A/D）为数字信息，而得到数字化图像的成像技术。这一技术改变了传统X线成像对X线的信息采集、显示、存储和传送等方式。

DR依信息介质等结构不同分为计算机X线成像（computed radiography，CR）、数字X线荧光成像（digital fluorography，DF）和平板探测器（flat panel detectors）数字X线成像，后者的图像质量高，成像时间短。

数字图像质量优于传统X线图像，具有强大的后处理功能。影像对比可调节，摄影条件宽容度大，X线量较少，可由光盘或磁盘等存储，并可输入图像存档与传输系统（picture archiving and communlcation system，PACS）中。

数字化图像与传统X线图像使用上相同，但数字化图像能更好地显示头颈部复杂部位解剖结构，对骨结构及软组织显示更为清楚，可定量分析矿物盐含量，对肺结节检出效率高，并可显示纵隔心影后、膈下及肋骨重叠部位病变，消化道造影时对胃小区、微小病变及肠黏膜皱襞显示更清晰。

第五节　数字减影血管造影

DSA（digital subtraction angiography）是利用计算机处理数字化的影像信息，消除骨骼和软组织影，使血管及其病变显示清晰的成像技术。分动脉 DSA（intraarterial DSA，IADSA）和静脉 DSA（intra-ve-nous DSA，IVDSA），目前主要应用 IADSA 技术。DSA 由于其优点，已代替一般血管造影，在心血管检查及介入技术方面十分重要。

DSA 减影方法有时间减影法（temporal subtraction method）、能量减影法（energy subtraction metho-d）和混合减影法（hybrid subtraction method）等，目前普遍应用时间减影法。

第六节　X 线检查技术

一、普通检查

1. 荧光透视（fluoroscopy）

简称透视。优点：可任意转动患者体位，了解器官的动态变化，费用低，结论快。缺点：影像质量差，密度或厚度较大的部位和较小的病变显示不清，无客观记录。目前一般不单独使用。

2. X 线摄影（radiography）

其照片称为平片（plain film）。主要用于胸部和骨骼系统，特别是数字化摄影，具有高清晰度、低辐射量的优点，成为影像诊断的基本和主要的检查方法。

二、特殊检查

1. 软 X 线摄影

检查软组织，特别是乳房检查。钼靶 X 线摄影成为乳腺的主要影像检查方法。

2. X 线减影技术

采用 CR 或 DR 减影功能，可获得局部某种组织结构（如骨或软组织等）的图像，从而提高对疾病诊断的能力。

3. 体层摄影（tomography）

由于 CT 的广泛应用而被其替代。

三、造影检查

1. 造影剂

分为高密度造影剂和低密度造影剂两大类。高密度造影剂有钡剂和碘剂。钡剂：用作胃肠道的检查，医用硫酸钡加水配制，根据检查方法不同和检查部位不同而配制不同的浓度。碘剂：分有机碘和无机碘制剂两类。有机碘分为离子型和非离子型：离子型应用最多的有泛影葡胺（urografin）；非离子型具有低毒性、低黏度、低渗透性的特点，主要用于血管造影、泌尿系统及胆道系统的造影等。无机碘制剂具有吸收缓慢的特点，如 40% 碘化油，用于子宫输卵管造影，还可作为血管栓塞剂在介入治疗中应用。低密度造影剂常用的有空气、氧气和二氧化碳，临床上以空气应用最为方便，用于消化道的检查。

2. 造影方法

有直接引入和间接引入两种。前者包括：口服法，如 GI；灌注法，如钡剂灌肠；穿刺注入法等。后者包括：吸收性，如口服胆囊造影，现已少用；排泄性，如 IVU。

检查前准备及造影反应的处理。根据检查部位和方法的不同，要求患者做相应的准备。医护人员要了解患者的病史，有无过敏史和造影禁忌证；应用含碘制剂需做过敏试验，用 30% 1mL 碘制剂静脉注射或滴眼，观察患者有无胸闷、呕吐等现象，根据反应程度不同而采用不同的处理方法。目前，主张可以不用做碘过敏试验。

第七节 X线检查的安全与防护

一、X线检查的安全

X线具有电离生物效应，超过国家卫生标准制定的允许剂量可造成对周围环境的污染和人体的损害。所以，任何一台X光机在安装后、使用前都必须通过当地有关辐射防护机构进行检测，合格后方可使用，确保候诊患者、设备操作人员以及周围人群的安全。申请及检查的医务人员要严格掌握适应证和禁忌证，避免不必要的照射，孕妇和小儿应该避免接受X线检查，特别是早孕妇女。

二、X线检查的防护

由于对疾病诊断的需要，患者接受X线在所难免，但也应尽量减少接受剂量，重视和加强防护，主要防护措施有以下三方面。

1. 屏蔽防护

用高密度物质，如含铅的防护用具，包括围裙、围脖、眼镜、三角裤等，遮挡对射线敏感的器官和非检查部位。

2. 距离防护

利用X线剂量与距离的平方成反比的原理，尽可能扩大检查室的空间，以减少散射线的二次照射。

3. 时间防护

每次检查尽量缩短曝光时间，如对胸部检查，应采用胸部摄片，而不用胸部透视，合理地掌握复查时间，尽可能避免不必要的重复检查。

第六章

呼吸系统疾病X线诊断

第一节　气管、支气管疾病

一、慢性支气管炎

（一）常见症状与体征

多见于老年人，咳嗽、咳痰，痰黏稠不易咳出。并发感染时，痰量增多，有时带血丝，多在冬春季发病。

（二）X线表现（图6–1）

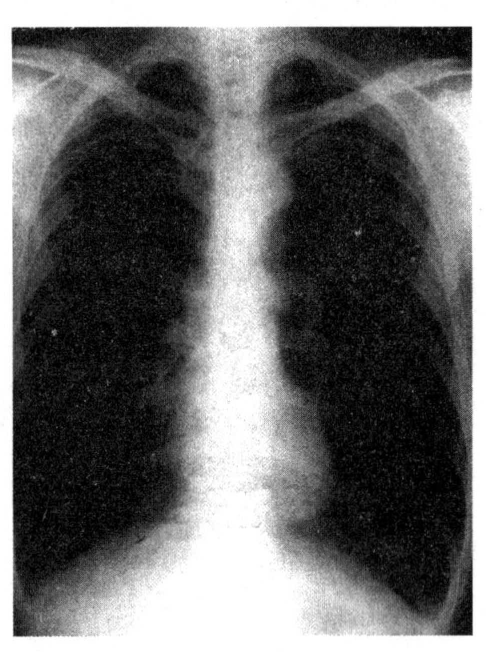

图6–1　慢性支气管炎

（1）肺纹理增多、紊乱、扭曲、“轨道征”。

（2）弥漫性肺气肿：表现两肺透光度增高，膈肌低平，垂位心，桶状胸。

（3）肺动脉高压：右下肺动脉横径超过15mm。

（4）气管刀鞘状改变。

（三）诊断要点

1. 早期无异常征象

（1）肺纹理：增多、紊乱、扭曲、“轨道征”。

（2）肺气肿。

（3）并发症：肺大疱、继发感染。

（4）肺纤维化。

（5）肺动脉高压、肺心病。

（6）刀鞘征。

2. 临床诊断标准

慢性进行性咳嗽连续两年以上，每年连续咳嗽、咳痰至少3个月，并除外全身性或肺部其他疾病。

（四）鉴别诊断

应与间质性肺炎、结缔组织病、尘肺、细支气管炎等鉴别。

（五）比较影像学与临床诊断

（1）X线检查结合临床病史、症状是简单的。诊断方法，随访目的是除外肺部其他疾病及发现并发症。

（2）CT显示肺间质及肺实质细微改变，是重要的补充手段。

（3）对心脏进一步检查，有无继发肺源性心脏病。

二、支气管扩张

（一）常见症状与体征

咳嗽、咳脓痰，病史较长，约半数患者咯血，多为成人。病变广泛者有胸闷、气短。听诊可闻及啰音，少数患者有杵状指。

（二）X线表现（图6-2）

（1）柱状支气管扩张：两下肺纹理增多、增粗、“轨道征”、不规则的杵状致密影即指套征。囊状支气管扩张：左下肺野囊状或蜂窝状阴影，囊底小液平。

（2）肺纹理增粗、模糊。

（3）肺片状阴影。

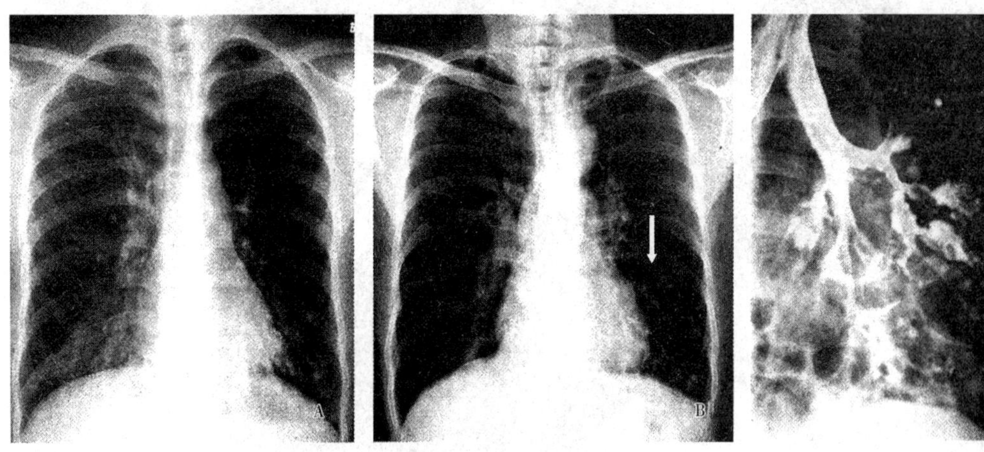

图6-2 支气管扩张

A. 柱状气管扩张；B、C. 囊状支气管扩张

（三）诊断要点

早期支气管扩张平片无异常。

（1）分柱状支气管扩张、囊状支气管扩张、静脉曲张型支气管扩张。

（2）柱状支气管扩张：肺纹理多、增粗、“轨道征”、不规则的杵状致密影即指套征。

（3）囊状支气管扩张：囊状或蜂窝状影，囊底小液平。

（4）局限性胸膜增厚粘连。

（5）肺不张。

（6）肺内炎症。

（四）鉴别诊断

支气管扩张与多发性肺囊肿鉴别：前者壁稍厚，且不规则，局部肺纹理增粗、紊乱，常继发于肺结核、慢性肺炎、肺间质纤维化、胸膜肥厚；后者壁较薄、光滑、个大，少有液平，常幼小发病，肺气囊圆形薄壁空腔，变化快，伴有肺内浸润。

（五）比较影像学与临床诊断

（1）支气管造影确定支气管扩张的部位、范围及类型，利于确定手术方案（图 6-2C）。

（2）CT、MRI 检出率高，明确诊断及范围。

（3）多数患者有咯血史，依据典型症状、体征及 X 线表现，可做出初步诊断。CT 检查和支气管造影检查是主要诊断手段。

三、先天性支气管囊肿

（一）常见症状与体征

青壮年多见，较大囊肿会压迫肺或纵隔引起呼吸困难、发绀、咯血。并发感染时则有发热、咳嗽和咳脓痰等症状。

（二）X 线表现（图 6-3）

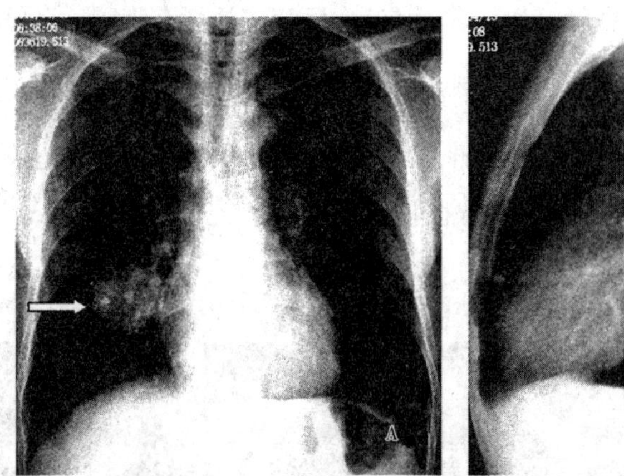

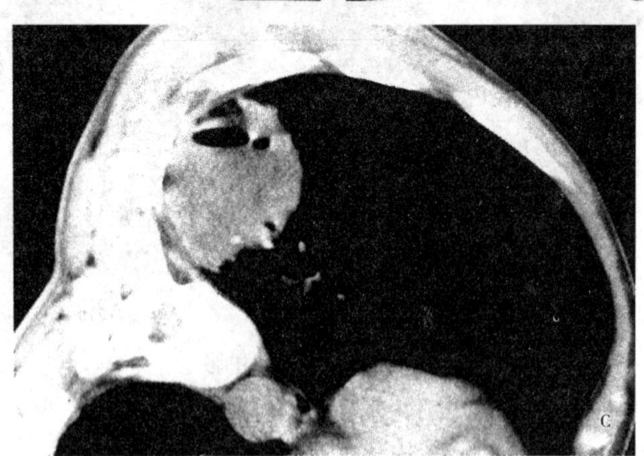

图 6-3　先天性支气管囊肿

A、B. X 线表现；C. 同一患者 CT 表现

（1）圆形或椭圆形阴影，密度均匀，边缘光滑清楚。

（2）囊腔内出现液平面，并发感染呈环形透亮阴影。

（三）诊断要点

本病多发生在肺内，少数在纵隔内。

（1）单发性囊肿：多见于下叶，多发性囊肿可见于一叶、一侧或双侧肺野。

（2）含液囊肿：单发含液囊肿为圆形或椭圆形，密度高且均匀，边缘清楚锐利，囊壁可弧形钙化，周围肺组织清晰，深呼吸大小形态改变。

（3）液－气囊肿：囊腔内出现液平面。

（4）多发性肺囊肿呈蜂窝肺。

（5）含气囊肿：薄壁环状透亮影。

（6）囊肿周围的炎性浸润或肺不张。

（7）胸膜增厚。

（四）鉴别诊断

（1）肺大疱多发于肺外围部。

（2）结核空洞：周围有卫星灶，结核病史，好发于肺上叶尖后段及下叶背段，钙化有助于鉴别，痰检可查到结核分枝杆菌。

（3）肺隔离症：类似于支气管含液囊肿，但其较恒定的发病部位及血供可鉴别。

（4）急性肺脓肿：起病急，经炎症期，抗感染治疗后病灶逐渐缩小而吸收，动态观察易鉴别。

（五）比较影像学与临床诊断

结合临床情况，患者较年轻，病程较长，有反复呼吸道感染病史，X线检查可以诊断。CT值能显示病变成分结构；MRI信号强度确定囊液的成分；痰检及抽出物常规检查，均有助于确诊。

四、气管、支气管异物

（一）常见症状与体征

剧烈的刺激性咳嗽、胸痛、发绀、呼吸困难及气喘等。可继发阻塞性肺炎、肺不张，咳嗽、发热，白细胞计数增多等炎性感染表现。

（二）X线表现（图6–4）

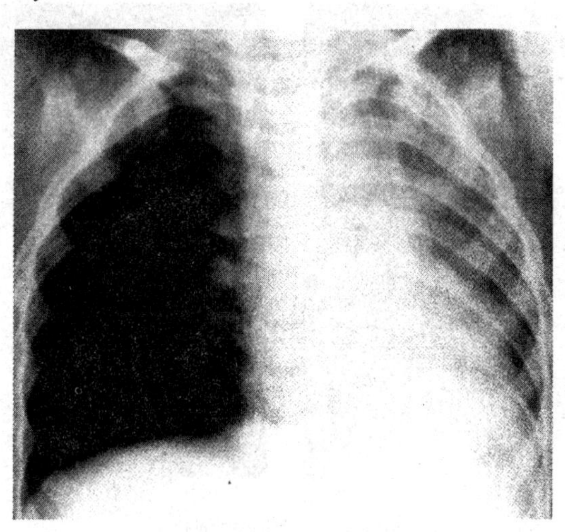

图6–4　支气管异物

（1）患侧肺野透过度增高，膈肌低平，肋间隙增宽。

（2）纵隔、气管左移。

（3）透视下可见纵隔摆动。

（三）诊断要点

（1）儿童多见，常有呛咳史，分植物性、动物性、矿物性异物。

（2）直接征象：动物性、矿物性异物不透X线，胸片正侧位直接显示其部位、形态和大小。

（3）间接征象：植物性、部分动物性支气管异物，出现肺不张、纵隔摆动、阻塞性肺气肿及肺部感染；两肺肺气肿，吸气、呼气两肺改变不明显。

（四）鉴别诊断

气管内不透X线异物需与食管异物鉴别。在侧位胸片上，气管异物位于气道的透明影内，食管异物在气管后方。气管内异物若为片状或扁形时，其最大径与身体矢状面一致，最小径与冠状面一致，而食管异物则与其相反。食管吞钡检查有助于两者鉴别。

（五）比较影像学与临床诊断

患者有吸入异物病史及相应症状，临床诊断可确立，X线检查的目的在于确诊及定位，不能直接显示的异物根据气道阴影及间接征象判断。CT的诊断较X线敏感，可先行检查，必要时行食管造影和纤维支气管镜明确诊断。

第二节　肺部炎症

一、大叶性肺炎

（一）常见临床症状与体征

多发于青壮年，起病急，以突然高热、寒战、胸痛、咳嗽、咳铁锈色痰为临床特征。

（二）X线表现（图6-5）

1. 实变期

患侧肺上野分布的大片状致密影，水平裂侧有平直，分界锐利，含空气支气管征。

2. 消散期

患侧肺上野散在大小不一和分布不规则的斑片状、条索状阴影。

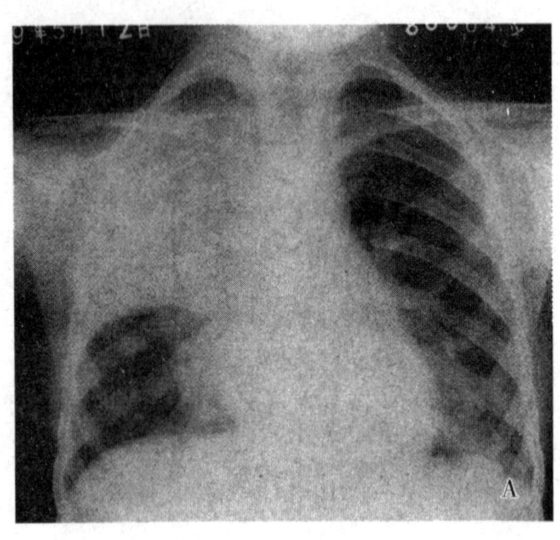
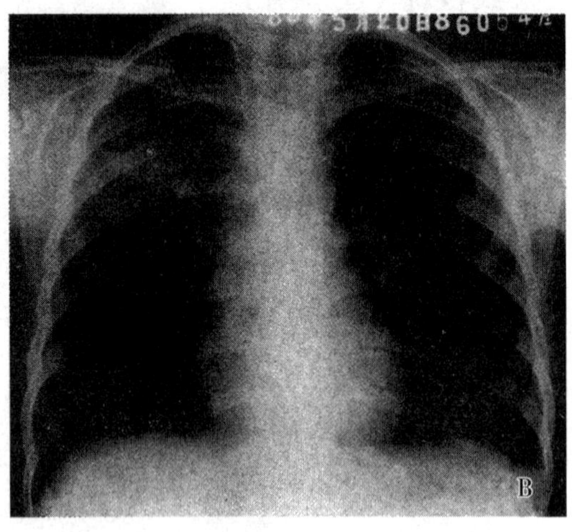

图6-5　大叶性肺炎

A. 实变期；B. 吸收消散期

（三）诊断要点

（1）大叶性肺炎多为肺炎链球菌等细菌引起。分四期：充血期、红色肝样变期、灰色肝样变期、消散期。咳铁锈色痰为临床特征。

（2）充血期表现肺纹理增粗，边缘模糊，局部透过性减低；实变期表现沿肺叶、肺段分布的大片状致密影，叶间裂侧有平直的分界，含空气支气管征；吸收消散期表现散在大小不一和分布不规则的斑片状、条索状阴影。

（3）白细胞总数及中性粒细胞增高。

（四）鉴别诊断

（1）大叶性肺炎实变期需与肺结核干酪样肺炎、肺不张鉴别。

（2）消散期与浸润型肺结核鉴别，应重视临床症状和病史。

（五）比较影像学与临床诊断

大叶性肺炎常有典型临床表现，结合影像学检查即可诊断。CT 检查有利于早期检出和鉴别诊断，显示早期炎性改变，发现空洞。查痰检、血常规、血沉。

二、腋段炎症

（一）常见症状与体征

发热、咳嗽、咳痰。

（二）X 线表现（图 6–6）

（1）患侧肺上叶中外带可见片状或三角形致密影，其内有空气支气管征。

（2）侧位片肺门上方三角形致密影，邻近叶间裂边缘锐利、上缘模糊。

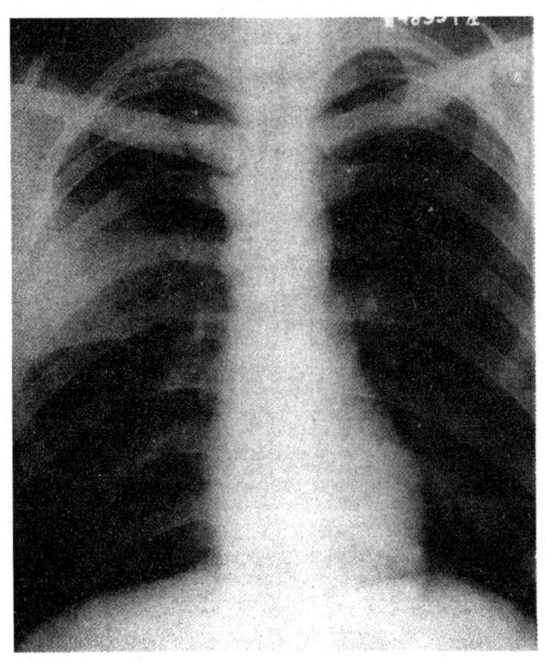

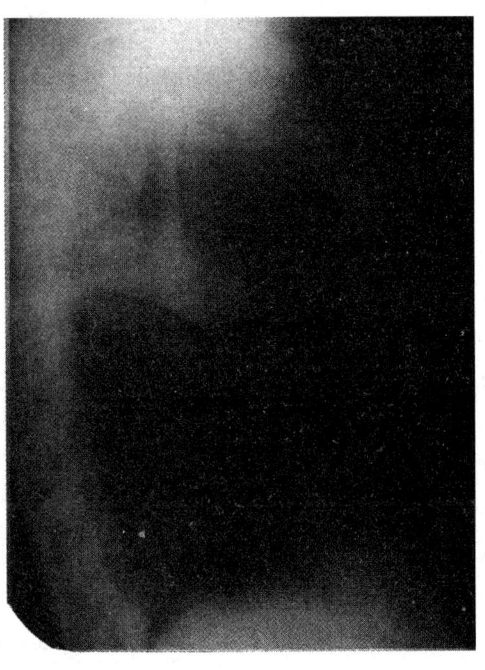

图 6–6　腋段炎症

（三）诊断要点

（1）腋段是由肺前段的外侧支及后段的水平支共同组成，容易感染发生实变，具有特征，平片诊断准确。

（2）患肺上野中外带可见三角形致密影，空气支气管征，侧位片肺门上方可见三角形致密影，下缘锐利。

三、支气管肺炎

（一）常见症状与体征

发热为主要症状，可有咳嗽、呼吸困难、发绀及胸痛。极度衰弱的老年人，因机体反应力低，体温可不升高，白细胞总数也可不增多。

（二）X 线表现（图 6–7）

（1）两下肺纹理增粗、边缘模糊，伴小片状模糊阴影。

（2）患侧下肺内带小叶性肺气肿、肺不张。

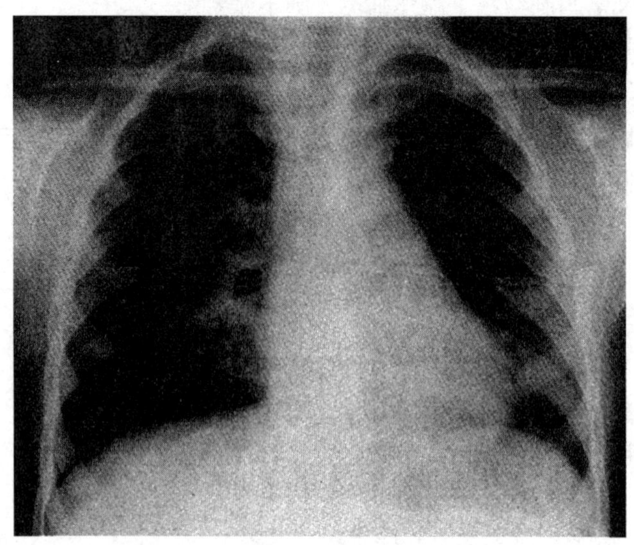

图 6-7　支气管肺炎

（三）诊断要点

（1）多见于婴幼儿、老年人及极度衰弱的患者或为术后并发症。

（2）肺纹理增强、增粗、模糊。

（3）沿肺纹理分布斑片状阴影。

（4）小叶性肺气肿，小叶性肺不张。

（5）空洞，肺气囊。

（四）鉴别诊断

细菌、病毒及真菌等均可引起支气管肺炎，病原菌检查多为金黄色葡萄球菌、链球菌。影像学鉴别支气管肺炎的病原性质比较困难。

（五）比较影像学与临床诊断

（1）好发于老年人或婴幼儿，查血常规，痰培养找病原菌。小叶性肺炎有明显的临床症状，结合影像学表现常可诊断。

（2）CT 显示小空洞及细微改变，对迁延或反复发作者，CT 检查可发现有无并发支气管扩张。

四、病毒性肺炎

（一）常见症状与体征

多见于小儿，高热、咳嗽、气急，常有病毒感染病史。

（二）X 线表现（图 6-8）

（1）两肺野中内带多见小结节状、斑片状阴影，边缘模糊，可融合成大片状，心脏增大。

（2）肺纹理增强，肺气肿。

（3）肺门大、模糊。

（三）诊断要点

腺病毒、合胞病毒、流感病毒、麻疹病毒及巨细胞病毒均为病毒性肺炎较常见的致病病毒；在病毒性肺炎中除流感病毒性肺炎之外，其余均常见于小儿。

（四）鉴别诊断

需与细菌性肺炎鉴别，腺病毒肺炎表现为大叶阴影与小结节阴影并存，肺纹理增强与肺气肿明显；合胞病毒性肺炎可表现两中下肺野多发小结节；粟粒型肺结核表现三均，肺纹理不能显示。

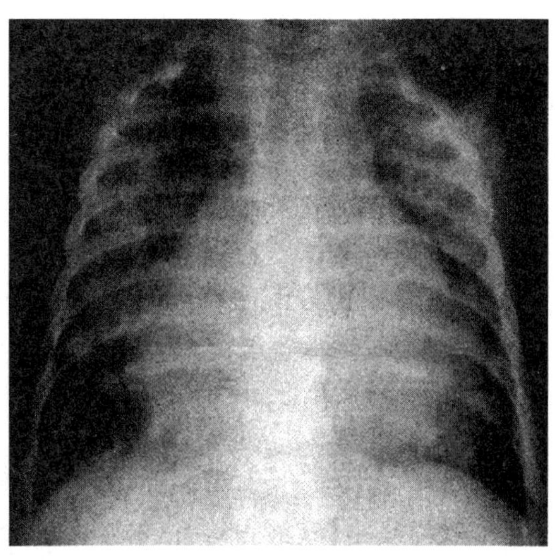

图 6–8　病毒性肺炎

（五）比较影像学与临床诊断

血常规、痰检；病灶多在 1 ～ 2 周吸收。CT 有助于细小病变的检出。

五、克雷白杆菌肺炎

（一）常见症状与体征

发病急，发热、咳嗽、咳痰，为黄绿色脓性痰，量多，黏稠带血或血痰。

（二）X 线表现（图 6–9）

（1）两肺大片状阴影，密度均匀。

（2）叶间胸膜下坠。

（3）胸腔积液。

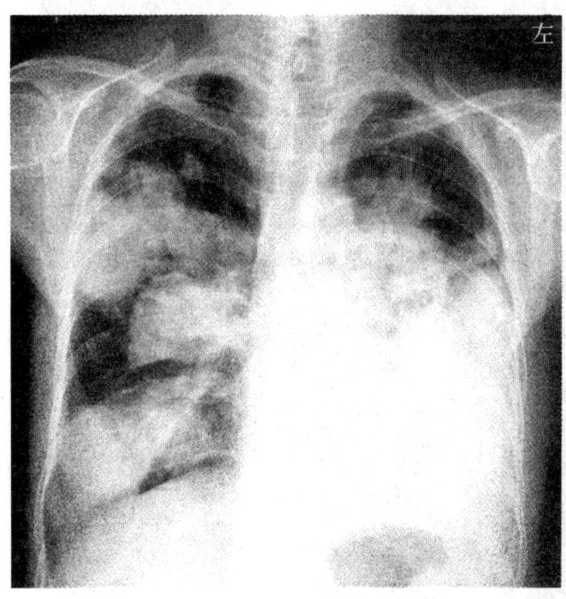

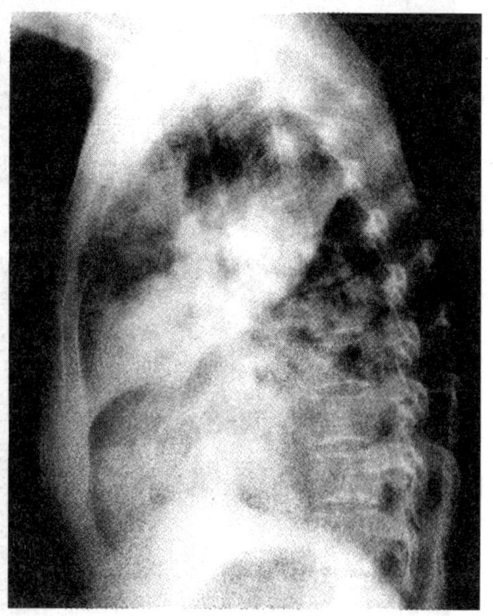

图 6–9　克雷白杆菌肺炎

（三）诊断要点

（1）多见于老年、营养不良及全身衰弱的患者。

（2）大叶阴影，密度均匀或有透亮区，病变肺叶体积增大或斑片融合阴影。

（3）叶间胸膜下坠。

（4）胸腔积液。

（5）细菌学培养克雷白杆菌阳性。

（四）鉴别诊断

应与大叶性肺炎鉴别。

（五）比较影像学与临床诊断

克雷白杆菌肺炎的影像表现与其他细菌性肺炎相同，仅根据影像鉴别诊断困难，有赖于细菌学检查鉴别。

六、肺脓肿

（一）常见症状与体征

急性肺脓肿急性起病，发热、咳嗽、胸痛、咳脓臭痰，有时咯血，白细胞总数明显增加。慢性肺脓肿可由急性肺脓肿迁延不愈发展而来，以咳嗽、咯血和胸痛为主要表现，白细胞总数可无明显变化。

（二）X 线表现（图 6-10）

1. 急性肺脓肿

患侧肺中野单发，厚壁空洞，壁不规则且模糊，洞内液平面，空洞外可见斑片状浸润影。

2. 慢性肺脓肿

患侧肺多发大小不等空洞，边界清楚、壁厚，脓肿附近局限性胸膜肥厚粘连。

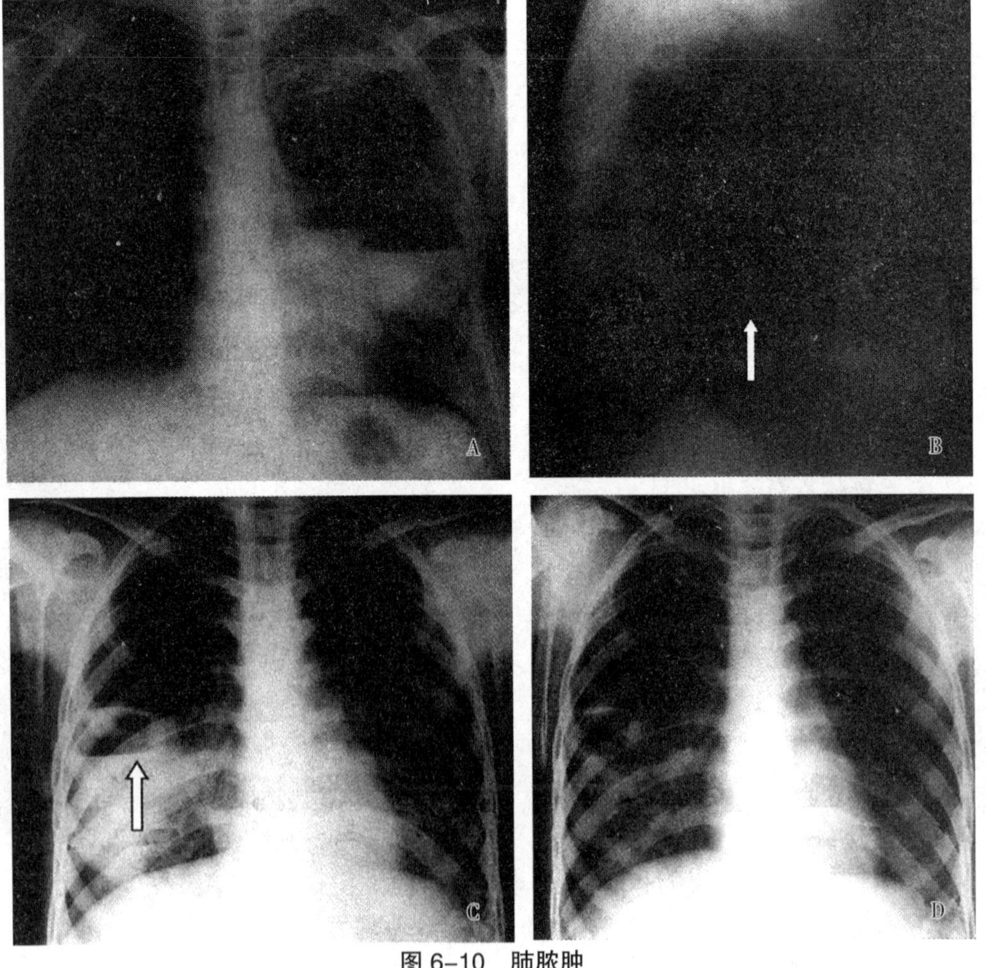

图 6-10　肺脓肿

A、B. 慢性肺脓肿；C、D. 急性肺脓肿

（三）诊断要点

分为吸入性、直接侵犯和血源性。

（1）肺脓肿是化脓性细菌所引起的肺实质的炎性病变、坏死和液化。好发于上叶后段及下叶背段。分为急性肺脓肿和慢性肺脓肿。

（2）急性肺脓肿表现为炎症期大片状致密影，空洞期中心低密度区，厚壁空洞，伴有液－气平面或液－液平面，内壁光滑。

（3）慢性肺脓肿见多个空洞相连，液平面较低，壁光滑。

（4）脓胸或脓气胸。

（四）鉴别诊断

（1）结核空洞内多无气－液平面，周围常有卫星病灶，同侧或对侧伴有结核播散灶。

（2）癌性空洞壁不均匀，呈偏心半月状，内壁可见结节。

（3）肺脓肿抗生素治疗动态变化快，图 6–10C、D 为同一患者治疗前后表现。

（五）比较影像学与临床诊断

肺脓肿仅根据影像表现鉴别较困难，查痰找结核菌或癌细胞对疾病诊断有帮助。CT 环形强化有助于诊断。穿刺活检、痰检找到结核菌或癌细胞。

第七章

消化系统疾病 X 线诊断

第一节　咽部病变

一、咽部异物

1. 临床特点

咽部异物多属意外情况下经口进入。尖锐细长物品如鱼刺、麦芒、竹丝等，可刺入腭扁桃体、咽侧壁、舌根或会厌等处。较大异物常停留于梨状窝。尖锐异物可刺透并穿过咽黏膜，埋藏于咽后壁，引起继发感染，甚或酿成脓肿。

2. X 线表现

咽部异物有高密度及低密度两种。高密度异物，平片即可完全显现异物位置、形态和大小，并可见咽部软组织肿胀和脓肿；低密度异物，需做钡餐检查，表现为充盈缺损即异物的一个侧面，以及咽部功能紊乱、咽部软组织改变。异物很小时，造影不一定显现，可以钡剂拌棉絮观察，显示钡絮滞留咽部，结合病史进行诊断。

3. 鉴别诊断

结合临床病史及颈部 X 线透视、摄片和服钡检查，可以判断有无异物及并发病的存在。

4. 临床评价

详细询问病史和分析症状可以初步诊断。大多数患者有异物咽下史并在查体时发现异物，部分患者开始有刺痛，检查时未见异物，可能是黏膜擦伤所致，此症状一般持续时间较短。对于疼痛部位不定，总觉咽部有异物存留，发生数日后来就诊者，应注意与咽异感症或慢性咽炎相鉴别（图 7–1、图 7–2）。

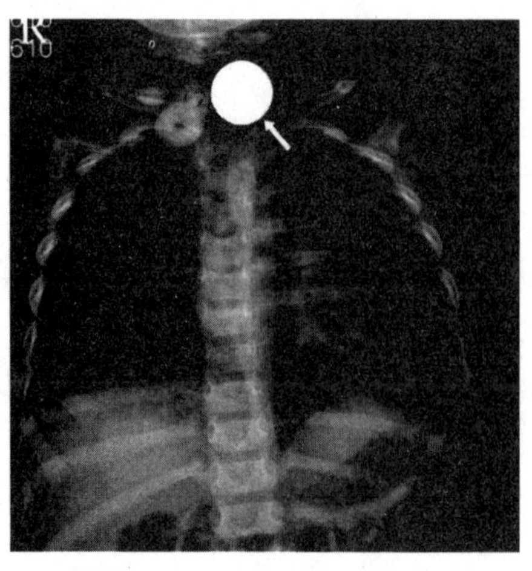

图 7–1　咽部金属异物

咽部见圆形金属密度影，有异物误服史

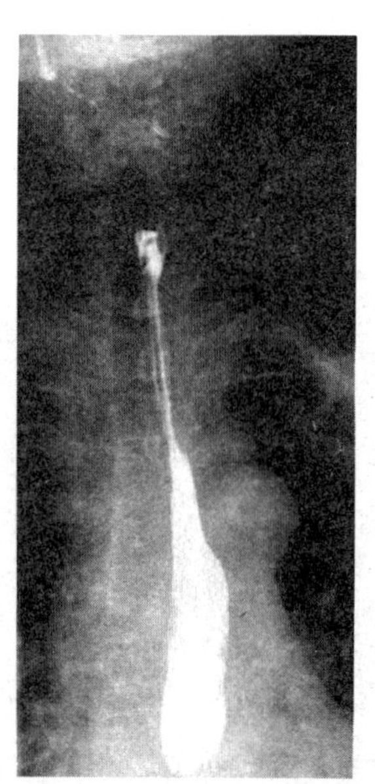

图 7-2　咽部异物
食管钡棉透视示咽部见钡棉悬挂，有鱼刺误服史

二、咽壁脓肿

1. 临床特点

本病多见于异物刺伤后，亦可因颈椎化脓性或结核性感染所造成。脓肿多位于咽后壁，由于软组织肿胀或脓肿的压迫使咽部变形。

2. X线表现

除X线平片可见咽壁软组织肿胀、咽部受压，以及咽部移位、咽部与颈椎间距离增加外，有时可于肿胀影内见有积气或小液平面。

三、颈椎病

1. 临床特点

颈椎退行性改变，常使椎体骨赘形成，颈椎顺列变直，增生骨刺可压及下咽部，造成吞咽困难及异物感。

2. X线表现

颈椎间隙狭窄，椎体骨赘增生，压迫下咽部后壁形成一明显压迹。

第二节　食管病变

一、食管癌

1. 临床特点

食管癌是我国常见的恶性肿瘤之一，也是引起食管管腔狭小与吞咽困难的一种最常见的疾病。绝大多数食管癌为鳞状上皮细胞癌，但食管下端也可以发生腺癌。统计表明，食管癌好发于胸中段，胸下段次之，颈段与胸上段最少。

早期食管癌（限于黏膜及黏膜下层）的病理形态可分为平坦型、轻微凹陷型与轻微隆起型。随着癌的深层浸润，以及不同的生长方式，一般可分为息肉型、狭窄型、溃疡型与混合型。早期食管癌很少有症状，

需做脱落细胞学检查才能发现。但肿瘤生长至一定大小，则出现持续性、进行性吞咽困难。一般说来，男性多于女性，40 岁以上患者多见。

2. X 线表现

（1）早期食管癌：食管黏膜纹增粗、中断、迂曲，可见单发或多发的小龛影，局限性充盈缺损，局限性管壁僵硬（图 7–3）。

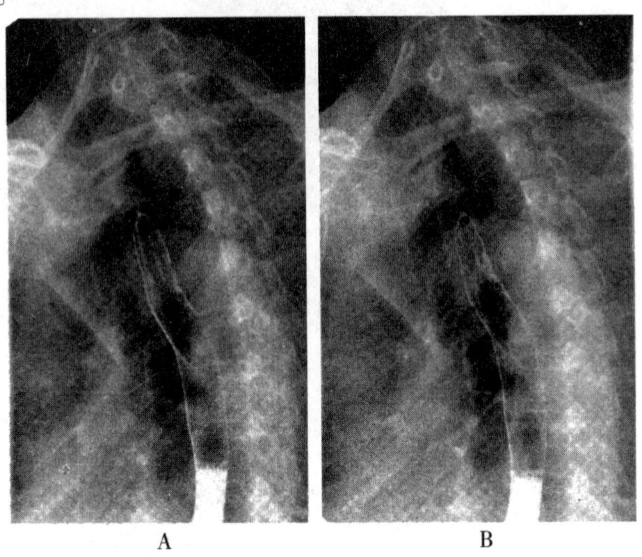

图 7–3　早期食管癌

食管中段黏膜中断、破坏，管壁稍僵硬，管腔未见明显狭窄

（2）中、晚期食管癌：黏膜纹破坏、充盈缺损、管壁僵硬、管腔狭窄、通过受阻与软组织肿块等。根据大体标本结合 X 线表现分述如下：

①息肉型：肿瘤向腔内生长为主，呈不规则的充盈缺损与偏心性狭窄。但也有的肿块向壁外生长为主，犹如纵隔肿瘤，有人称之为外展型（图 7–4）。

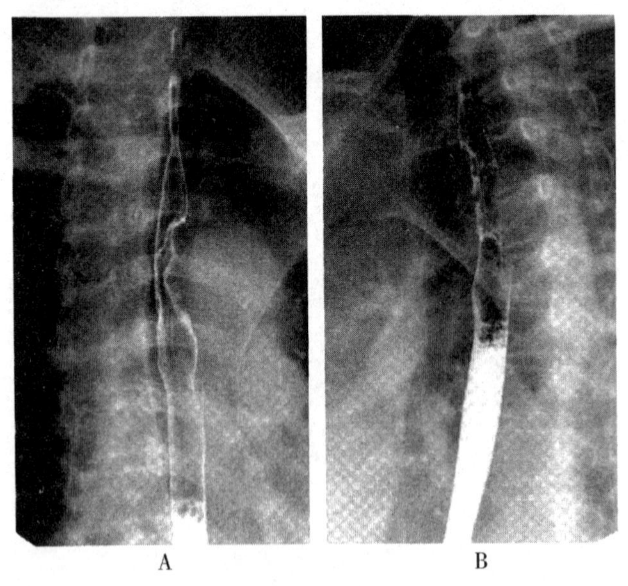

图 7–4　食管癌（息肉型）

食管中段腔内可见不规则的充盈缺损，食管偏心性狭窄

②狭窄型：即硬性浸润癌，以环形狭窄为其主要特点，范围为 3 ~ 5cm，上段食管明显扩张（图 7–5）。

③溃疡型：呈长条状扁平形壁内龛影，周围隆起，黏膜纹破坏，管壁僵硬，扩张较差，但无明显梗阻现象（图 7–6）。

④混合型：具备上述两种以上的 X 线特征。

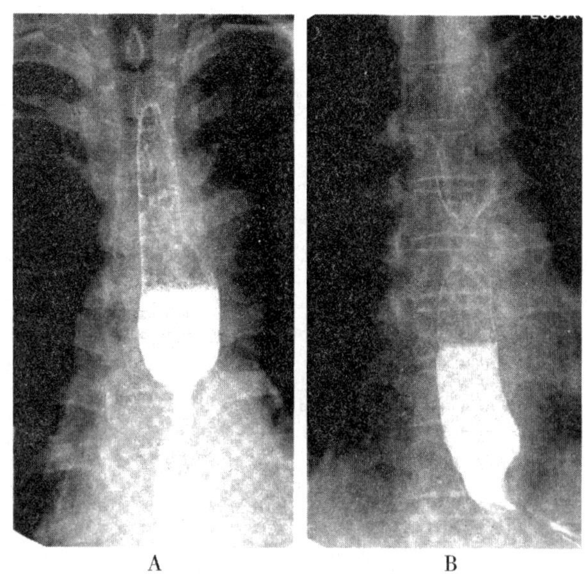

图 7–5 食管癌（狭窄型）

食管中段见环形狭窄，黏膜破坏，管壁僵硬，钡剂通过受阻，狭窄段上方食管扩张

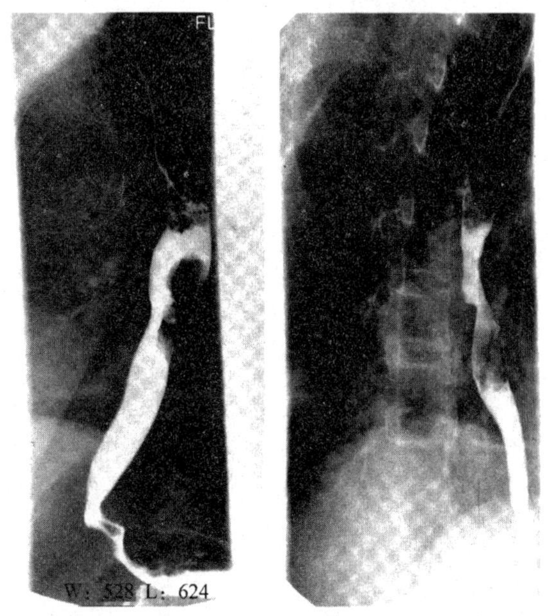

图 7–6 食管癌（溃疡型）

食管中段见管腔狭窄，黏膜中断、破坏，内见不规则龛影

（3）并发症。

①穿孔与瘘管形成：仅少数病例可出现食管气管瘘，也可向纵隔穿破，形成纵隔炎与纵隔脓肿。

②纵隔淋巴结转移可出现纵隔增宽，气管受压等 X 线征。

3. 鉴别诊断

（1）食管良性肿瘤：表现为向腔内凸出的偏心性充盈缺损，呈半球状或分叶状。切线位肿瘤上、下端与正常食管分界清楚，钡剂通过肿瘤时呈偏流或分流，转动体位可发现管腔增宽，肿物不造成梗阻，上方食管无扩张。肿瘤局部食管黏膜皱襞展平消失，其对侧黏膜光整，无破坏改变，附近食管壁柔和光滑。

（2）贲门失弛缓症：贲门失弛缓症的狭窄段是胃食管前庭段两侧对称性狭窄，管壁光滑呈漏斗状，食管黏膜无破坏。用解痉药可缓解梗阻症状，吸入亚硝酸异戊酯后贲门暂时舒展，可使钡剂顺利通过。

（3）消化性食管炎：易与食管下段浸润癌混淆。炎症后期瘢痕狭窄常在下 1/3，但仍能扩张，无黏膜破坏。食管壁因癌肿浸润而僵硬，不能扩张，边缘不规则，黏膜皱襞有中断、破坏。

（4）食管静脉曲张：食管静脉曲张管壁柔软，没有梗阻的征象，严重的食管静脉曲张，管张力虽低，但仍有收缩或扩张功能，而癌的食管壁僵硬，不能扩张或收缩，局部蠕动消失。

（5）食管外压性改变：纵隔内肿瘤和纵隔淋巴结肿大等压迫食管，产生局限性压迹，有时并有移位，黏膜常光滑完整无中断、破坏。

4. 临床评价

食管癌的放射学检查主要是确定诊断及侵蚀范围。食管癌的中晚期 X 线改变较为明显，诊断并不困难。而早期食管癌由于癌组织仅限于黏膜及黏膜下层，病变表浅，范围小，因此 X 线改变很不明显，容易漏诊和误诊。所以 X 线检查时，必须多轴透视和点片，并采取双对比造影检查，能显示得更清楚。在诊断过程中，既要确定肿瘤类型，又要对肿瘤侵犯范围、黏膜皱襞的变化、狭窄的程度、食管壁僵硬程度等指标进行观察记录，食管周围的侵蚀及淋巴结转移则必须依靠 CT 或 MRI 进行检查，以指导分期，便于临床治疗。

二、食管炎

（一）腐蚀性食管炎

1. 临床特点

吞服化学性腐蚀性制剂（如强酸、强碱之类）所致，重者可发生食管破裂而引起纵隔炎，轻者则引起不同程度的瘢痕狭窄。

2. X 线表现

（1）病变较轻时，早期可见食管下段痉挛，黏膜纹尚存在，一般无严重后果。重症病例则表现为中、下段，甚至整个食管，都有痉挛与不规则收缩现象，边缘呈锯齿状，可见浅或深的溃疡龛影，有时因环肌痉挛严重，下段可呈鼠尾状闭塞（图 7-7）。

（2）病变后期，因瘢痕收缩而出现范围比较广泛的向心性狭窄，狭窄多为生理性狭窄部位，狭窄上段食管扩张程度较轻，病变食管与正常食管之间无明确分界，呈逐渐移行性过渡。

3. 鉴别诊断

浸润型食管癌：狭窄上段食管明显扩张，病变与正常食管之间分界截然。

4. 临床评价

应在急性炎症消退后进行钡餐造影检查，以观察病变的范围与程度。如疑有穿孔或有食后呛咳的患者，宜用碘油造影。由于腐蚀性食管炎后期可以发生癌变，因此 X 线检查对本病的随访非常重要。

（二）反流性食管炎

1. 临床特点

系胃内容物包括胃酸及胃消化酶逆流到食管内对鳞状上皮的自身性消化所致。主要见于食管下段，多合并黏膜糜烂与浅表性溃疡，病变后期因纤维组织增生，可形成食管管腔狭窄与食管缩短。临床上多见于食管裂孔疝、贲门手术后、十二指肠球部溃疡的患者。主要表现胃灼烧、胸骨后疼痛，进食时加重；因食管下段痉挛与瘢痕狭窄，故可有吞咽困难与呕吐等症状；严重者还可发生呕血。

2. X 线表现

（1）早期或轻度反流性食管炎在钡餐造影时，一般只能看到食管下段痉挛性收缩，长达数厘米，边缘光整，有时出现第 3 收缩波而致管壁高低不平或呈锯齿状，但难以显示黏膜糜烂与浅小溃疡。

（2）晚期因管壁纤维组织增生及瘢痕组织收缩，可见食管下段持续性狭窄及狭窄上段食管代偿性扩大。如发现胃内钡剂向食管反流或合并食管裂孔疝，则支持反流性食管炎的诊断。

3. 鉴别诊断

要与浸润型食管癌相鉴别：食管癌时食管狭窄较局限，病变与正常食管之间分界明显，当服大口钡剂时可见狭窄部位管壁僵直，表面不规则，不易扩张。而食管炎时病变食管与正常食管之间无明确分界，呈逐渐移行性过渡，狭窄部位比较光滑，偶见小龛影。

4. 临床评价

X线钡餐检查对于判断病变的有无、病变部位及程度、病变原因很有帮助。一般来说采用双对比造影易于发现早期的细微黏膜管壁，诊断应结合临床病史、内镜活检及实验室检查结果进行综合诊断。

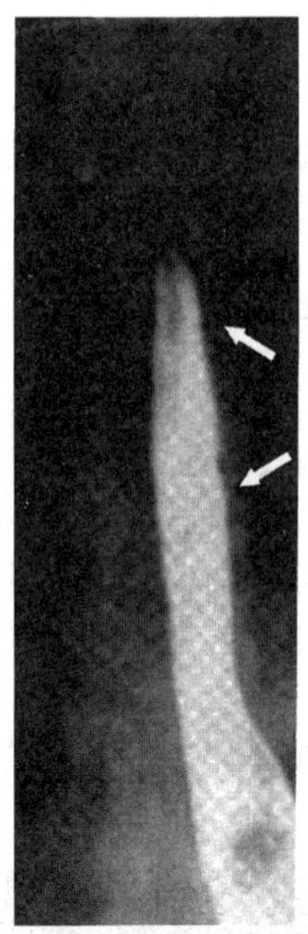

图7–7 腐蚀性食管炎

食管钡餐透视检查示食管上段壁边缘毛糙，患者有误服强碱病史

三、食管瘘

食管瘘按其病因来看，可分先天性和后天性两类，如按瘘管部位与相通的器官不同，又可分为食管–气管瘘、食管–支气管瘘、食管–纵隔瘘及食管–纵隔–肺瘘。

（一）食管–气管或食管–支气管瘘

1. 临床特点

主要症状即进食后呛咳、肺部感染等。

2. X线表现

造影时见造影剂进入气管或支气管，比较容易诊断。但要排除各种因素所造成的造影剂由咽喉部吸入气管内的假象，有怀疑时，应特别注意第1口造影剂通过的情况及瘘管影的显示（图7–8）。

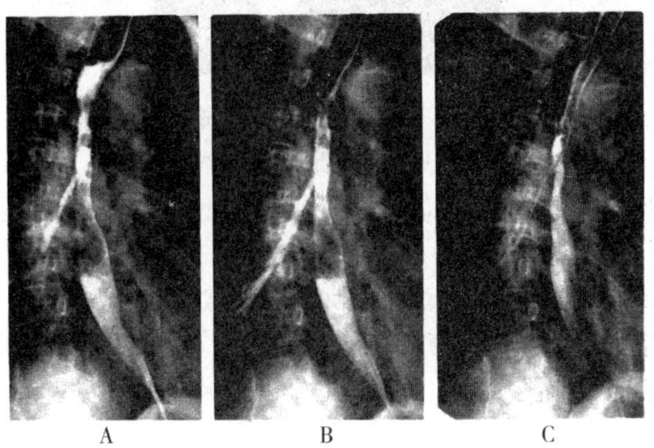

图7–8 食管–气管瘘（食管癌病例）

口服造影剂后见食管中段造影剂外溢，与支气管沟通

（二）食管－纵隔瘘 / 食管－纵隔－肺瘘

1. 临床特点

单纯食管－纵隔瘘少见。主要症状为高热及胸骨后疼痛。

2. X 线表现

X 线下显示纵隔阴影明显增宽，造影时造影剂溢入纵隔内。当纵隔脓肿逐步增大，最后则向肺或支气管穿通，而形成食管－纵隔－肺瘘。这种病大多发生于肺脓肿，必要时进行碘油食管造影，可显示瘘管及造影剂进入肺内，X 线诊断较容易建立。

四、食管重复畸形（先天性食管囊肿）

1. 临床特点

食管重复畸形又称先天性食管囊肿，是较少见的先天性消化道畸形。系胚胎时期原始消化管头端的前肠发育畸形所致，多位于食管中段或下段，呈囊状或管状，可与食管相通，其囊内黏膜多数为胃黏膜，部分为肠黏膜、支气管黏膜组织或食管黏膜，可产生溃疡，可无临床症状。食管重复又称为副食管，较大的副食管可压迫气管引起呼吸困难，压迫食管产生吞咽困难，或副食管内溃疡出血，甚至穿孔等症状。

2. X 线表现

（1）正侧位胸片：可见副食管呈边缘清晰、密度均匀之块影，并压迫纵隔使之移位，或突向邻近肺野的块影（图 7–9）。

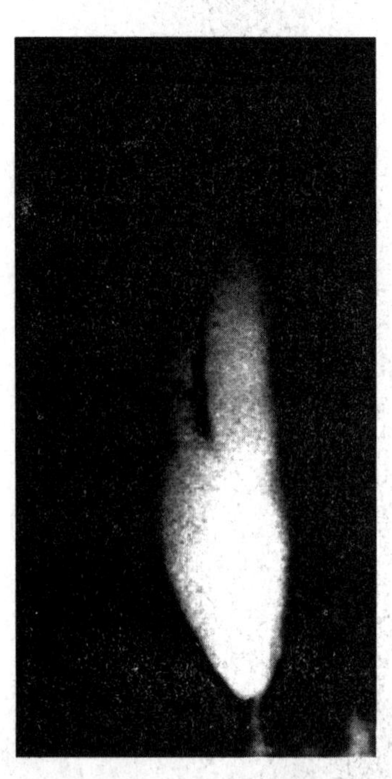

图 7–9　食管重复畸形

食管上段见重复畸形，下段融合扩张

（2）若副食管与食管相通，钡餐造影可显示副食管与食管平行，其远端为盲端，内有黏膜纹。

3. 鉴别诊断

（1）食管憩室：食管壁局限性腔外膨出而呈陷窝或盲袋状，易于鉴别。

（2）缺铁性吞咽困难综合征：有缺铁性贫血表现，内镜检查见咽下部和食管交界处附近有食管黏膜赘片形成，其特征性改变有利于鉴别。

4. 临床评价

食管重复畸形的发生可能与遗传有关。本病变不仅影响食管正常功能，而且易反复损伤继发炎症，旷久可能诱发恶变，故应提醒患者注意饮食方式及自我保护，追踪观察，定期复查，酌情处理。CT 和超声检查有助于本病的诊断和鉴别诊断。

五、食管黏膜下血肿

1. 临床特点

食管黏膜下血肿，主要是由于动物性尖锐骨性异物通过食管生理狭窄时所产生的继发性食管黏膜急性损伤性病变，偶尔也可由于烫伤或进食过快引起。在有血小板减少症、血友病或抗凝药治疗的患者中也可自行出现。主要发生于食管第1、第2生理狭窄处，甚少见。主要症状为突发的胸骨后疼痛、呕血、吞咽痛、吞咽困难。

2. X线表现

食管腔内黏膜层轮廓光滑的圆形或椭圆形充盈缺损，边缘清楚，形态轻度可变；如血肿破裂钡剂渗入血肿内，则形成腔内液－钡平面或腔内囊状钡剂充填影，钡剂渗入少并在立位时表现为腔内液－钡平面；当钡剂渗入多或卧位时表现为腔内囊状钡剂充填影（图7–10）。

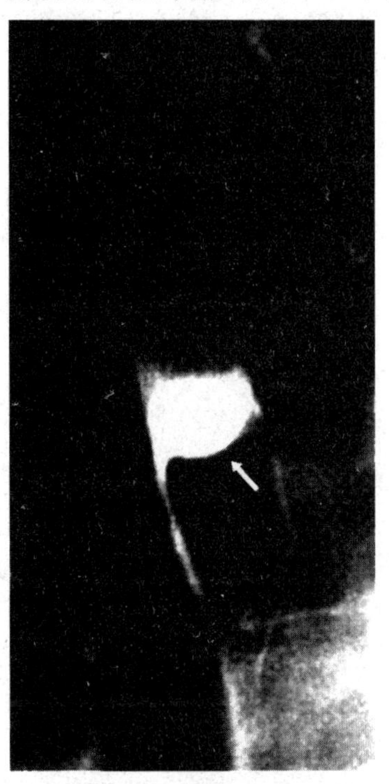

图7–10 食管黏膜下血肿

食管钡棉透视点片示食管腔内椭圆形囊状钡剂充填，边缘清楚（↑）

3. 鉴别诊断

（1）黏膜层良性肿瘤：血肿患者有明确的尖锐异物误吞史，疼痛不适大多较广泛或最痛点与发现病变部位相一致，短期复查血肿消失或明显缩小；良性占位性病变患者无症状或症状轻，短期复查病灶无变化。

（2）食管外压性病变或黏膜下占位性病变：通过切线位显示黏膜下层隆起性病变；血肿临床表现及病史典型，来源于黏膜层隆起性病变。

（3）食管憩室：憩室切线位于腔外，黏膜向内延伸，形态可变性大，钡剂可排空；血肿始终位于腔内，短期复查变小或消失。

（4）食管内气泡：气泡多发、圆形，通过重复服钡，可消失或下移；血肿位置固定且始终存在。

4. 临床评价

食管黏膜下血肿多由细小血管损伤引起，血肿往往较为局限，极少引起大出血。食管黏膜下血肿根据临床表现的特点及X线影像表现，结合短期复查血肿变小或消失等特点，不难做出明确诊断。

第八章

磁共振成像

核磁共振（NMR）成像，现称为磁共振成像（MRI）。磁共振成像（MRI）是利用原子核在高强度磁场内发生共振所产生的信号经图像重建的一种成像技术。

第一节　磁共振设备

一、磁场

（一）磁场的产生

磁场由运动的电荷产生，运动电流与导线长度的乘积即产生一个小的磁场（dB）。导线总长度产生的磁场总和即为总磁场。复杂形状的导线与多个导线会产生相当复杂的磁场。

（二）场强

稳定的外磁场（B_0）是磁共振的基本条件，但究竟采用多大的场强才能产生最好的 MR 图像迄今仍有争议。在一般情况下 FID 的信噪比（SNR）越高 MR 图像质量越好，但有一些因素会影响信噪比的提高。T_1 弛豫时间在一般情况下随着场强的增加而相应延长（从 $B_0^{1/4}$ 至 $B_0^{1/2}$）。在成像过程中信噪比取决于 T_1 与 TR 之比，也就是说 SNR 取决于 90° 脉冲间纵向弛豫量。如果 TR 值固定，T_1 增加会使 SNR 丢失，但这种丢失比场强增加获得的 SNR 增加要小得多。

T_1 值变异引起的对比度噪声比（CNR）更为复杂，因为必须同时考虑两个因素，一是 T_1 改变所致的对比度变化，二是场强增加对 SNR 的作用。因此，CNR 将取决于两种特定组织的 T_1 值相对变化。T_2 弛豫时间与场强的关系不大，无须考虑 T_2 的影响。

在高场强条件下射频脉冲（RF）不均匀比较明显，在观察野会形成不确定的倾斜角，并引起 SNR 丢失。其他一些因素不影响 SNR，但可影响成像质量，也必须予以考虑。①在高场强中化学位移伪影比较明显，在水 / 脂肪交界线上由于两种成分的共振频率不同，会引起一道薄线影；②在高场强中运动伪影加重，其原因尚不清楚；③ RF 储热效应随场强的平方而增加，但与成像质量无关。

二、磁体

（一）磁体的种类

全身 MR 成像所用的磁体分为三种：阻抗型（常导型）、超导型、永磁型。

阻抗型（常导型）磁体由电流产生磁场，导线由铝或铜制成，线圈分为几组，缠绕成圆桶状，它们均有明显的电阻，故为阻抗型电磁体。电阻会消耗电能并使磁体产热。

电能消耗量与场强的平方成正比。场强过高，冷却系统将无法承受。全身阻抗型 MR 扫描仪的场强只能达到 0.02 ~ 0.4T。老式阻抗型 MR 扫描机当场强为 0.15T 时，耗电量为 30KW 量级。新式 0.5T 阻抗型 MR 扫描仪耗电量为 45KW 量级。阻抗型磁体的磁力线与磁体圆桶平行，也就是说与受检患者身体的长轴平行，但也有与之垂直者。

阻抗型磁体的优点是：①空气芯阻抗磁体造价低，工艺不复杂，可现场安装；②磁体重量轻，仅5吨左右；③磁场可关闭，切断电源即可。

阻抗型磁体的缺点为：①耗电量大，0.2T磁体耗电达60KW以上；②产热量大，需大量循环水加以冷却；③场强低，因提高场强冷却系统不能承受；④磁场均匀性受室温的干扰较大。

超导型磁体也由导线的电流产生磁场，它与阻抗型的主要差别在于导线由超导材料制成，后者没有电阻，因而没有电能损耗，从理论上说其电流将长流不息，但实际上电流随着时间延长会有极小量的损耗。为了保持超导状态，导线必须浸泡在液氦中（温度为4.2K）。液氦容器以外包绕着真空层，其外又包绕着液氮（温度为77K）及又一个真空层。液氮的作用是减慢贵重液氦的挥发。这两种冷冻剂的蒸发率与外磁场场强的大小关系不大。液氦与液氮容器称为冷冻剂低温控制器。如果不用液氮制冷，也可换用外屏蔽式机械制冷器，如果屏蔽制冷的温度低于液氮制冷，可使液氦的挥发率进一步降低。超导型磁体可获得较高的磁场强度，全身MR扫描的场强可达2.0T。但与阻抗型磁体相比耗费也相应增加，而且需定时补充挥发的液氦与液氮。所有超导型磁体的磁力线均与孔洞的长轴及患者身体的长轴平行。超导磁体的导线线圈用铌钛合金镀在铜线表面上绕制而成，密封在杜瓦容器内，其外还有一层循环的冷却水。

超导型磁体的优点为：①场强高，试验用MR扫描机已有4.7T的产品，用于人体者多为0.35 ~ 2.0T；②磁场稳定而均匀，不受外界温度的影响，可用于磁共振波谱分析等研究项目，亦可进行磁共振血管造影（MRA）；③磁场亦可关闭，极特殊情况下可使磁体升温，线圈失超，场强下降，但液氦液氮会大量挥发，场强急速下降会使人体产生感应电流，有一定危险性；④磁场强度可以调节，做到一机多用。

超导型磁体的缺点是：①需要昂贵的冷冻剂，尤其是液氦，使日常维持费用增高；②工艺复杂使造价较高。

永磁型磁体由铁磁物质组成，制造时诱发出较强的磁场。全身MR永磁体的场强可达0.3T，其重量甚重，可达100吨。近年改用稀土合金如钐钴与钕铁，产生的场强提高而重量减轻。用钕生产的一台永磁型磁体其稳定场强为0.2T，仅重9 000磅，但造价比铁磁物质昂贵得多。永磁型磁体的磁力线垂直于孔洞与患者的身体长轴。

永久磁体的优点是：①造价与维持费用低，不耗电，不耗冷冻剂；②边缘磁场小，磁铁本身为磁力线提供了反转通路，磁场发射程度小，对周围环境影响小；③磁力线垂直于孔洞，可使用螺线管射频线圈，有助于提高信噪比。

永久磁体的缺点是：①场强低，只能达到0.3 ~ 0.35T；②重量过大；③磁场稳定性较差，要求室温波动 < 1℃，因此均匀性也较差；④磁场不能关闭，一旦有金属吸附其上就会影响磁场均匀度。

（二）磁屏蔽

如果固定磁场的场强足够大，明显影响周围环境，就必须有适当的屏蔽对磁体及磁场加以保护，否则对附近的设备如CT机、X光机、影像增强器、电视监视器、心电图仪、脑电图机均会产生不良作用。还会对带有心脏起搏器及神经刺激器的患者造成危险。另外，较大的铁磁性物体如汽车、钢瓶等从附近经过，也会影响磁体的均匀性，造成MR图像质量下降。一般的磁屏蔽是由大量的铁组成，放在磁体间的墙壁内，或直接安在磁体上面。近年采用超导线圈以抵消磁体远处的磁场。铁本身能像海绵吸水那样吸收磁力线，所以目前仍以廉价的铁制造磁屏蔽。

（三）射频屏蔽

磁共振扫描机使用的射频脉冲可对邻近的精密仪器产生干扰；人体发出的MR信号十分微弱，必须避免外界射频信号的干扰才能获得清晰的图像。因此MR扫描机周围应当安装射频屏蔽。射频屏蔽一般安装在扫描室内，由铜铝合金或不锈钢制成。扫描室四壁、天花板与地板等六个面均需密封，接缝处应当叠压，窗口用金属丝网，接管线的部位使用带有长套管的过滤板，拉门及接缝处均应贴合，整个屏蔽间与建筑物绝缘，只通过一点接地。接地导线的电阻应符合要求。射频屏蔽使外界射频信号如电视、广播、计算机噪声、步话机与汽车发动机等来的干扰波受到阻挡，并接地短路。

（四）匀场线圈

无论何种磁体，在制造过程中都不可能使孔洞内的磁场完全均匀一致。另外，磁体周围环境中的铁磁性物体如钢梁也会进一步降低磁场的均匀性。为了使外磁场趋于均匀，可进行被动调整与主动调整。被动调整是在磁体孔洞内贴补金属小片，主动调整则采用匀场线圈。匀场线圈是带电流的线圈，外形相当复杂，位于磁体孔洞内，产生小的磁场以部分调节外磁场的不均匀性。匀场线圈可为常导型，亦可为超导型，在常导型中电流由匀场电源供应。

MR 成像所需要的磁场均匀度随时间而有些飘移，患者身体也会使其均匀性有些减低，因此匀场线圈的电流应不定期地加以调整。磁共振波谱分析要求的均匀度较高，在实验之前应对感兴趣区的匀场状况加以调节。

一般磁体孔径范围内的磁场均匀度应小于 50ppm，当然 ppm 值越低磁场均匀度越好。匀场线圈既可调整磁场均匀性，又可控制磁场形状。一般在磁体安装完成后即调节均匀度，应使孔洞范围内的均匀度小于 50ppm，受测标本内每立方厘米内的均匀度小于 0.01ppm。

三、磁场梯度

梯度线圈为带电线圈，位于磁体圆桶内部，套在 1 米孔径的低温控制器内，从而使 RF 线圈与患者所能使用的孔洞内径更小。目前设计的梯度线圈有两种，一种产生的梯度与外磁场 B_0 平行，一种产生的梯度与外磁场 B_0 垂直。第二套梯度线圈与 B 相同，其长轴旋转 90°，提供的梯度位于同一层面上，但与外磁场 B_0 平行。梯度典型数值为 1 ~ 10mT/m 量级，即 0.1 ~ 1Gauss/cm。梯度场的目的是提供成像的位置信息。目前设计的特殊磁场梯度有三种，一是层面选择梯度，二是频率编码梯度，三是相位编码梯度。这三种磁场梯度的设计不仅取决于任何一种的物理差异，也取决于采用的特定脉冲序列。三种磁场梯度的任何一种均可用以完成这三项作用。

磁场梯度的方向均按 3 个基本轴线（X、Y、Z 轴）的方向。但联合使用梯度场亦可获得任意斜轴的图像。与匀场线圈不同，磁场梯度可随时开关，在整个脉冲序列中可有不同的幅度。梯度改变的幅度与速率必须精确调节，需在计算机直接控制下供应适当的电流，与多层面常规自旋回波成像相比，多数迅速采集数据的方法均需要梯度场迅速变化。也就是说，对梯度场及其供电系统有很高的技术要求。

与外磁场 B_0 相比，梯度磁场相当微弱，但它却提供了扫描物体的空间分辨力。在 Larmor 方程上，$\omega_0 = B_0$，即质子的共振频率等于其旋磁比与外磁场强度的乘积。外磁场的轻微变化必然使受检组织的共振频率发生相应的变化。在固定的外磁场上附加一个线性的梯度场，就会在受检物体上形成不同共振频率的空间坐标。以 1.0T 的磁场为例，采用两组线圈通以不同方向的电流，在磁体两侧即形成 0.002 5T 的磁场差（梯度），一端为 1.002 5T，另一端为 0.997 5T，中心为 1.0T。位于 1.0T 处氢质子的共振频率为 42.577 1MHz，位于较高场强端氢质子的共振频率为 42.683 5MHz，位于较低场强端者为 42.470 6MHz。选用不同频率的射频脉冲去激励相应位置的氢质子，就可以选择层面。控制梯度场的大小及 RF 脉冲的带宽就可以选择层厚。

在 X、Y、Z 三个方向上施加的梯度磁场可以对冠状、矢状与轴面进行层面选择。三个梯度场中之一作为层面选择梯度，另外两个分别做频率编码与相位编码。例如将 X 方向上的梯度场 Gx 用于层面选择，在施加 RF 脉冲与 Gx 脉冲后 X、Y 层面上的氢质子产生共振。此时立即施加频率编码梯度 GY，沿 Y 辅进行频率编码，由于处在磁场不同位置的质子共振频率不同，从而可以确定它们在 Y 轴上的位置。在 Z 轴方向上进行相位编码，处在较强磁场端的质子进动快，处在较弱磁场端的质子进动慢，根据相位编码可以确定不同进动速度的质子的位置。频率编码与相位编码可对每个体素进行空间定位，而在施加梯度场后每个体素与成像的像素是对应的，它们发出的 MR 信号幅度就是图像上的黑白灰度。

磁场梯度系统是磁共振的核心之一，其性能直接关系到成像质量，下列几点应特别注意。

（1）均匀容积：标准鞍形线圈的容积内仅 60% 能达到磁场均匀度的要求，该容积位于孔洞的中轴区。线圈的均匀容积区越大，成像区的限制越小。

（2）线性：是衡量梯度场平稳度的指标。非线性百分比越高磁场准确性越差，图像边缘区产生的暗影与解剖变异越明显。一般梯度场的非线性不应 > 2%。

（3）梯度场强度与变化幅度：与图像层厚和扫描野有关。梯度场强可变就能选择不同的扫描野，并可选择不同的空间分辨率，还可影响扫描时间。梯度放大器的性能主要取决于梯度场强与变化幅度。梯度场强度一般为 1Guass/1cm。

（4）梯度场启动时间：快速扫描要求从启动至达到额定值的时间越短越好。一般梯度场启动时间为 1ms。

四、射频线圈及其电子学

射频系统用来发射射频脉冲，使磁化的氢质子吸收能量产生共振（激励）；在弛豫过程中氢质子释放能量并发出 MR 信号，后者为检测系统所接受。由此可见，射频系统主要由发射与接收两部分组成，其部件包括发射器、功率放大器、发射线圈、接收线圈及低噪声信号放大器等。

（一）发射器射频脉冲

发射器射频脉冲是诱发磁共振现象的主导因素，它由能产生宽带频率的频率合成器发出，既需要发射波有精确的时相性，又需要复杂而准确的波形，整个过程需要由计算机控制。应当指出的是，它产生的频带围绕着 Larmor 频率左右，并非恰好等于 Larmor 频率。这些发射波由射频（RF）线圈放大并发射出去。发射线圈也可作为接收器，接收进动原子核发出的放射波，当然也可采用第二个线圈担任接收功能。一般发射器的功率为 0.5 ~ 10KW，合格的发射功率应能激励所选层面内的全部质子，以取得最大的信号强度。由于人体外形、重量与组织类型不同，对射频功率的要求也有所不同，因此高场强磁共振机通常需要先测定患者的体重，以供计算机选用不同的发射功率。

每种原子核的共振频率 $\omega_0 = \gamma B_0$（旋磁比 × 外磁场强度），不同原子核的旋磁比不同，在相同外磁场条件下彼此的共振频率必然不同。

（二）全容积线圈

MRI 主要有 2 类线圈，一是全容积线圈，二是局部或表面线圈。全容积线圈激励与接受很大容积组织的信号，如头部线圈与体部线圈。表面线圈仅激励与接受小容积组织内的信号，但信噪比相当高，如眶部线圈、膝关节线圈等。

全容积线圈有 2 种常用的形状，一为螺旋管形，二为马鞍形。近年来又设计出轨迹圆筒形与鸟笼形线圈。在选择线圈时应当记住，线圈产生的发射波的 Bi 成分（射频成分）必须与外磁场 B0 垂直。螺旋形线圈用于外磁场与患者身体长轴垂直的磁体，如永久型磁体。马鞍形线圈用于外磁场与患者身体长轴平行的磁体，如超导型磁体。

（三）正交线圈

正交线圈可产生环状极性发射波。它的两个相等的线圈转动时彼此相差 90°。单一线圈产生的线性发射波与环形极性发射波不同。环形极性线圈有几个优点，一是信噪比增加，二是 RF 产热减少，三是改善了体部 RF 场的均匀性。

（四）表面线圈

局部或表面线圈仅能显示小容积的解剖结构，但信噪比极高，能在较短时间内得到与体部线圈相同的分辨率，或在同样时间内提高局部的分辨率。

为了理解表面线圈的功能，必须首先了解噪声的来源。

在场强 > 0.3T 的磁场中主要来自两方面：①体内电解质的盲目运动；②体内带电荷分子的盲目运动。这些盲目运动在线圈内诱发出电压，叠加在进动原子核诱发的电压（信号）上，即引起所谓噪声。从整个容积中接收信号的线圈，也从该容积中接收噪声，并将后者叠加在 MR 图像上。因此，任何小的感兴趣区都含有整个容积的噪声。如果仅仅接收一个小区域的信号与噪声，信号衰减量仅为该局限区者而非减去整个容积的噪声。

噪声的其他来源还有：①带双极电动量分子的盲目的布朗运动；②线圈本身的电阻。如果采用良好

的线圈这两种噪声与电解质运动产生的噪声相比可以减少到最小限度。

发射/接收线圈与单纯接受线圈所有局部(或表面)线圈不外乎两种类型,一是发射与接收并用的线圈,二是单纯的接收线圈。局部线圈一般均有相对不均匀接收野,但例外者也有。发射,接受线圈还有相对不均匀发射野。因此,仅有一个小区域可发射精确的90° 与180° 脉冲,这就缩小了敏感区。单纯接收线圈与发射的RF偶联。为了提高表面线圈的功能,近来推出了许多种新产品。如果两个表面线圈无相互作用,其信噪比相同,可同时采集成像,那么就能用于检查对称的解剖部位,如双侧颞颌关节、双侧膝关节半月板,这种线圈已经问世。

在选用表面线圈时应尽量贴近感兴趣区,才能提高信噪比,获得高质量的MR局部图像。直径小的线圈比直径大的线圈信噪比高。对距离表面线圈较远的部位,大口径线圈的信噪比略高于小口径线圈。例如检查距离表面仅2 ~ 3cm的颞颌关节,采用5cm口径的表面线圈比采用10cm口径的表面线圈效果好。检查整个膝关节可采用能包裹全膝的小型鸟笼样表面线圈。如果仅检查一侧半月板,应采用小型圈状表面线圈,贴近在半月板表面即可。增大表面线圈的口径并不能改善对深层组织的分辨力,因而限制了表面线圈在内脏的应用。

(五)接收器信号

从接收线圈传到预放大器,旨在增加信号强度,以免后处理过程减弱了信噪比。信号从预放大器传至相位敏感检测器,发生解调作用,从信号中减去接近Larmor频率的无关波形,使信号呈千赫范围,然后经计算机处理并转化为MR图像。

五、计算机及数字处理

计算机系统是仅次于磁体的昂贵部件,性能要求大大高于CT所用的计算机。目前MR扫描机多采用小型计算机,如VAXll/750、Eclips140等型号,内存能力在1兆字节以上。计算机主要外部设备包括:

1. 阵列处理机

用于数据处理及二维傅立叶转换。

2. 磁盘

存储500兆字节以上,数据传输速度为1.2兆字节/秒以上。

3. 磁带机

用于存储图像及原始数据。

4.MR处理器

包括表格存储器、时控板及海量存储器。

5. 图像存储显示器

MR图像与原始数据存在磁盘、软盘与磁带里,通过显示屏可随时显示。

6. 操作台

分主诊断台与卫星诊断台两种,前者控制扫描,后者评价图像,部分功能可在两个诊断台上同时进行。

计算机不能直接运算MR信号,信号必须首先转换成具体的数字,这一任务由模拟,数字转换器(ADC)完成,它采集自旋回波等信号,按具体的间隔,并给予每一个采集间隔以数据。采集的标准时间间隔为5 ~ 20μs。采集一个自旋回波的处理时间,称为采样时间或窗。采样窗的间期(ms)等于采样间隔(ps)× 采集次数(一般为256)。在一定梯度场中,观察野的大小取决于采集间隔期限。在一定的观察野中,空间分辨率取决于窗的长度。如果采集窗长,T_2弛豫作用也影响分辨率。

计算机控制系统称为中心处理单位(CPU)。图像重建在第二个相连的计算机上进行,称为阵列处理机(AP)。它能同时处理大量数据并迅速进行傅立叶转换。计算机运算的最后结果是一个数字阵列,然后按灰阶的数值排列组合成MR图像,并显示在屏幕上。多数MR扫描机在电视屏显像前还对数字资料进行了一定程度的调整,以提高图像的质量。

一旦重建成MR图像,数据即进入磁盘以短期保存。从磁盘中可提取数据进入磁带以长期保存。用数字光盘存储量更大,也更易于提取图像。

第二节　磁共振成像特征

磁共振（MR）图像反映身体特定层面包含的组织特征。图像由像素的阵列组成，每个像素的亮度（信号强度）均与相应体素的组织特征有关。一个层面包含一个阵列的体素。在成像过程中采用三种功能在患者身体内创建一个特殊的层面，同时在该层面内创建具体的一个个体素。在常规MR成像中为达到上述目的采用了三种功能：①选择性激励；②相位编码；③频率编码。在磁场中通过暂时性梯度即可完成这三种成像功能。磁场梯度由三套通电线圈产生，它们位于磁体孔洞的壁内。安装的三个线圈旨在三个垂直方向上产生磁场梯度。在多数成像系统中三个线圈的特殊功能可以随机转换，借以转动成像平面。在了解体素大小与成像质量的关系之后，本节将介绍创建层面与具体体素的过程。

一、成像质量

成像质量即解剖分辨率。成像质量的主要决定因素是每一个组织体素的大小（空间分辨率）。由于每个体素在图像上均由一个像素亮点代表，体素内的所有结构实质上都是叠加在一起的。体素的创建是一个模糊过程，模糊点的数量由体素的大小所决定。模糊减弱了微小结构的对比度与能见度，限制了对紧密毗邻解剖结构的分辨能力。每个具体体素的大小均由三个因素所决定：①视野；②矩阵大小；③层厚。其中任何一个因素均由操作者在扫描中选定。减少体素的大小可改善空间分辨力，但成像质量可受到信噪比（SNR）的限制。

选择适当的成像技术，以最大限度地提高特殊解剖部位的成像质量，必须妥善处理好两个重要成像质量因素的关系，即信噪比与空间分辨率的关系。

二、信噪比（SNR）

MR图像实际上是组织发出的射频（RF）信号地形图。每个像素的亮度与相应组织体素发出的RF信号强度呈正比。遗憾的是，人体也产生散乱的RF发射波，在像素信号强度上造成杂乱的变化，这就是MR图像上见到的噪声。噪声的存在降低了MR图像的质量，减弱了低对比度结构的能见度。

磁共振成像是一个受噪声干扰的过程。噪声直接降低了低对比度物体的能见度，还间接降低了图像的空间分辨率并延长了采集时间。为了获得高于特殊噪声水平的信号强度，必须采用一定的最小的体素，这就限制了空间分辨率，进而限制了细微结构的图像质量。在大多数临床操作中往往采取以下步骤以提高信噪比，即相应增加检测的次数（如激励、采集、数据处理或平均次数），将这些重复的检测加以叠加，并形成单一图像。这些措施势必增加扫描时间。如果没有噪声就可在最短时间内获得高分辨力的MR图像。

图像质量部分是由每个体素信号强度与噪声强度的对比关系决定的。因此，增加信号强度或减弱噪声水平，均可使图像质量得以改善。

1. 体素大小

形成每个像素的RF信号都是由含在相应体素内的组织产生的。因此，信号强度与体素包含的组织容积呈正比关系，采用大的体素会使信噪比提高。遗憾的是，增加体素大小又会降低空间分辨力并限制了图像质量的改善。

2. 重复时间

成像周期的重复时间（TR）是一个决定信号强度的因素。特定组织的信号水平，与每个成像周期之末获得的纵向磁化矢量的再生水平呈正比。每个成像周期之末达到的纵向磁化矢量水平，由TR与组织T_1弛豫时间的对比关系所决定。采用短TR值是基于以下理由：为了获得T_1加权像；减少成像采集时间。当TR值相对短于组织T_1弛豫时间时，信号强度就会明显减弱。但随着TR减少，可在一定扫描时间内进行较多的激励并进行叠加。

3. 回波时间（TE）

长TE值用以产生T_2加权像。TE是横向磁化矢量衰减的时间，在此期间磁化矢量值被转化为RF信号。

增加回波时间（TE）信号强度随之减弱。信号强度由一定组织 TE 与 T_2 值的关系所决定。这种相对关系的意义在于，T_2 加权像往往噪声较多，因为信号强度比较弱。

4. 叠加

通过一系列 RF 信号（检测）的叠加，可以增高信噪比。图像的噪声是指像素强度的散杂变异叠加在组织的信号强度上。在某些像素中噪声会使信号强度增加，而在另一些像素中噪声会使信号强度变弱。因此，如果在一系列图像上每一个像素值都得以叠加，噪声对成像质量的干扰就会减弱。噪声减弱的程度取决于叠加过程中采集的 RF 信号次数，其相互关系如下表（表 8-1）。

表 8-1　减弱噪声的有关因素

检测次数	信号 / 噪声（相对）	采集时间（相对）
1	1	1
2	1.4	2
4	2	4

表 8-1 揭示了信号、噪声与叠加的关系，n 是检测的平均次数，信号增加是 n 的函数，噪声增加是 n/2 的函数，因此，信噪比（SNR）增加乃是 n/2 的函数。在常规 MR 成像中所需要的检测次数在叠加之前就必须确定。需要权衡的是，总采集时间的延长与检测次数呈正比。

5. 场强

磁共振成像采用的场强范围从 0.02 ~ 2.0T。RF 信号强度是受场强影响的参数之一。基本关系为：①信号强度的增加与场强的平方呈正比；②噪声的增加呈线性关系，或与场强的平方根呈正比。在实际应用中还必须考虑其他一些因素。在高场强条件下，组织内 RF 信号的吸收与 RF 噪声水平均比较明显。但在所有成像系统中信噪比与场强之间并无简单的相关性。

6. RF 线圈

RF 线圈的功能之一是从体内采集信号。遗憾的是，RF 线圈对组织产生的电噪声也很敏感。在场强中体内电解质的布朗运动会产生电流，这一产电过程与体温有关，所以通常称为热噪声。这种噪声是杂乱无章的，其频率的带宽甚大，又称为统计学噪声。噪声的数量与 RF 线圈包含的组织容积有关。

线圈的敏感容积取决于线圈的大小与形状。体线圈的敏感容积最大，采集的噪声也较多，因此其信噪比低于头部线圈与表面线圈。表面线圈的信噪比比较高，因为它紧贴组织体素，而后者是 MR 信号的发源地。表面线圈虽能增加信噪比，但却减低了敏感容积内的均匀性，二者的利弊需加以权衡。

三、空间分辨率

（一）层面选择

每个 MR 成像平面都代表一层组织，其部位、方向与层厚可由操作者决定。

直线包括的空间代表场强，沿 Z 平面呈线性变化是施加了梯度磁场（Gz）选定。为了选定包括在层厚内的特殊组织，目前常用两种方法。最常见的成像方法是采用选择性激励，在信号采集过程中形成层面，这种方法通常称为二维（2-D）成像。所谓的三维（3-D）或容积成像是另一种方法，其层面是在图像重建过程中形成的。

在常规二维成像中，将磁激励局限于一定层厚的组织内，从而产生一个 MR 层面。每当对患者施加激励（RF）脉冲时，在磁场中都加用一个梯度，即可完成层面选择。

在一定频率条件下的核磁共振与磁场强度呈正比。氢质子的共振频率为 42MHz/T。如果在一个大的体层内磁场均匀一致，所有氢质子的共振频率则相同，并同时受到 RF 脉冲的激励。如果存在梯度磁场其共振频率就会随部位而改变。因为 RF 脉冲包含的频率范围有一定限度，它只能激励位于较薄层厚内的氢质子。换句话说，只有选定层厚内的氢质子才能接受 RF 脉冲的激励并发射 MR 信号。

改变 RF 脉冲的频率，就会改变选择层面的部位。改变 RF 脉冲的频率范围或梯度场强，就可改变层厚。

（二）平面内分辨率

层厚内所有体素的 RF 信号都是同时发射的，并由 RF 线圈采集。平面内分辨率是成像层面内所有体素 RF 成分的总和集成一种复合信号。因此，必须对来自每一个具体体素的信号进行编码，才能在图像重建过程中加以分辨。有 2 种不同的空间编码方法，一是相位编码，二是频率编码，可用以创建二维 MR 图像。

当组织体素在主磁场 B0 的横断方向上被磁化之后，就会产生 RF 信号。每个体素内的横向磁化矢量可看成一个小的自旋磁体。自旋磁体的作用像一个简单的发电机，在 RF 接受线圈内会诱发出信号电压。信号频率取决于转动速度。磁向量的转动速度与 Larmor 共振频率相同，并与磁场强度呈正比。

梯度磁场（Gx）中产生频率编码体素处在梯度磁场（Gx）中，因二者磁场强度不同，磁化矢量转动的速率也不同。当体素位于不同的场强条件下，它们发射的 RF 信号有所不同。体素发出的信号可能频率相同，但彼此的相位不同。当磁化矢量转动速度相同，但方向不同时即发生相位偏移。通过短时性磁场增大可使一个体素的磁化矢量比另一个超前。频率编码与相位编码均由磁场梯度产生。

1. 相位编码

相位编码用以分开一个方向上的体素，这是在磁场中施加梯度完成的。一个小的组织体素矩阵（44），横向上的磁化以向量形式表示，假设每个体素的磁场强度相同，磁向量以相同的速率（频率）转动，开始时方向相同，称为同位相，在此情况下所有的体素产生一致的 RF 信号。当施加梯度后，磁场强度在垂直方向上增加，顶排的体素位于较高的磁场中，底排的体素位于较低的磁场中，因此顶排的磁化矢量转动得比较快，底排者则转动得比较慢，从而使磁化矢量失去相位一致性，其相位的改变取决于体素在垂直方向上的位置。当梯度场停止时，所有体素重新处在相同的磁场中，磁化矢量又以相同的速率转动，但梯度场诱发的相位偏移依然存在。此时所有体素将以相同的频率发射信号，但每一横排发出的信号之间相位不一致。

操作人员可选取特定方向进行相位编码，但需注意两个问题，一是运动诱发的伪影，二是图像叠加。运动伪影总发生在相位编码方向，因此在特定方向上使伪影方向化，可使感兴趣区的噪声干扰大为减少。

在每个成像周期内都短暂性施加一次相位编码梯度。梯度场强从一个周期到另一个周期略有变化，只有这样才能产生足够的信号数据以重建图像。如果成像矩阵含有 128 排（Y 行），那么成像周期就必须多次重复，从一个周期到下一个周期相位编码梯度磁场的场强至少需要改变 128 次。如果矩阵中有 128 排，成像周期必须重复 n^{128} 次，因为 n 次激励的叠加需每观察一次而采集 n 次数据。

检查时间与沿相位编码方向（Y）的空间分辨力呈正比关系，因为 n 排的分辨力需要 n 个成像周期（TR）。用多次数据采集以改善图像的信噪比也需要延长检查时间。一般 MR 成像需要 128 个相位编码线，沿每条线需要 256 个频率编码点。

2. 频率编码

频率编码用以在其他方向上分辨组织体素的 MR 信号，当体素内产生 RF 信号时施加另一个磁场梯度即可完成频率编码。在梯度存在的条件下每个长柱（4 个格）内的磁化矢量与邻近长柱相比将以略有差异的速率转动，产生的 RF 信号其频率也将略有差异。在每个成像周期内的特定时间施加频率编码梯度，但不像相位编码梯度一样，频率编码梯度的场强从一个周期到下一个周期并无改变。

复合信号接收线圈采集的 RF 信号是每个组织体素的复合信号。特定体素产生的信号成分与所有其他信号成分略有差异。在垂直方向上存在相位差异，在水平方向上存在频率差异。在图像重建过程中将复合信号分解为具体的体素成分。

（三）成像周期

在每个成像周期（TR）内，都有一系列具体功能活动，其中包括：①对人体施加 RF 脉冲；②启动与关闭磁场梯度；③检测组织中氢质子发出的 RF 信号。其中多数功能活动与成像的空间特性有关。

在常规二维多层面成像中，每当对人体施加 RF 脉冲时都要启动层面选择梯度，旨在将脉冲的作用如磁反转、激励与回波形成等局限在选定层厚的组织内。在成像周期内 RF 脉冲担负着几种特殊功能。90° 脉冲将纵向磁化矢量转化为横向磁化矢量，这个过程称为在激励脉冲之后即短时性启动相位编码梯

度。该梯度的场强（幅度）在每个成像周期中都略有变化。

成像周期内的一系列梯度层面选择梯度，在每次 RF 发射时都必须施加，相位编码梯度为 180° RF 脉冲，频率编码梯度时间恒定，但在空间上呈线性变化激励。180° 脉冲用以在 IR 序列中反转纵向磁化矢量，并激发自旋回波信号。当磁场梯度存在时若施加上述 RF 脉冲，其特殊功能将局限在选定层厚包含的组织内。

频率编码梯度旨在辅助产生回波信号。每个成像周期都产生一个复合信号，其信号成分来自每个具体的体素。虽然具体的信号成分是相位编码与频率编码的，但对一个复合信号来说不可能分辨出具体的体素成分。通过重复成像周期，才能获取一系列复合信号。成像周期的最小数等于重建的体素列数。

四、图像重建

重建是 MR 成像的第二个重要阶段，它是一个数学运算过程，将采集阶段获得的复合信号转换成图像。图像重建由阵列处理机或计算机完成。有几种方法可用以重建 MR 图像，二维傅立叶转换是最常用的方法。傅立叶转换的主要功能是将信号从时间域值转换成频率域值。

（一）中间图像

多数医用 MR 扫描仪实际上产生几个中间图像。这些中间图像既可用于显示与观察，也可用于运算其他图像。

产生不同图像类型的主要原因是具体体素的横向磁化矢量在发射自旋回波之前不能总是保持位相一致。促使体素失相有几种因素。运动是导致失相最重要的原因，尤其是在施加梯度磁场的情况下。当检测回波信号时，如果体素的磁化矢量相位不一致，复合信号将会减弱。常用的校正方法是检测两个不同的信号成分。这两种成分代表着信号与参照信号的相位特征。其中实际有意义的成分是与参照信号相位真正相同的信号部分。所谓成像成分是相位偏离参照系统 90° 的信号部分。实际成分与成像成分后来被用于组建成一对图像：一是标准模拟或容积图像，（用于常规自旋回波图像显示）；二是相位图像（用于显示血流、磁化率或其他相位依赖性信息）。

（二）实际图像

实际图像是通过重建过程直接形成的。如果没有相位偏移，实际图像即代表着每个体素磁化矢量的真实特征。如果存在相位偏移，实际图像仅代表仍与参照信号同相的磁化矢量成分。实际图像常用于显示反转回复（IR）序列的图像。在反转回复过程中，纵向磁化矢量首先反转成负值，衰减到零，然后在正向上再生。重建方法通常可以选择，它产生的信号与磁化矢量的大小呈正比（无论其方向如何）。

（三）成像图像

成像是指一个图像的数学特征，并非其存在状态。它代表的组织磁化矢量成分偏离实际成分与参照信号 90° （1/4 周）。成像图像不用于观察，仅能输入计算机以形成其他类型的图像。

（四）模拟图像

模拟图像是从实际图像与成像图像由计算机重建而成的。它代表每个体素的真实磁化矢量水平。模拟图像用以显示自旋回波图像。

（五）相位图像

在相位图像中像素的亮度与相应体素中发生的相位偏移数有关。相位图像可用以观察流动的血液，因为运动是产生相位偏移的重要因素。

五、三维容积成像

三维成像又称容积成像，采用这种方法时每次 RF 脉冲将激励组织的全容积，而不是单纯激励一个层厚。施加脉冲时没有层面选择梯度，因此，容积内的所有组织如头、腹等器官均变为相同的共振频率。

在相位重建时组织容积被分成一个个层厚，因此，在采集相位与空间信息时必须在层面选择方向对 RF 信号进行编码。采用相位编码可以达到这一目的。在三维成像中将一个相位编码梯度用在层面方向上。

256×256 矩阵至少需要 256 个成像周期，在容积成像中还要乘以所需要的层数。

容积成像很耗费时间，它需要较长的采集时间，因为成像周期的数目甚大。另外，图像重建过程也相当长，因为还需要附加其他数据。

与二维层面成像相比，三维容积成像的优点是能重建较薄的连续性层面，从而提高信噪比。

六、多层面成像

在多层面成像中需要同时显示不同的解剖层面。在每个成像周期中每一个层面均被依次激励。第一个 RF 脉冲从第一层组织中激励并读出，其他层面依次类推。多层面成像不增加采集时间。

一定脉冲序列能够获得的最多层面数受到 TR 与 TE 的限制：

$$\text{最大层面数：}=\frac{TR}{TE+\text{常数}}$$

常数 12ms 随不同的成像系统而变化。从以上等式中可以看出，TR 延长或 TE 缩短均可增加成像层数。以上等式很有实用价值，例如，一般患者的肝脏从上界至下界平均 15cm，选用 SE500/30 序列，最多能扫描 11 层，需 1.5cm 层厚才能一次检查（包括全肝）。采用 T_2 加权像时 TR 值较长，可获得较多的层面，但 TE 值不宜超过 180ms。

七、层面外形

多数磁共振成像方法均不能产生边缘清晰锐利的层面。在二维层面成像中局限于一层内的组织才能对 RF 脉冲起反应。但实际上预定层厚外的组织也会对 RF 脉冲起反应。典型高斯形层面与理想长方形层面之间的差异取决于几个因素，包括磁场梯度的均匀性、RF 脉冲的特殊形状及层厚等。

预定层厚之外的组织也会受到 RF 脉冲的激励，势必引起 2 种不良作用：

（1）减低空间分辨力，因为选定层厚外的组织也有信号强度。换句话说，实际有效的受激励的层厚往往大于选定的层厚，在单层与多层成像方式中均存在这个问题。

（2）另一种不良作用见于多层面成像中，如果层面紧密相连，实际层厚的外形必然相互重叠，激励脉冲施加到一个层，层厚成像无锐利边缘厚内，在邻近层厚内也会引起一些组织的激励。如果邻近层厚内的组织尚未从这次激励中完全恢复，信号强度就会减弱，所以必须设法阻止这种情况。在实际工作中常在层厚之间留下一定的间隔。间隔的宽度由操作者选定。间隔宽度与层厚之间的关系用层面因数来表示。

第九章

神经系统疾病磁共振诊断

第一节　头颅检查方法与颅脑正常解剖

一、头颅检查方法

1. 线圈的选择及体位

选用头颅专用线圈。采用标准头部成像体位，受检者仰卧于检查床上，头先进，双手置于身体两侧，头置于头托架上，肩部必须靠近线圈，两眼连线位于线圈横轴中心，对准“十”定位灯的横向连线，头颅正中矢状面尽可能与线圈纵轴保持一致并垂直于床面，对准“十”定位灯的纵向连线，尽可能保证患者左右对称。

2. 颅脑常规扫描方位

（1）横断面（轴位）扫描：以矢状面和冠状面定位像做参考，设定横断面的具体扫描平面。在冠状面定位像上，使横断面层面平行于两侧颞叶底部连线，以保证图像左右侧的对称性；在矢状面定位像上，标准横断面的扫描平面应该平行于胼胝体膝部下缘和压部下缘的连线，或平行于前联合和后联合的连线。扫描范围从脑顶部至颅底，以左右方向作为相位编码方向。FOV 一般为 22 ~ 24cm，层厚 5 ~ 6mm，层间距 1 ~ 2mm。

（2）矢状面扫描：以冠状面和横断面定位像做参考，设定矢状面成像位置。在冠状面定位像上使成像层面与大脑镰及脑干平行，在横断面定位像上使其与大脑纵裂平行。扫描范围根据头颅左右径和病变的大小设定，以前后方向作为相位编码方向。FOV 一般为 22 ~ 24cm，层厚 4 ~ 5mm，层间距 0 ~ 2mm。

（3）冠状面扫描：以矢状面和横断面定位像做参考，设定冠状面成像位置。在横断面定位像上使其与大脑纵裂垂直，在矢状面定位像上使其成像层面与脑干平行。扫描范围根据患者头颅前后径和病变大小设定，以左右方向作为相位编码方向。FOV 一般为 22 ~ 24cm，层厚 4 ~ 6mm，层间距 0 ~ 2mm。

3. 颅脑扫描常用的序列

（1）2D SE T_1WI 或 IR-FSE T_1WI（T_1-FLAIR）是基本扫描序列，其信噪比好，灰白质对比度佳，伪影少，能很好地显示解剖结构，同时也是增强扫描的常规序列。SE T_1WI 序列的 TR 一般为 300 ~ 600ms，TE 小于 30ms，矩阵 256×256 或 320×256，NEX = 2。

（2）2D FSE（TSE）T_1WI 也是基本扫描序列，扫描速度相对较快，对含水组织敏感，病变显示较好。TR 一般为 3 000 ~ 4 000ms，TE 为 85 ~ 110ms，矩阵 512×320 或 320×256，NEX = 2，ETL = 12 ~ 24。

（3）FLAIR（T_2-FLAIR）序列是在 T_1WI 基础上，加了反转时间，选用长 TI 抑制脑脊液信号，避免邻近脑室或蛛网膜下隙的病灶在 T_2WI 上被高信号的脑脊液所遮盖。TR 一般为 8 000ms 以上，TE 为 120ms，TI 为 1 500 ~ 2 500ms，矩阵 256×192 或 320×256，NEX = 2。

（4）DWI 是检测水分子的热运动，反映水分子扩散的受限程度。TR 为 3 000 ~ 4 000ms，TE 为 75 ~ 100ms，b 值一般取 1 000，矩阵为 128×128 或 160×160，层厚 6ms，无间隔，NEX = 1。

（5）SWI 是磁敏感加权成像序列，是利用不同组织间的磁敏感性差异提供对比增强机制的新技术。它是由强度和相位两套图像信息组成，是一种 3D 薄层重建、具有完全流动补偿的梯度回波序列。SWI 图像可以清楚地显示静脉血管、微出血以及铁沉积。TR 为 40 ～ 50ms，TE 为 23 ～ 40ms，矩阵 118×256 或 512×512。

二、正常颅脑解剖

1. 颅骨

颅骨由顶骨、颞骨各两块和额骨、枕骨、蝶骨、筛骨各一块组成。额骨与顶骨连接形成冠状缝，两侧顶骨连接形成矢状缝，顶枕骨连接形成人字缝。

颅骨底部借软骨或骨直接相连，自前向后分为前、中、后颅窝，其中有许多骨孔和裂隙，供血管和神经出入。

前颅窝：由额骨眶板、筛板、蝶骨小翼和蝶骨体前部构成，容纳额叶。

中颅窝：前界是蝶骨嵴，为前颅窝的后界，后界为颞骨岩部骨嵴和蝶鞍背，中颅窝容纳颞叶。窝的中央部为蝶骨体，正中部为蝶鞍，凹陷形成垂体窝容纳垂体腺。

后颅窝：前面中央部为鞍背和斜坡，外侧部为岩骨后面，后颅窝容纳小脑半球及脑干。

2. 脑

脑由大脑、间脑、小脑、中脑、脑桥和延髓组成。通常把中脑、脑桥和延髓称为脑干。

（1）大脑：大脑由中线的半球间裂分为左右大脑半球，中间由胼胝体相连，后下方由小脑幕分隔小脑。大脑半球由脑沟、裂将皮质分成额叶、颞叶、顶叶、枕叶和岛叶。

①额叶：位于大脑半球前上部，内侧以大脑纵裂与对侧分开，后方由中央沟与顶叶分开，外下方经外侧裂与颞叶分开。

②颞叶：前方由外侧裂与额叶分开，后方借顶枕裂和枕前切迹的连线与枕叶分开。

③顶叶：前方由中央沟与额叶分开，下方与颞叶的分界线为外侧裂，与枕叶的分界线为顶枕沟。

④枕叶：经顶枕沟与顶叶分开，与颞叶的分界为顶枕裂与枕前切迹的连线。

⑤岛叶：位于外侧裂的深部，四周有环形沟。

每个半球表面有一层灰质叫大脑皮质，皮质下为白质，称为髓质。髓质中埋藏一些灰质核团叫基底神经节，包括尾状核、豆状核、屏状核和杏仁核。大脑皮质与下部结构间脑、基底节、脑干、脊髓的连接纤维称为投射纤维，包括内囊（前肢、后肢、膝部）、穹窿、外囊和最外囊。

（2）间脑：间脑连接大脑半球和中脑，被两侧大脑半球所掩盖，包括丘脑、后丘脑、上丘脑、底丘脑和下丘脑五部分。丘脑是各种感觉体传向大脑皮质的中间站，下丘脑是皮质下自主神经中枢。

（3）脑干：脑干从上往下由中脑、脑桥和延髓三部分组成。上接间脑，向下经过枕骨大孔与脊髓相连，脑干从上向下依次与第 3 ～ 12 对脑神经相连，大脑皮质、小脑、脊髓之间通过脑干进行联系，此外，脑干中还有许多重要的神经中枢。

（4）小脑：小脑位于后颅窝，借小脑幕与枕叶相隔。小脑中间缩窄部为蚓部，两侧膨隆部为小脑半球。小脑表面为灰质，内部为白质。小脑的主要功能是维持身体平衡、保持和调节肌张力以及调整肌肉的协调运动。

3. 脑的被膜

脑的外面自内向外有软脑膜、蛛网膜和硬脑膜三层被膜包裹。

（1）软脑膜：紧贴在脑回表面并深入脑的沟裂内。软脑膜血管丰富，并突入脑室形成脉络丛，产生脑脊液。

（2）蛛网膜：为透明的薄膜，蛛网膜与软脑膜之间的间隙称为蛛网膜下隙，其内充满脑脊液。

（3）硬脑膜：为一厚而坚韧的结缔组织膜，在一定部位向内折叠深入脑的裂隙内，形成大脑镰、小脑幕、鞍隔等结构。

 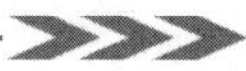

4. 脑室系统

脑室系统包括左右侧脑室、第三脑室、中脑导水管和第四脑室。其内充满脑脊液。

（1）侧脑室：位于大脑半球白质内，左右各一，借室间孔与第三脑室相通，分前角（额角）、体部、三角部（体部、后角及下角的交界区）、下角（颞角）和后角（枕角）五部分。

（2）第三脑室：位于两侧间脑之间的纵行裂隙，宽约 0.5cm，上经两侧室间孔通向侧脑室，下接中脑导水管。

（3）第四脑室：位于脑桥、延髓与小脑之间，居中轴位上，上接中脑导水管，下续延髓中央管：第四脑室借一个正中孔和两个外侧孔和蛛网膜下隙相通。

第五脑室位于两侧透明隔之间的裂隙，又称透明隔间腔。第六脑室位于第五脑室后上方，又称 Verga 氏腔，为穹窿间腔。第五和第六脑室均属解剖变异。

5. 脑的血供

（1）大脑前动脉：供应大脑半球的额叶、顶叶近中线内侧面 1.5cm 的范围。其分支前穿质动脉，供应尾状核头、壳核和内囊前肢。Heubner 供应丘脑下部的血液。

（2）大脑中动脉：皮质支供应额叶、顶叶、颞叶的外表面大部分，中央支供应尾状核和壳核的一部分、苍白球外侧部、内囊前肢和后肢，称豆纹动脉。

（3）大脑后动脉：主要供应枕叶和颞叶的底面，中央支供应丘脑下部、后部等部分间脑。

（4）基底动脉：两侧椎动脉汇合成基底动脉。基底动脉在脚间池分成左右大脑后动脉。基底动脉分出成对的脑桥支、内听道支、小脑前支和小脑上支。小脑后支来自椎动脉。

第二节　颅脑病变的定位诊断

颅脑疾病的诊断包括定位和定性诊断。不同部位的颅脑病变造成相应部位的功能改变，功能与解剖结构有一定的对应关系。通过特定的功能损害与解剖部位在空间上的对应关系和在时间上的演变过程，结合其他临床表现逆推病变侵害的部位和扩展的范围，是定位诊断的主要内容。

一、额叶病变

额叶的主要功能是控制随意运动、语言、情感和智能，并与内脏活动和共济运动有关。

1. 额叶前部

病变表现为精神、情感、人格、行为和智能障碍。

2. 额叶后部（中央前回）

刺激症状为癫痫发作，破坏性病变引起对侧偏瘫。

3. 额叶底部

刺激症状为呼吸间歇、血压升高等自主功能障碍，破坏性病变造成精神障碍、愤怒或木僵。

4. 说话中枢（额下回后部）

病变表现为运动性失语；书写中枢（额中回后部）病变表现为失写症；眼球凝视中枢（额中回后部、书写中枢前）的刺激性病变引起双眼向健侧的同向凝视，破坏性病变引起双眼向病侧的同向凝视；排尿中枢（额中回）受损表现为尿失禁。

5. 严重额叶损害

严重损害除痴呆外，可影响基底节和小脑引起假性帕金森病和假性小脑体征等。

二、颞叶病变

颞叶的主要功能是听觉功能。

1. 颞横回

刺激性病变表现为耳鸣和幻听，破坏性病变为听力减退和声音定位障碍。

2. 颞上回

前部病变引起乐感丧失，颞上回后部（听话中枢）病变引起感觉性失语。

3. 颞中回和颞下回

病变表现为对侧躯干性共济障碍，深部病变合并同向上 1/4 象限视野缺损。

4. 颞叶内侧

病变表现为颞叶癫痫、钩回发作，破坏性病变表现为记忆障碍。

5. 颞叶广泛损害

表现为人格、行为、情绪及意识的改变，记忆障碍，呈逆向性遗忘及复合性幻觉幻视。

三、顶叶病变

顶叶的功能与邻近结构有重叠。

（1）顶叶前部（中央后回）：刺激性症状为对侧局限性感觉性癫痫和感觉异常，破坏性病变引起对侧半身的偏身感觉障碍。

（2）缘上回和角回连同颞叶的上部与语言有关。

（3）顶上小叶：皮质觉如实体觉，两点辨别觉和立体觉丧失。

（4）下小叶（主侧）：失用、失写、失读等。

四、枕叶病变

枕叶的主要功能是视觉功能。

（1）视幻觉如无定形的闪光或色彩常提示枕叶病变。

（2）破坏性病变表现为同向偏盲，伴有“黄斑回避”（即两侧黄斑的中心视野保留）。

（3）双枕叶视皮质受损引起皮质盲，失明，但瞳孔对光反应存在。

（4）梭回后部病变引起精神性视觉障碍，表现为视物变形或失认，患者失明但自己否认（Anton 氏征）。

五、胼胝体病变

胼胝体为连接两侧大脑半球新皮质的纤维，它自前向后依次为胼胝体膝部、体部和压部。

（1）膝部：上肢失用症。

（2）体部：前 1/3 病变表现为失语、面肌麻痹，中 1/3 损害表现为半身失用、假性延髓性麻痹。

（3）压部：下肢失用和同向偏盲。

（4）胼胝体广泛性损害造成精神淡漠、嗜睡无欲、记忆障碍等症状。

六、半卵圆中心病变

半卵圆中心指大脑皮质与基底节、内囊之间的大块白质纤维。

1. 前部

对侧肢体单瘫和运动性失语。

2. 中部

对侧皮质感觉障碍，远端重于近端。

3. 后部

对侧同向偏盲和听力障碍。

七、基底节和内囊病变

基底节是大脑皮质下的一组神经细胞核团，包括豆状核（包括苍白球和壳核）、尾状核、屏状核、杏仁核。内囊位于豆状核、尾状核和丘脑之间，是大脑皮质与下级中枢之间联系的重要神经束的必经之路。内囊可分三部分，额部称前肢，介于豆状核和尾状核之间；枕部称后肢，介于丘脑和豆状核之间；两部分的汇合部为膝部。

1. 纹状体（包括豆状核和尾状核）

手足徐动症（舞蹈病）、静止性震颤。

2. 内囊

（1）前肢有额桥束通过，受损时表现为双侧额叶性共济失调。

（2）膝部有皮质脑干束通过，受损时出现对侧中枢性面舌瘫。

（3）后肢由前向后依次为皮质脊髓束、丘脑皮质束、视放射和听放射纤维等结构。受损时分别引起对侧肢体偏瘫、对侧半身深浅感觉障碍、偏盲和听觉障碍。

八、间脑病变

间脑位于中脑的上方。从功能和发生上分为丘脑部、丘脑底部和丘脑下部。丘脑部又分为丘脑、丘脑上部和丘脑后部。丘脑为感觉的皮质下中枢，丘脑上部与生物昼夜节律调节有关，丘脑下部与内脏和代谢活动有关。

1. 丘脑部

（1）丘脑上部：病变累及松果体出现性早熟及尿崩。常见于松果体区肿瘤。

（2）丘脑后部：累及外侧膝状体出现对侧同向偏盲，累及内侧膝状体出现听力减退。

（3）丘脑：刺激性症状引起对侧半身丘脑痛，破坏性症状为对侧半身深浅感觉障碍，还可引起共济失调、舞蹈病、多动症和丘脑手等。

2. 丘脑底部

累及 Luys 体导致对侧投掷症。

3. 丘脑下部

主要表现为内分泌和代谢障碍及自主神经功能紊乱。

4. 与丘脑和丘脑下部相关的综合征

（1）无动无语缄默症：丘脑下部网状结构受损。

（2）间脑癫痫：脑外伤、第三脑室肿瘤和丘脑肿瘤均可引起，表现为自主神经系统异常症状，如面部潮红、大汗淋漓等。

九、脑干病变

脑干从上向下分为中脑、脑桥和延髓三部分。司运动的各神经核团位于脑干的前内，司感觉的各神经核团位居后外。脑干神经核团按功能排列，从内向外依次是躯体运动、内脏运动、内脏感觉和躯体感觉。许多非常重要的生命中枢（心血管中枢、呼吸中枢等）均位于脑干。

1. 中脑

（1）中脑腹侧部：Weber 氏综合征表现为同侧动眼神经或神经核损伤造成眼肌麻痹，加上同侧大脑脚受累造成对侧偏瘫。

（2）中脑被盖部：Benedikt 综合征表现为同侧动眼神经和同侧红核受损造成同侧眼肌麻痹加上对侧肢体多动，如舞蹈症、震颤及手足徐动症。

（3）四叠体上丘：Parinaud 综合征表现为眼球共轭运动受损，不能向上凝视。见于松果体区病变。

（4）中脑广泛病变表现为昏迷、去大脑僵直、四肢瘫。

2. 脑桥

（1）脑桥下部腹侧部：FoVille 氏综合征表现为同侧眼球凝视麻痹或伴面神经或展神经麻痹加对侧偏

瘫；Millard-Gubler 综合征表现为同侧展神经和 / 或面神经麻痹加对侧肢体偏瘫。

（2）脑桥下段：Raymond-Cestan 综合征（桥盖综合征）表现为同侧小脑共济失调和对侧半身感觉障碍。

（3）脑桥外侧部：桥小脑角综合征最初表现为第Ⅷ脑神经受累，随之第Ⅴ、Ⅵ、Ⅶ、Ⅸ、Ⅹ、Ⅺ、Ⅻ脑神经也相继受累，多见于听神经瘤、胆脂瘤。

（4）脑桥广泛病变表现为昏迷、双侧瞳孔缩小如针尖、四肢瘫。

3. 延髓

（1）延髓上段腹侧部：舌下神经交叉瘫。

（2）延髓上段背外侧部：延髓背侧综合征（Wallenberg 综合征）表现为交叉性感觉障碍和同侧小脑性共济失调、同侧延髓性麻痹、同侧霍纳氏征（Horner 征）和眩晕、眼球震颤。

（3）延髓上段中央部：此部位损害取决于受损脑神经核，可引起橄榄体前综合征（Jackson 综合征），表现为同侧舌瘫和对侧偏瘫。

（4）延髓广泛损害多表现为急性延髓性麻痹和呼吸循环衰竭而死亡。

十、颅底病变

1. 前颅窝

福 – 肯综合征（Forster–Kennedy 综合征）表现为同侧视神经萎缩，对侧视神经盘水肿伴同侧嗅觉丧失。多见于局限于一侧的嗅沟脑膜瘤。

2. 中颅窝

（1）视交叉综合征：双颞侧偏盲伴垂体内分泌紊乱，同时可伴有视神经萎缩和蝶鞍的改变。为垂体腺瘤向鞍上生长的典型临床症状。

（2）眶上裂和眶尖病变：许多眶后部及视神经孔肿瘤均可引起明确的综合征。

①眶尖综合征（Rollel 综合征）：第Ⅲ、Ⅳ、Ⅴ脑神经的 1、2 支和第Ⅵ脑神经受累，表现为视神经萎缩或水肿，上睑下垂，眼球固定，角膜反射消失，眼神经和上颌神经分布区感觉障碍。

②眶上裂综合征（Rochon–Duvigneaud 综合征）：除无视神经变化外，余同上。

（3）海绵窦综合征：病变累及第Ⅲ、Ⅳ、Ⅴ、Ⅵ脑神经，眼球固定，瞳孔散大，角膜反射减弱，可合并突眼及眼静脉回流障碍。海绵窦区病变常因血栓性静脉炎、动脉瘤和鞍内肿瘤累及海绵窦引起。

（4）岩部病变。

①岩尖综合征（Gradenigo 综合征）：同侧三叉神经受累致面部疼痛或麻木，外展神经受累致眼球内斜、复视。岩尖病变常因乳突炎症的扩散和鼻咽部或鼻窦的恶性肿瘤沿颅底裂隙侵蚀。

②三叉神经旁综合征（Raeder 综合征）：病变位于岩骨前段三叉神经半月节附近，三叉神经受累致面部疼痛，颈动脉交感丛受累致同侧 Horner 征。

③蝶 – 岩综合征（Jacob 综合征）：蝶岩交界处病变引起第Ⅲ、Ⅳ、Ⅴ、Ⅵ脑神经麻痹，表现为同侧眼肌麻痹和三叉神经感觉障碍，如累及视神经造成视力障碍。

3. 后颅窝

（1）内耳道综合征：病变起自内耳道，同侧面神经外周性瘫痪，同侧位听神经受累引起耳鸣、耳聋、眼球震颤和平衡障碍。

（2）桥小脑角病变：桥小脑角（小脑 – 脑桥池）是指小脑和脑桥的外侧和岩骨嵴内 1/3 之间的三角形空间。其腹侧上有三叉神经从脑桥到岩尖，腹侧下是舌咽神经，外展神经在三角的内侧缘，面神经和位听神经横过此三角走向内耳门。此区域病变常引起相应的脑神经的受累表现，常见于听神经瘤、脑膜瘤等。

（3）颈静脉孔综合征（Vernet 综合征）：第Ⅸ、Ⅹ、Ⅺ脑神经通过颈静脉孔的内侧部，多为原发于颅内的病变容易引起这三根神经麻痹，此外还可见于多发性脑神经炎、颈静脉球和颈动脉体瘤。

（4）颅脊管综合征：枕大孔附近的病变常侵犯后颅窝和高位椎管两个间隔，先后累及小脑、延髓、后组脑神经和上段颈髓等结构。

十一、小脑病变

1. 小脑半球

同侧肢体共济失调，眼球震颤，辨距不良，轮替运动障碍。指鼻和跟膝胫试验阳性，同侧半身肌张力降低。

2. 蚓部

躯干性共济失调，小脑暴发性语言，少有肌张力降低和肢体异常。

3. 齿状核

运动过多，肌阵挛。

4. 小脑脚

小脑上脚（结合臂）病变引起同侧小脑性共济障碍，对侧红核病变引起不自主运动，头偏向病侧；小脑中脚（脑桥臂）病变出现额叶性共济障碍；小脑下脚（绳状体）损害引起同侧小脑性共济失调、平衡障碍、眼球震颤及书写障碍。

第十章

消化系统疾磁共振诊断

第一节　肝脏疾病

一、原发性肝癌（Primary Hepatic Carcinoma）

（一）概述

原发性肝癌为我国常见的恶性肿瘤之一，我国恶性肿瘤的发病率，肝癌在男性居第三位，女性居第四位。近年来世界肝癌发病率有上升趋势，每年死于肝癌者全球约 25 万人，我国约 10 万人，为此肝癌研究受到广泛重视。

（二）病理

国内肝癌病理协作组在 Eggel 于 1901 年提出的巨块型、结节型和弥漫型三型分类的基础上，结合国内诊治现状，提出下列分类：①块状型：单块状、融合块状或多块状，直径≥ 5cm；②结节型：单结节、融合结节或多结节，直径＜ 5cm；③弥漫型：指小的瘤结节弥漫分布于全肝，标本外观难与单纯的肝硬化相区别；④小癌型：目前国际上尚无统一诊断标准，中国肝癌病理协作组的标准是：单个癌结节最大直径≤ 3cm，多个癌结节数目不超过 2 个，且最大直径总和应≤ 3cm。以上分型均可有多发病灶，可能为多中心或主病灶在肝内的转移子灶，在诊断时应予注意。肝癌的细胞类型有肝细胞型、胆管细胞型与混合型，纤维板层样肝癌为肝细胞癌的一种特殊类型。肝癌转移以血行性最常见，淋巴途径其次，主要是肝门区和胰头周围淋巴结，种植性转移少见。我国的肝细胞癌病例 50% ~ 90% 并发肝硬化，而 30% ~ 50% 肝硬化并发肝癌。

（三）临床表现

亚临床期肝癌（Ⅰ期）常无症状和体征，常在定期体检时被发现。中、晚期肝癌（Ⅱ ~ Ⅲ期）以肝区痛、腹胀、腹块、食欲缺乏、消瘦乏力等最常见，其次可有发热、腹泻、黄疸、腹水和出血等表现。可并发肝癌结节破裂出血、消化道出血和肝昏迷等。70% ~ 90% 的肝癌 AFP 阳性。

（四）MRI 表现（图 10-1）

磁共振检查见肝内肿瘤，于 T_1WI 表现为低信号，T_2WI 为高信号，肝癌的瘤块内可有囊变、坏死、出血、脂肪变性和纤维间隔等改变而致肝癌信号强度不均匀，表现为 T_1WI 的低信号中可混杂有不同强度的高信号，而 T_2WI 的高信号中可混杂有不同强度的低信号。

肿瘤周围于 T_2WI 上可见高信号水肿区。肿瘤还可压迫、推移邻近的血管，肝癌累及血管者约 30%，表现为门静脉，肝静脉和下腔静脉瘤栓形成而致正常流动效应消失，瘤栓在 T_1WI 上呈较高信号，而在 T_2WI 上信号较低。静脉瘤栓、假包膜和瘤周水肿为肝癌的 MRI 特征性表现，如出现应高度怀疑为肝癌。注射 Gd-DTPA 后肝癌实质部分略有异常对比增强。小肝癌 T_1WI 信号略低但均匀，T_2WI 呈中等信号强度，注射 Gd-DTPA 后可见一强化晕。肝癌碘油栓塞化疗术后，由于脂质聚积于肿瘤内，T_1WI 和 T_2WI 均表现为高信号；但栓塞引起的肿瘤坏死、液化，则 T_1WI 为低信号、T_2WI 为高信号。

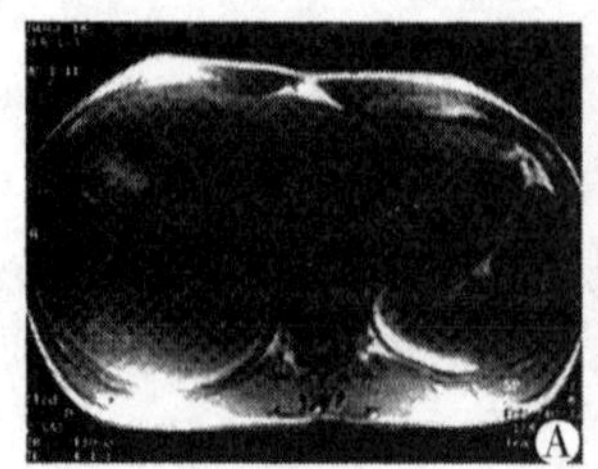 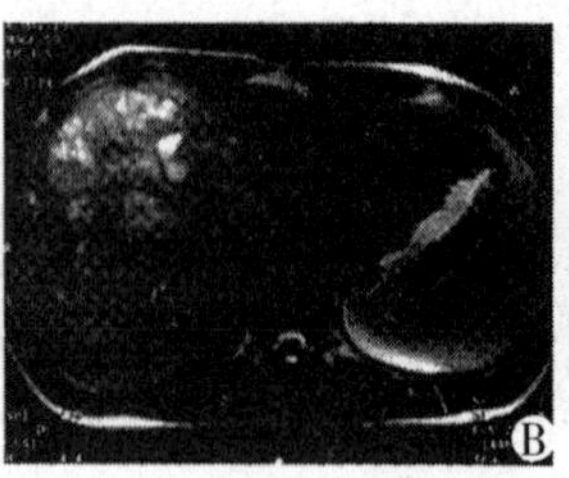 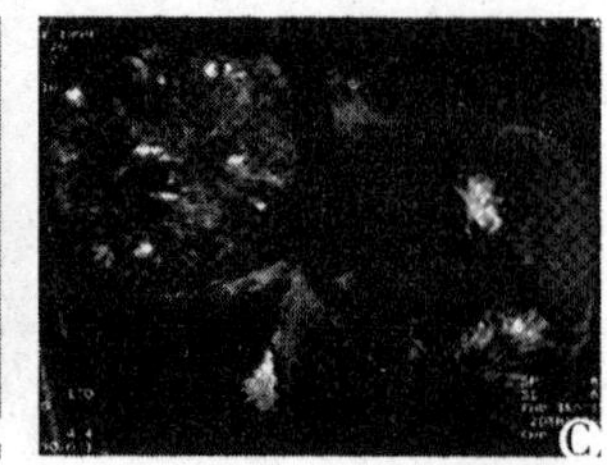

图 10-1　肝右叶巨块型肝癌，男性，36 岁。T_2WI（B、C）显示，肝右叶巨大肿块，信号不均匀，周围见低信号假包膜；T_1WI（A）以低信号为主，中间有片状高信号（少量出血所致）有时肿瘤有包膜存在，表现为低于肿瘤及正常肝组织的低信号影，在 T_1WI 上显示清楚

（五）诊断要点

（1）有肝炎或肝硬化病史，AFP 阳性。

（2）MRI 检查见肝内肿瘤，T_1WI 呈低信号，T_2WI 信号不规则增高，可呈高低混杂信号。

（3）可见静脉瘤栓、假包膜和瘤周水肿。

（4）Gd-DTPA 增强扫描肿瘤有轻度异常对比增强。

（5）可见肝硬化门脉高压征象。

（六）鉴别诊断

肝细胞癌需与胆管细胞癌、海绵状血管瘤、肝脓肿、肝硬化结节、肝腺瘤等鉴别。

二、肝转移瘤（Hepatic Metastases）

（一）概述

肝脏是转移瘤的好发部位之一，人体任何部位的恶性肿瘤均可经门静脉、肝动脉或淋巴途径转移到肝脏。消化系统脏器的恶性肿瘤主要由门脉转移至肝脏，其中以胃癌和胰腺癌最为常见，乳腺癌和肺癌为经肝动脉途径转移中最常见的。肝转移瘤预后较差。

（二）病理

肝转移瘤多数为转移癌，少数为转移性肉瘤。转移癌的大小、数目和形态多变，以多个结节灶较普遍，也可形成巨块。组织学特征与原发癌相似，癌灶血供的多少与原发肿瘤有一定关系，多数为少血供，少数血供丰富。病灶周围一般无假包膜，亦不发生肝内血管侵犯。转移灶可发生坏死、囊变、出血和钙化。

（三）临床表现

肝转移瘤早期无明显症状或体征，或被原发肿瘤症状所掩盖。一旦出现临床症状，病灶常已较大或较多，其表现与原发性肝癌相仿。少数原发癌症状不明显，而以肝转移瘤为首发症状，包括肝区疼痛、乏力、消瘦等，无特异性。

（四）MRI 表现（图 10-2）

多数肝转移瘤 T_1 与 T_2 延长，故在 T_1WI 为低信号，T_2WI 为高信号，由于瘤块内常发生坏死、囊变、出血、脂肪浸润、纤维化和钙化等改变，因此信号强度不均匀。形态多不规则，边缘多不锐利，多发者大小不等。如转移瘤中心出现坏死，则在 T_1WI 上肿瘤中心出现更低信号强度区，而在 T_2WI 上坏死区的信号强度高于肿瘤组织的信号强度，称之为“靶征”或“牛眼征”，多见于转移瘤；有时肿瘤周围在 T_2WI 上出现高信号强度“晕征”，可能系转瘤周围并发水肿或多血管特点所致。转移瘤不直接侵犯肝内血管，但可压迫肝内血管使之狭窄或闭塞，造成肝叶或肝段的梗死，在 T_1WI 上，梗死部位同肿瘤一样呈低信号强度，在 T_2WI 上，其信号强度增高。某些肿瘤如黑色素瘤的转移多呈出血性转移，在 T_1 和 T_2 加权像上均表现为高信号强度病灶；而胃肠道癌等血供少的肿瘤，于 T_2WI 上转移瘤的信号可比周围肝实质还低。Gd-DTPA 增强扫描在诊断上帮助不大，注射 Gd-DTPA 后，肿瘤周围的水肿组织及肿瘤内部坏死不显示增强。

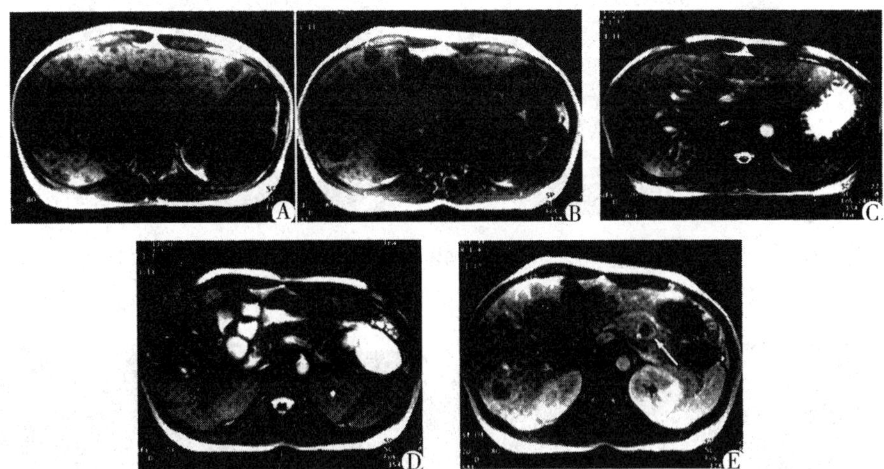

图 10-2 胰体癌伴肝内多发转移，女性，35 岁。T_1WI（A、B）显示胰体部有一直径 2.0cm 的低信号区，边缘锐利，肝内大量大小不等圆形低信号区；T_2WI（C、D）显示肿块与胰腺等信号肝内病灶仍呈低信号。增强扫描（E）显示胰体部肿瘤呈环形强化（↑）

（五）诊断要点

（1）多数有原发恶性肿瘤病史。

（2）MRI 检查见肝内大小不等，形态不一，边缘不锐的多发病灶，T_1WI 呈低信号，T_2WI 呈高信号，信号强度不均匀。多无假包膜和血管受侵。

（3）可见“靶征”或“牛眼征”，“晕征”。

（六）鉴别诊断

肝转移瘤需与多中心性肝癌、多发性肝海绵状血管瘤以及肝脓肿鉴别。

三、肝血管瘤（Hepatic Hemangioma）

（一）概述

肝血管瘤通常称为海绵状血管瘤（cavernous hemangioma），为肝脏最常见的良性肿瘤，可见于任何年龄，女性居多。随着影像技术的发展，血管瘤为经常遇到的肝内良性病变，其重要性在于与肝内原发和继发性恶性肿瘤鉴别。

（二）病理

血管瘤外观呈紫红色，大小不一，直径 1 ~ 10cm 不等，单个或多发，主要为扩大的、充盈血液的血管腔隙构成，窦内血流缓慢地从肿瘤外周向中心流动。边界锐利，无包膜。肿瘤可位于肝内任何部位，但以右叶居多，尤其是右叶后段占总数 1/3 以上，亦可突出到肝外。瘤体内常可见纤维瘢痕组织，偶可见出血、血栓和钙化。

（三）临床表现

绝大部分肝血管瘤无任何症状和体征，查体偶然发现。少数大血管瘤因压迫肝组织和邻近脏器而产生上腹不适，胀痛或可能触及包块，但全身状况良好。血管瘤破裂则发生急腹症。

（四）MRI 表现（图 10-3，图 10-4）

MRI 检查见肝内圆形或卵圆形病灶，边界清楚锐利，T_1WI 呈均匀性或混杂性低信号，T_2WI 呈均匀性高信号，特征是随着回波时间（TE）的延长肿瘤的信号强度递增，与肝内血管的信号强度增高一致，此点对诊断血管瘤、囊肿、癌肿有帮助，在重 T_1 加权像上，血管瘤信号甚亮有如灯泡称为“灯泡征”。病灶周围无水肿等异常。纤维瘢痕、间隔和钙化在 T_2WI 上呈低信号，如并发出血和血栓，则在 T_1WI 上可见高信号影。Gd-DTPA 增强扫描，血管瘤腔隙部位明显增强，纤维瘢痕不增强。

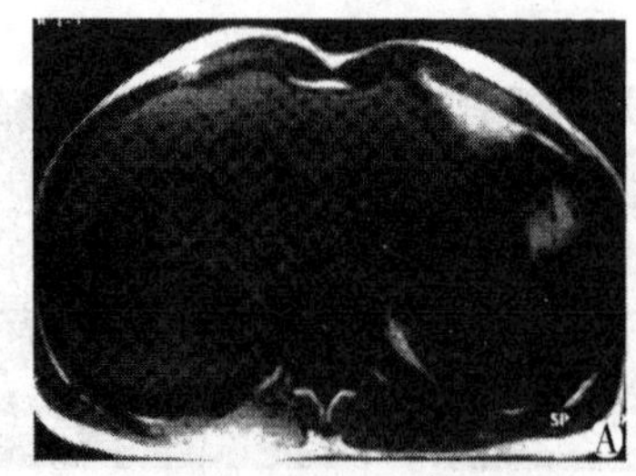
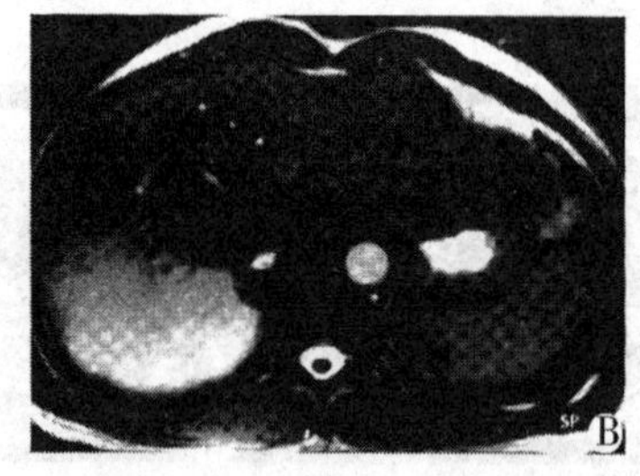

图 10-3　肝右叶后段血管瘤，女性，42 岁。T_2WI（B）显示肝脏右叶后段与血管信号一致的高信号区，边缘锐利；T_1WI（A）显示肿瘤为均匀一致的低信号

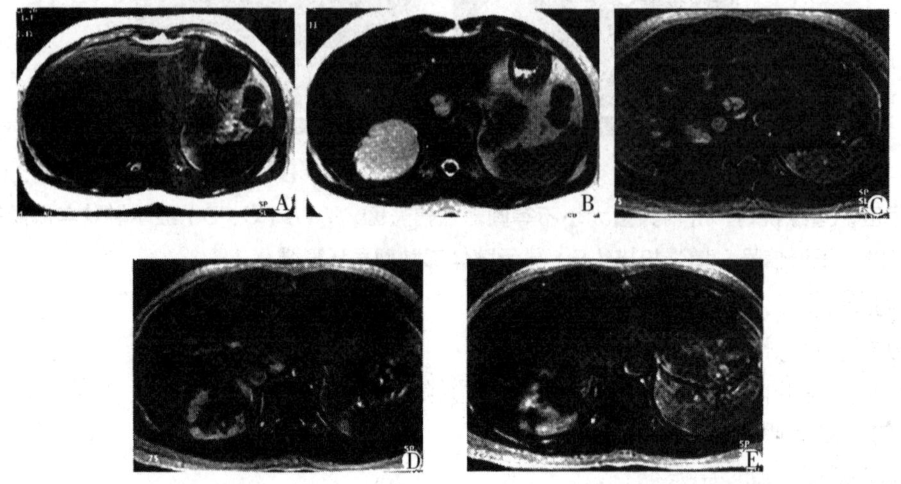

图 10-4　肝右叶后段血管瘤，女性，48 岁。T_2WI（B）显示肝脏右叶后段均匀高信号区，边缘锐利；T_1WI（A）显示均匀低信号区。图 C、D、E 为同层面的连续动态扫描，肿瘤强化从周边向中央逐渐发展，此为血管瘤的强化特点

（五）诊断要点

（1）肝内圆形或卵圆形病灶，边界清楚锐利。

（2）T_1WI 呈均匀低信号，T_2WI 呈均匀高信号，Gd-DTPA 增强扫描明显强化，病灶周围无水肿。

（六）鉴别诊断

4cm 以下的海绵状血管瘤需与肝转移瘤和小肝癌鉴别，4cm 以上的较大海绵状血管瘤需与肝癌尤其是板层肝癌鉴别。

四、肝囊肿（Hepatic Cyst）

（一）概述

肝囊肿为较常见的先天性肝脏病变，分单纯性囊肿和多囊病性囊肿两类，一般认为系小胆管扩张演变而成，囊壁衬以分泌液体的上皮细胞，病理上无从区别。多无症状，查体偶然发现。

（二）病理

单纯性肝囊肿数目和大小不等，从单个到多个，如数量很多，单从影像学角度和多囊肝难以区别，后者为常染色体显性遗传病，常有脾、胰、肾等同时受累。囊内 95% 成分为水分。巨大囊肿可压迫邻近结构而产生相应改变。

（三）临床表现

通常无症状，大的囊肿压迫邻近结构时可出现腹痛，胀满等症状；压迫胆管时，可出现黄疸。囊肿破入腹腔，囊内出血等可出现急腹症的症状。

（四）MRI 表现（图 10-5）

MRI 检查为典型水的信号强度表现，即 T_1WI 呈低信号，T_2WI 呈高信号，信号强度均匀，边缘光滑锐利，周围肝组织无异常表现。肝囊肿并发囊内出血时，则 T_1WI 和 T_2WI 均呈高信号。当囊液蛋白含量较高或由于部分容积效应的关系，有时单纯囊肿在 T_1WI 上可呈较高信号。Gd-DTPA 增强扫描，肝囊肿无异常对比增强。

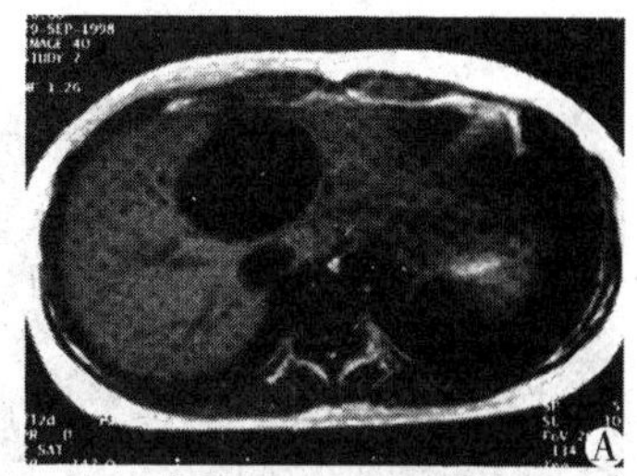

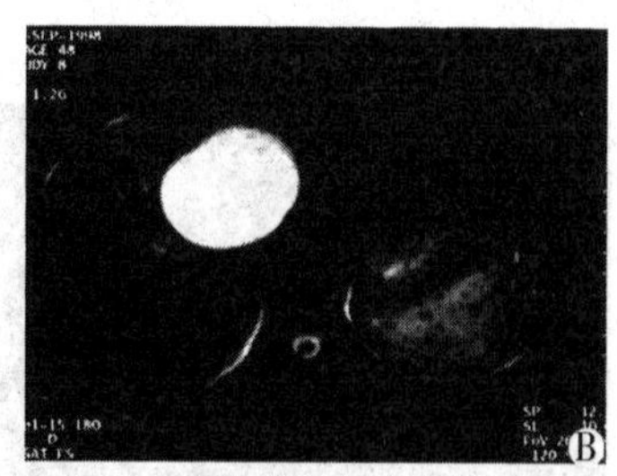

图 10-5　肝右叶前段及左内叶囊肿，女性，24 岁。T_1WI（A）病灶呈均匀低信号，边界光滑；T_2WI（B）病灶呈高信号

（五）诊断要点

（1）肝内圆球形病变，边缘光滑锐利，信号均匀，T_1WI 呈低信号，T_2WI 呈高信号。

（2）Gd-DTPA 增强扫描病变无异常对比增强。

（六）鉴别诊断

肝囊肿有时需与肝脓肿、肝包虫病、转移性肝肿瘤以及向肝内延伸的胰腺假性囊肿和胆汁性囊肿鉴别。

五、肝脓肿（Abscess of Liver）

（一）概述

从病因上肝脓肿可分为细菌性（bacterial）、阿米巴性（amoebic）和霉菌性（fungal）三类，前者多见，后者少见。由于影像检查技术的进步和新型抗生素的应用，肝脓肿预后大为改善。

（二）病理

1. 细菌性肝脓肿

全身各部位化脓性感染，尤其是腹腔内感染均可导致肝脓肿。主要感染途径为：①胆道炎症：包括胆囊炎、胆管炎和胆道蛔虫病；②门静脉：所有腹腔内、胃肠道感染均可经门静脉系统进入肝脏；③经肝动脉：全身各部位化脓性炎症经血行到达肝脏，患者常有败血症。致病菌以革兰阴性菌多于革兰阳性菌。肝脓肿可单发或多发，单房或多房，右叶多于左叶。早期为肝组织的局部炎症、充血、水肿和坏死，然后液化形成脓腔；脓肿壁由炎症充血带或 / 和纤维肉芽组织形成。脓肿壁周围肝组织往往伴水肿。多房性脓肿由尚未坏死的肝组织或纤维肉芽肿形成分隔。

2. 阿米巴性肝脓肿

继发于肠阿米巴病，溶组织阿米巴原虫经门脉系统入肝，产生溶组织酶，导致肝组织坏死液化而形成脓肿。脓液呈巧克力样有臭味，易穿破到周围脏器或腔隙如膈下、胸腔、心包腔和胃肠道等。

3. 霉菌性肝脓肿

少见，为白色念珠菌的机遇性感染，多发生于体质差、免疫机能低下的患者。

（三）临床表现

细菌性肝脓肿的典型表现是寒战、高热、肝区疼痛和叩击痛，肝大及白细胞和中性粒细胞计数升高，全身中毒症状，病前可能有局部感染灶，少数患者发热及肝区症状不明显。阿米巴性肝脓肿病前可有痢疾和腹泻史，然后出现发热及肝区疼痛，白细胞和中性粒细胞计数不高，粪便中可找到阿米巴滋养体。

（四）MRI 表现（图 10-6）

MRI 检查见肝内单发或多发、单房或多房的圆形或卵圆形病灶，T_1WI 脓腔呈不均匀低信号，周围

常可见晕环，信号强度介于脓腔和周围肝实质之间。T_2WI 脓腔表现为高信号，多房性脓肿则于高信号的脓腔中可见低信号的间隔，故高信号的脓腔中常可见不规则的低信号区，可能为炎症细胞和纤维素所致。还可见一信号较高而不完整的晕环围绕脓腔，晕环外侧的肝实质因充血和水肿而信号稍高。脓腔可推移压迫周围的肝血管。注射 Gd-DTPA 后，脓腔呈花环状强化，多房性脓腔的间隔亦可增强，脓腔壁厚薄不均。霉菌性肝脓肿常弥散分布于全肝，为大小一致的多发性微小脓肿，脾和肾脏往往同时受累，结合病史应想到这个可能。

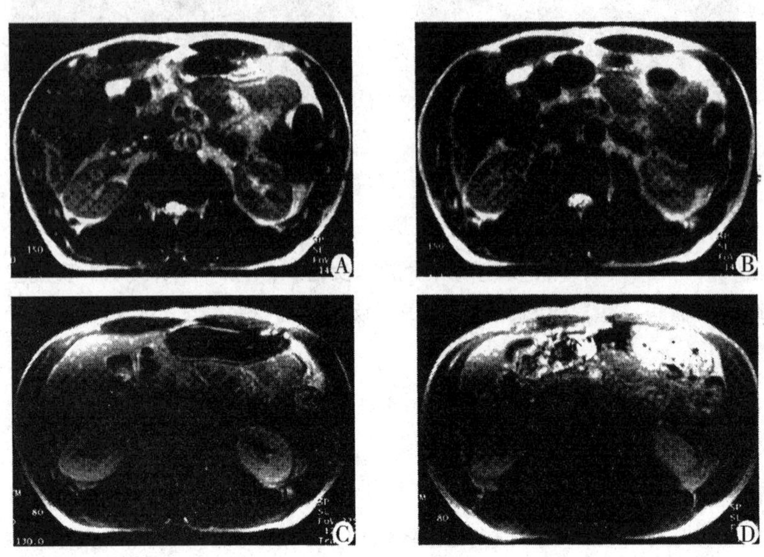

图 10-6　肝右叶多发性脓肿，男性，41 岁。T_2WI（A、B）显示肝右叶后段包膜下及其内侧类圆形高信号区，边缘模糊。增强扫描（C、D）显示病灶环形厚壁强化

（五）诊断要点

（1）典型炎性病变的临床表现。

（2）MRI 检查见肝内圆形和卵圆形病灶，T_1WI 呈低信号，T_2WI 呈高信号，可见分隔和晕环。

（3）Gd-DTPA 增强扫描呈花环状强化。

（六）鉴别诊断

不典型病例需和肝癌、肝转移瘤和肝囊肿等鉴别。

六、肝硬化（Cirrhosis of Liver）

（一）概述

肝硬化是以广泛结缔组织增生为特征的一类慢性肝病，病因复杂，如肝炎、酒精和药物中毒、淤胆瘀血等，国内以乙肝为主要病因。

（二）病理

肝细胞大量坏死，正常肝组织代偿性增生形成许多再生结节，同时伴肝内广泛纤维化致小叶结构紊乱，肝脏收缩，体积缩小。组织学上常见到直径 0.2 ~ 2cm 的再生结节。肝硬化进而引起门脉高压、脾大、门体侧支循环建立以及出现腹水等。

（三）临床表现

早期肝功能代偿良好，可无症状，以后逐渐出现一些非特异性症状，如恶心、呕吐、消化不良、乏力、体重下降等；中晚期可出现不同程度肝功能不全表现，如低蛋白血症、黄疸和门静脉高压等。

（四）MRI 表现（图 10-7，图 10-8）

MRI 检查可以充分反映肝硬化的大体病理形态变化，如肝脏体积缩小或增大，左叶、尾叶增大，各叶之间比例失调，肝裂增宽，肝表面呈结节状、波浪状甚至驼峰样改变。单纯的肝硬化较少发现信号强

度的异常，但并发的脂肪变性和肝炎等可形成不均匀的信号，有时硬化结节由于脂变区的甘油三酯增多，在 T_1WI 上出现信号强度升高。无脂肪变性的单纯再生结节，在 T_2WI 表现为低信号，其机制与再生结节中含铁血黄素沉着或纤维间隔有关。肝外改变可见腹水、肝外门静脉系统扩张增粗、脾大等提示门静脉高压征象，门脉与体循环之间的侧支循环 MRI 亦能很好地显示。

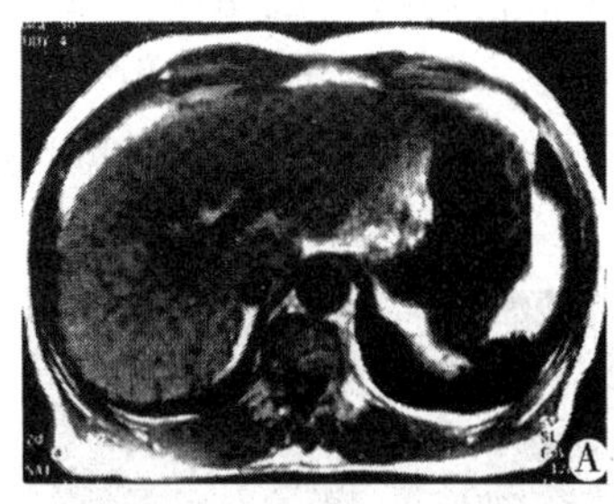
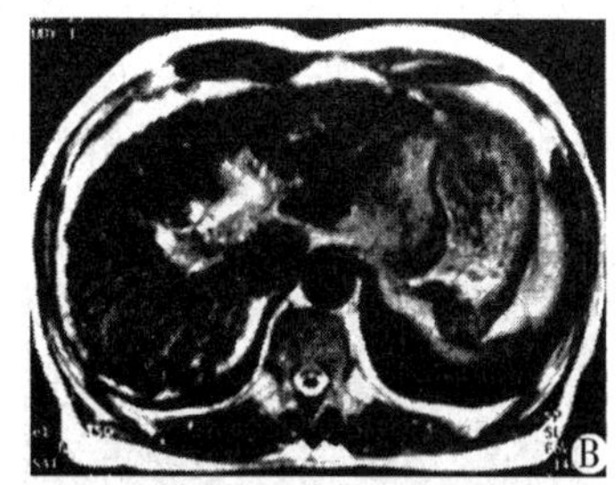

图 10-7　肝硬化，男性，70 岁。T_2WI 显示（B）肝表面呈波浪状，肝内血管迂曲、变细，门静脉主干增宽；T_1WI（A）显示迂曲的血管和门静脉呈低信号

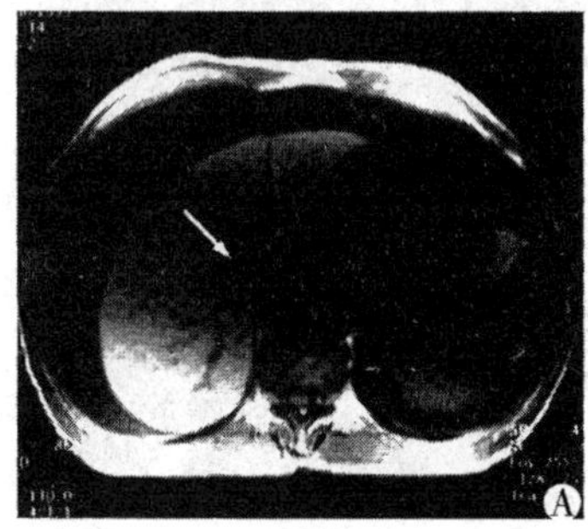
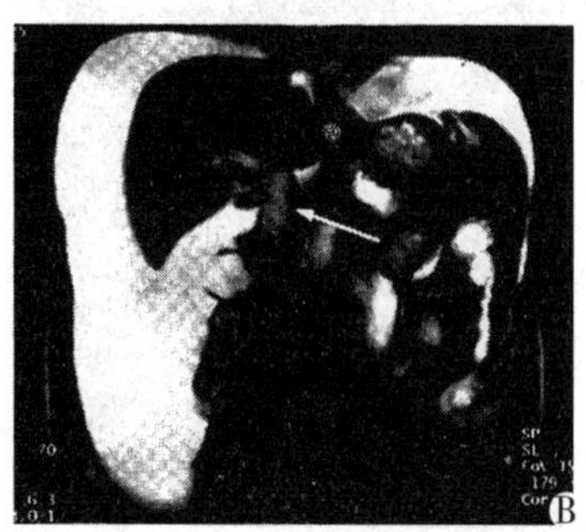

图 10-8　肝硬化、腹水，男性，52 岁。T_1WI（A）显示肝脏体积缩小，腹水呈低信号；T_2WI（B）肝内信号无异常，门静脉增粗（↑），腹水呈高信号

（五）诊断要点

（1）有引起肝硬化的临床病史，不同程度的肝功能异常。

（2）MRI 示肝脏体积缩小，肝各叶比例失调，肝裂增宽，外缘波浪状，有或无信号异常。

（3）脾大、腹水、门静脉系统扩张等。

（六）鉴别诊断

需与肝炎、脂肪肝和结节性或弥漫性肝癌鉴别。

七、Budd-Chiari 综合征

（一）概述

Chiari 和 Budd 分别于 1899 年和 1945 年报告了肝静脉血栓形成病例的临床和病理特点，以后将肝静脉阻塞引起的症状群称为 Budd-Chiari 综合征。

（二）病理

可由肝静脉或下腔静脉肝段阻塞引起。主要原因有：①肝静脉血栓形成，欧美国家多见；②肿瘤压迫肝静脉或下腔静脉；③下腔静脉肝段阻塞，多为先天性，亚洲国家多见。其他原因有血液凝固性过高，妊娠，口服避孕药和先天性血管内隔膜等。

（三）临床表现

该病病程较长，同时存在下腔静脉阻塞和继发性门脉高压的临床表现。前者如下肢肿胀，静脉曲张，小腿及踝部色素沉着等，后者如腹胀，腹水，肝脾肿大，黄疸和食管静脉曲张等。

（四）MRI 表现（图 10-9）

MRI 可显示肝脏肿大和肝脏信号改变，肝静脉和下腔静脉的形态异常以及腹水等。在解剖上肝尾状叶的血流直接引流入下腔静脉，当肝静脉回流受阻时，尾状叶一般不受累或受累较轻，相对于其他部分瘀血较严重的肝组织，其含水量较少，因此在 T_2WI 上其信号强度常低于其他肝组织。静脉形态异常包括肝静脉狭窄或闭塞，逗点状肝内侧支血管形成和 / 或下腔静脉肝内段明显狭窄，以及肝静脉与下腔静脉不连接等，MRI 和腹部 MRA 均能很好显示。MRI 还可鉴别肝静脉回流受阻是由肿瘤所致还是先天性血管异常或凝血因素所致。可清楚显示下腔静脉和右心房的解剖结构，为 Budd-Chiari 综合征的治疗提供重要的术前信息。

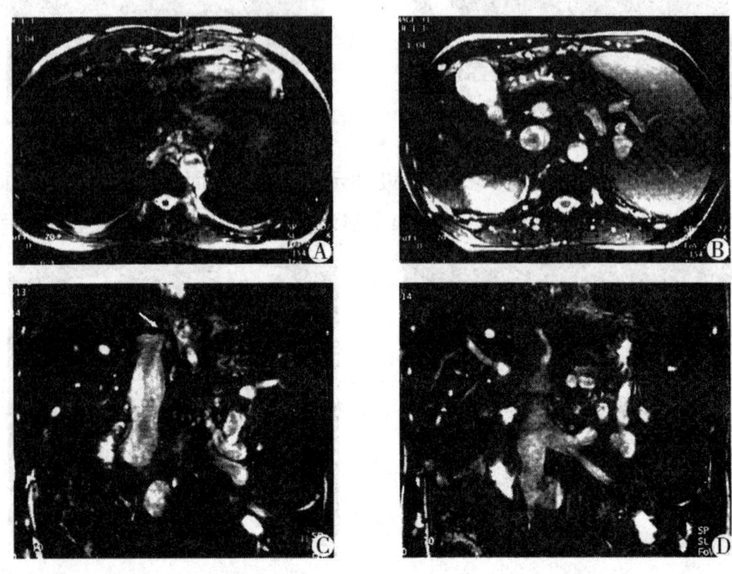

图 10-9　Budd-Chiari 综合征，男性，42 岁。MRI 显示下腔静脉和肠系膜上静脉显著扩张，下腔静脉在入右心房处狭窄（↑）。脾脏增大

（五）诊断要点

（1）有上腹疼痛、肝大、腹水和门脉高压的典型临床表现，除外肝硬化。

（2）MRI 显示肝静脉或下腔静脉狭窄或闭塞，肝脏信号异常、腹水和门脉高压症。

（六）鉴别诊断

本病有时需与晚期肝硬化鉴别。

第二节　胆道疾病

一、胆管癌

（一）概述

原发性胆管癌约占恶性肿瘤的 1%，多发生于 60 岁以上的老年人，男性略多于女性，约 1/3 的患者并发胆管结石。

（二）病理

病理上多为腺癌。从形态上分为三型：①浸润狭窄型；②巨块型；③壁内息肉样型，少见。据统计 8% ~ 31% 发生在肝内胆管，37% ~ 50% 发生在肝外胆管近段，40% ~ 36% 发生在肝外胆管远段。临床上一般将肝内胆管癌归类于肝癌。肝外胆管近段胆管癌即肝门部胆管癌是指发生在左、右主肝管及汇合成肝总管 2cm 内的胆管癌。肝外胆管远段胆管癌即中、下段胆管癌是指发生在肝总管 2cm 以远的胆

管癌，包括肝总管和胆总管。

（三）临床表现

上腹痛，进行性黄疸，消瘦，可触及肿大的肝和胆囊，肝内胆管癌常并存胆石和胆道感染，所以患者常有胆管结石和胆管炎症状。

（四）MRI 表现（图 10-10，图 10-11）

胆管癌的 MRI 表现取决于癌的生长部位和方式，但都有不同程度和不同范围的胆管扩张。根据胆管扩张的部位和范围可以推测癌的生长部位是在左肝管、右肝管或肝总管。MRCP 能很好显示肝内外胆管扩张，确定阻塞存在的部位和原因，甚至能显示扩张胆管内的软组织块影，是明确诊断的可靠方法。较大的菜花样癌块 MRI 表现为肝门附近外形不规则、境界不清病变，T_1WI 呈稍低于肝组织信号强度，T_2WI 呈不均匀性高信号，扩张的肝内胆管呈软藤样高信号，门静脉受压移位，可见肝门区淋巴结肿大。肝外围区的肝内小胆管癌的 MRI 表现与肝癌相似。

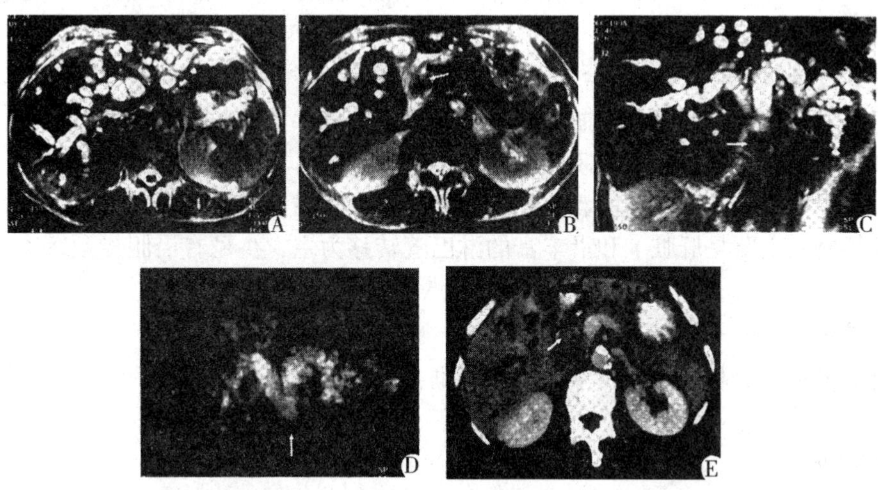

图 10-10 肝总管癌，男性，65 岁。T_2WI 显示肝总管部位 2.0cm 高信号区（B，↑），其上胆管扩张（A）。MRCP（C、D）肝总管梗阻，肿瘤信号低（↑）。CT 增强扫描（E），肿块有增强（↑）

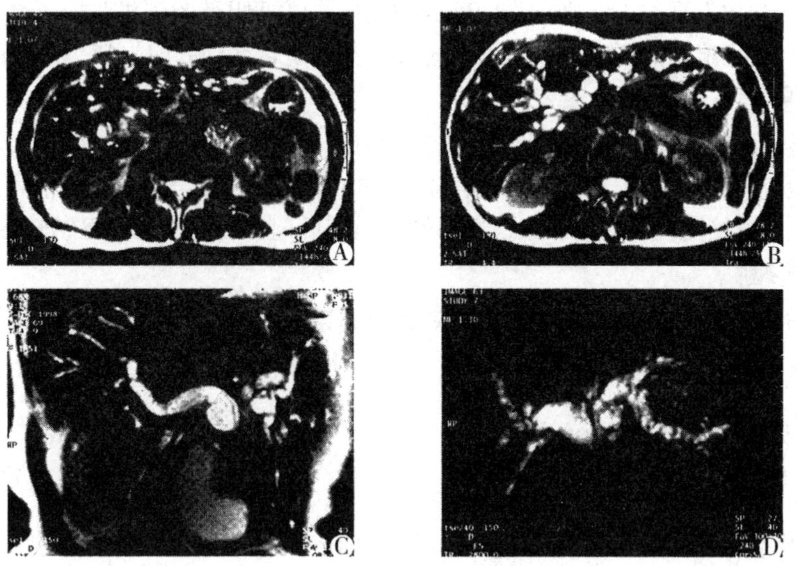

图 10-11 胆管癌，男，68 岁。T_2WI（A、B）显示肝门部实性高信号区，边缘模糊，肝内胆管扩张。MRCP（C、D）显示左右肝管汇合部梗阻，其远端胆管扩张

（五）诊断要点

（1）进行性黄疸、消瘦。

（2）MRI 显示肝内胆管扩张，MRCP 显示梗阻部位和原因，即扩张胆管内的软组织肿块。

（3）肿块 T_1WI 呈低于肝组织信号，T_2WI 呈不均匀性高信号，胆总管狭窄或管壁增厚。

（六）鉴别诊断

需与胆管系统炎症和结石、原发性肝癌及肝门区转移瘤鉴别。

二、胆囊癌（Carcinoma of Gallbladder）

（一）概述

原发性胆囊癌少见，占恶性肿瘤的 0.3% ~ 5%，好发于 50 岁以上女性，女性与男性之比为 4 ∶ 1 ~ 5 ∶ 1。大多有胆囊结石，65% ~ 90% 并发慢性胆囊炎和胆囊结石，可能与长期慢性刺激有关。

（二）病理

病理上腺癌占 71% ~ 90%，鳞癌占 10%，其他如未分化癌和类癌等罕见。腺癌又分为：①浸润型（70%），早期局限性胆囊壁增厚，晚期形成肿块和囊腔闭塞；②乳头状腺癌（20%），肿瘤呈乳头或菜花状从胆囊壁突入腔内，容易发生坏死、溃烂、出血和感染；③黏液型腺癌（8%），胆囊壁有广泛浸润，肿瘤呈胶状易破溃，甚至引起胆囊穿孔。胆囊癌多发生在胆囊底、体部，偶见于颈部。肿瘤扩散可直接侵犯邻近器官（主要是肝脏）和沿丰富的淋巴管转移为主，少见有沿胆囊颈管直接扩散及穿透血管的血行转移。

（三）临床表现

胆囊癌没有典型特异的临床症状，早期诊断困难，晚期可有上腹痛、黄疸、体重下降、右上腹包块等症状。

（四）MRI 表现

MRI 检查见胆囊壁增厚和肿块，肿瘤组织在 T_1WI 为较肝实质轻度或明显低的信号结构，在 T_2WI 则为轻度或明显高的信号结构，且信号强度不均匀。胆囊癌的其他 MRI 表现是：①侵犯肝脏，85% 胆囊癌就诊时已侵犯肝脏或肝内转移，其信号表现与原发病灶相似；② 65% ~ 95% 的胆囊癌并发胆石，MRI 可显示胆囊内或肿块内无信号的结石，并能发现 CT 不能发现的等密度结石。当肿块很大，其来源不清时，如能在肿块内发现结石，则可帮助确诊胆囊癌；③梗阻性胆管扩张，这是由于肿瘤直接侵犯胆管和肝门淋巴结转移压迫胆管所致；④淋巴结转移，主要是转移到肝门、胰头及腹腔动脉周围淋巴结。

（五）诊断要点

（1）长期慢性胆囊炎和胆石症病史，并出现黄疸、消瘦和体重下降。

（2）MRI 检查见胆囊肿块，T_1WI 呈低信号，T_2WI 呈混杂高信号，可见无信号结石影。

（3）可见肝脏直接受侵和转移征象，梗阻性黄疸及肝门和腹膜后区淋巴结转移。

（六）鉴别诊断

胆囊癌需与肝、胰等组织肿瘤侵犯胆囊窝或胆囊感染后的肿块样增厚以及其他胆囊良性病变如息肉和乳头状瘤鉴别。

三、胆石症（Gallstones）

（一）概述

胆石占胆系疾病的 60%，胆石可位于胆囊或胆管内，多见于 30 岁以上的成年人。

（二）病理

按化学成分可将胆石分为三种类型：①胆固醇类结石，胆固醇含量占 80% 以上；②胆色素类结石，胆固醇含量少于 25%；③混合类结石，胆固醇含量占 55% ~ 70%。胆囊结石以胆固醇结石最常见，其次为混合性结石。

（三）临床表现

与结石的大小、部位及有无并发胆囊炎和胆道系统梗阻有关。1/3 ~ 1/2 的胆囊结石可始终没有症状。间歇期主要为右上腹不适和消化不良等胃肠症状。急性期可发生胆绞痛、呕吐和轻度黄疸。伴发急性胆囊炎时可出现高热、寒战等。

（四）MRI 表现（图 10-12 至图 10-14）

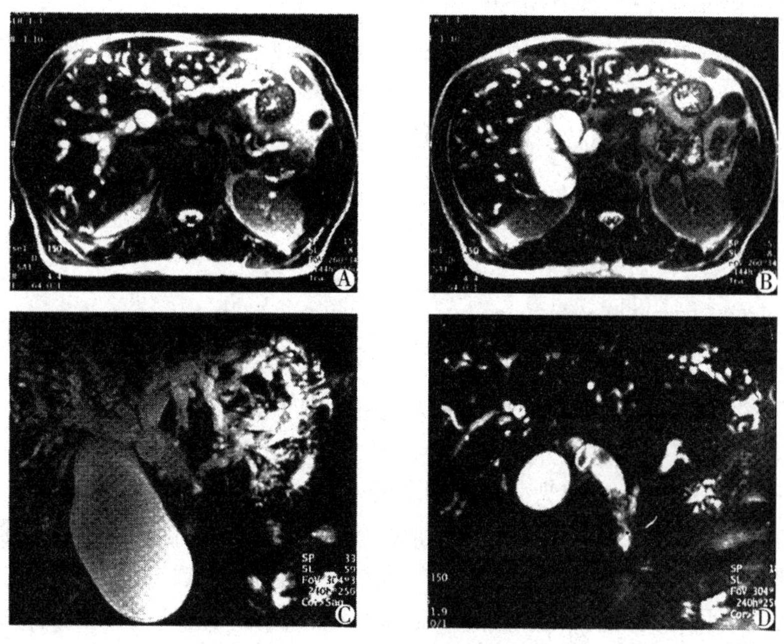

图 10-12 胆总管内多发性结石，男性，62 岁。MRCP（C、D）显示肝内外胆管普遍扩张，胆总管内有多个低信号结石，胆囊扩大。T_2WI（A、B）显示肝内胆管普遍扩张，呈高信号

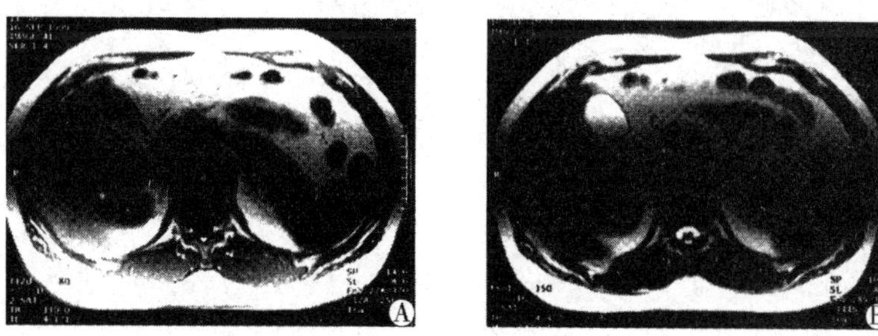

图 10-13 胆囊泥沙样结石，男性，29 岁。T_2WI（B）显示胆囊内下部（重力方向）低信号区，与胆汁分层；T_1WI（A）泥沙样结石显示为略高信号

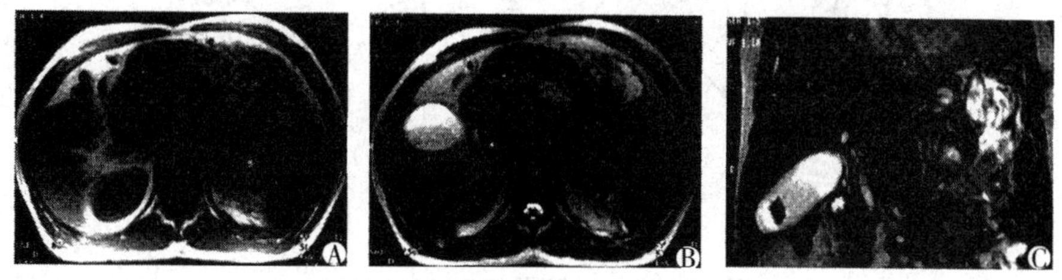

图 10-14 胆囊炎、胆石症，男性，45 岁。T_2WI（B、C）胆囊壁稍厚，其内信号有分层现象，下部结石为低信号，其中更低信号为块状结石，上部高信号为胆汁；T_1WI（A）胆囊内信号仍不均匀

胆石症的 MRI 专题研究不多，很少有用 MRI 诊断胆石症的专题报道，无论胆囊结石或是胆管结石，

多是在检查上腹部其他器官时偶然发现。胆石的质子密度很低，其产生的磁共振信号很弱。一般而论，在 T_1WI 上多数胆石不论其成分如何，均显示为低信号，与低信号的胆汁不形成对比，如胆汁为高信号，则低信号的胆石显示为充盈缺损；在 T_2WI 上，胆汁一概为高信号，而胆石一般为低信号充盈缺损。少数胆石可在 T_1 和 T_2 加权图像上出现中心略高或很高的信号区。当结石体积小，没有胆管扩张，且又位于肝外胆管时 MRI 诊断困难。3% ~ 14% 的胆囊结石并发胆囊癌。

（五）诊断要点

（1）有右上腹痛和黄疸等症状或无症状。

（2）MRI 检查发现胆囊或胆管内低信号充盈缺损。结石阻塞胆管可引起梗阻性胆管扩张。

（六）鉴别诊断

有时需与胆囊癌、胆癌息肉和息肉样病变鉴别。

四、先天性胆管囊肿

（一）概述

先天性胆管囊肿又称先天性胆管扩张症，女性较男性多见，临床上约 2/3 见于婴儿，原因不明。

（二）病理

Todani 根据囊肿的部位和范围将胆管囊肿分为五型（图 10–15）：Ⅰ型最常见，又称为胆总管囊肿，局限于胆总管，占 80% ~ 90%；它又分 3 个亚型，即ⅠA 囊状扩张，ⅠB 节段性扩张，ⅠC 梭形扩张。Ⅱ型系真性胆总管憩室，占 2%。Ⅲ型为局限在胆总管十二指肠壁内段的小囊性扩张，占 1.4% ~ 5.0%。Ⅳ型又分为ⅣA 肝内外多发胆管囊肿和ⅣB 肝外胆总管多发囊肿，非常罕见。Ⅴ型即 Caroli 病，为单发或多发肝内胆管囊肿，它又分两个亚型，即Ⅰ型特点是肝内胆管囊状扩张，多数伴有胆石和胆管炎，无肝硬化或门脉高压；Ⅱ型非常少见，特点是肝内末端小胆管扩张而近端大胆管无或轻度扩张，不伴结石和胆管炎，有肝硬化和门脉高压。

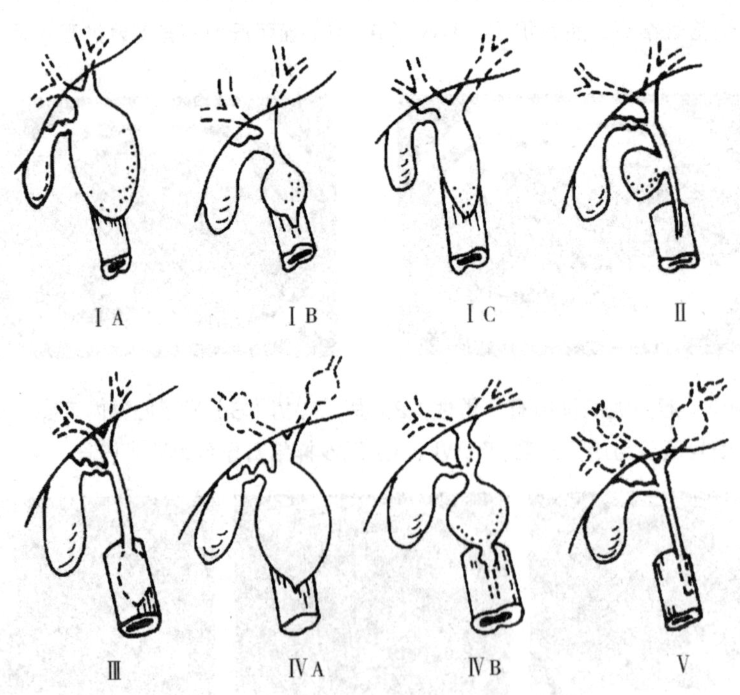

图 10–15　胆管囊肿 Todani 分型

ⅠA：胆总管全部囊状扩张；ⅠB：胆总管部分囊状扩张；ⅠC：胆总管梭形扩张；Ⅱ：胆总管憩室；Ⅲ：十二指肠内胆总管囊肿；ⅣA：肝内外多发胆管囊肿；ⅣB：肝外多发胆管囊肿；Ⅴ：Caroli 病，肝内胆管单发或多发囊肿

（三）临床表现

临床上主要有三大症状：黄疸、腹痛和腹内包块，但仅 1/4 患者同时出现这三大症状，婴儿的主要症状是黄疸、无胆汁大便和肝大。儿童则以腹部肿块为主。成人常见腹痛和黄疸。

（四）MRI 表现

MRI 可以显示囊肿的大小、形态和走行，尤其 MRCP。囊肿内液体在 T_1WI 表现为低信号，T_2WI 呈高信号。

（五）诊断要点

（1）有黄疸、腹痛和腹内包块典型症状。

（2）MRI 和 MRCP 见胆道系统扩张，而周围结构清楚正常，无肿瘤征象。

（六）鉴别诊断

当胆管囊肿发生在肝外胆管，须与肾上腺囊肿、肾囊肿、肠系膜囊肿和胰头假性囊肿鉴别。

第三节　胰腺疾病

一、胰腺癌（Pancreatic Carcinoma）

（一）概述

胰腺癌是最常见的一种胰腺肿瘤，近年来，其发病率有明显增长趋势，男性多于女性，以 50 ~ 70 岁发病率高，早期诊断困难，预后极差。

（二）病理

胰腺癌起源于腺管或腺泡，大多数发生在胰头部，约占 2/3，体尾部约占 1/3。大多数癌周边有不同程度的慢性胰腺炎，使胰腺癌的边界不清，只有极少数边界较清楚。部分肿瘤呈多灶分布。胰头癌常累及胆总管下端及十二指肠乳头部引起阻塞性黄疸，胆管及胆囊扩大；胰体癌可侵及肠系膜根部和肠系膜上动、静脉；胰尾癌可侵及脾门、结肠。胰腺癌可经淋巴转移或经血行转移到肝脏及远处器官；还可沿神经鞘转移，侵犯邻近神经如十二指肠胰腺神经、胆管壁神经和腹腔神经丛。

（三）临床表现

胰腺癌早期症状不明显，临床确诊较晚。癌发生于胰头者，患者主要以阻塞性黄疸而就诊；发生于胰体、胰尾者，则常以腹痛和腹块来就诊。如患者有下列症状应引起注意：①上腹疼痛；②体重减轻；③消化不良和脂肪泻；④黄疸；⑤糖尿病；⑥门静脉高压。

（四）MRI 表现（图 10-16，图 10-17）

MRI 诊断胰腺癌主要依靠它所显示的肿瘤占位效应引起的胰腺形态学改变，与邻近部位相比，局部有不相称性肿大。肿块形状不规则，边缘清楚或模糊。胰腺癌的 T_1 和 T_2 弛豫时间一般长于正常胰腺和正常肝组织，但这种弛豫时间上的差别不是每例都造成信号强度上的差别。在 T_1WI 约 60% 表现为低信号，其余表现为等信号；在 T_2WI 约 40% 表现为高信号，其余表现为等或低信号。肿瘤可压迫侵犯周围组织如肝、肾以及压迫或包绕胰后的血管组织。肿瘤侵犯胰导管使之阻塞，发生胰导管扩张，扩张胰管内的胰汁在 T_2WI 为高信号。胰头癌阻塞胆总管，引起胆总管扩张。如出现腹膜后淋巴结转移，则可见淋巴结肿大。癌向胰周脂肪组织浸润，显示为中等信号的结节状或条索状结构伸向高信号的脂肪组织，边界可清楚锐利，也可模糊不清。胰周血管受侵犯表现为血管狭窄、移位或闭塞。脾静脉或门静脉闭塞常伴有侧支循环形成，在脾门和胃底附近可见增粗扭曲的条状或团状无信号血管影。肿瘤内部可出现坏死、液化和出血等改变，在 T_2WI 表现为混杂不均的信号，肿瘤性囊腔表现为不规则形的高信号，有时难与囊肿鉴别。

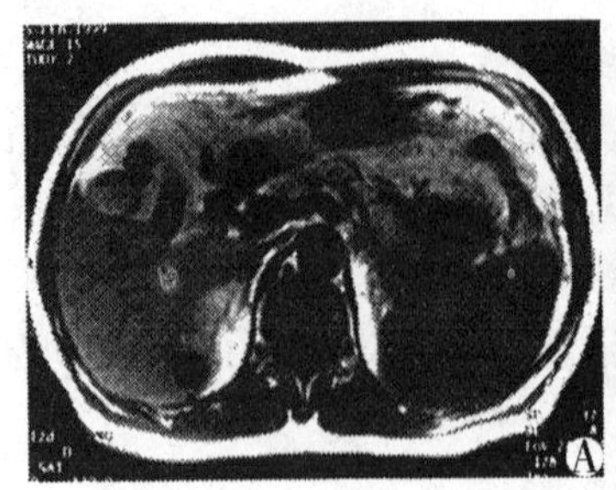
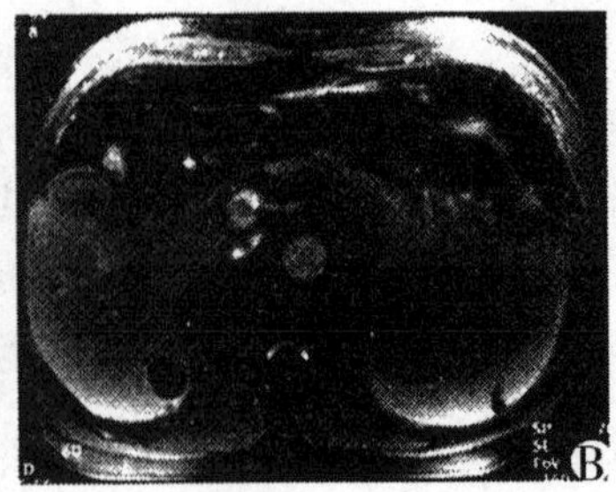
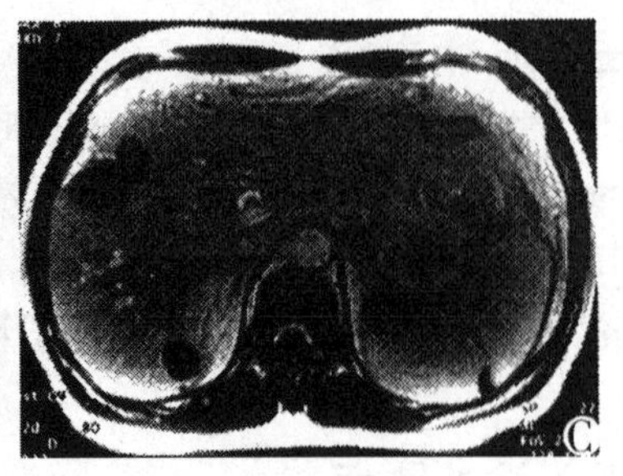

图 10-16　胰尾癌，男性，60 岁。T_2WI（B）显示胰腺尾部不规则增大，信号不均匀；T_1WI（A）肿瘤区可见不均匀低信号，增强扫描（C）肿瘤轻度强化

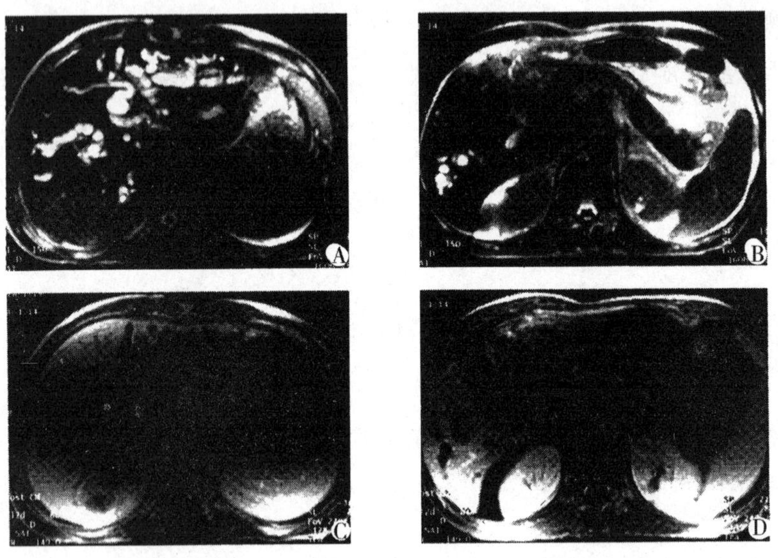

图 10-17　胰头癌，女性，41 岁。T_2WI（A、B）显示胰头增大，信号不均匀，边缘不清；肝内胆管扩张。增强扫描（C、D）胰头肿块仍无明显强化

（五）诊断要点

（1）有上腹痛、消瘦、黄疸等临床症状。

（2）MRI 检查见胰腺肿块和轮廓改变，肿块 T_1WI 呈低或等信号，T_2WI 呈高信号或低等信号。

（3）胰周血管和脂肪受侵，淋巴结肿大，胰管和肝内胆管扩张。

（六）鉴别诊断

胰腺癌需与伴胰腺肿大的慢性胰腺炎、胰腺假性囊肿、胰腺囊腺瘤等鉴别。

二、胰腺转移瘤（Pancreatic Metastases）

（一）概述

胰腺实质的转移性肿瘤并不少见，尸检报道胰腺转移瘤发生率占恶性肿瘤的 3% ~ 11.6%。肺癌、乳腺癌、黑色素瘤、卵巢癌以及肝、胃、肾、结肠等部位的恶性肿瘤都可以发生胰腺转移。

（二）病理

胰腺转移癌可以多发，也可以单发，除血行和淋巴转移外，胰腺常被邻近器官的恶性肿瘤直接侵犯。胃癌、胆囊癌和肝癌可以直接侵犯胰腺组织。

（三）临床表现

胰腺转移癌常缺少相关的临床症状和体征。

（四）MRI 表现

胰腺转移癌 MRI 表现与胰腺癌相似，T_1WI 表现为低或等信号，T_2WI 表现为混杂的高信号，可像胰

腺癌那样累及邻近器官和解剖结构。胰腺转移性肿瘤单发时，在影像上与原发癌不能区分，发现为多发病灶时应考虑为转移性肿瘤的可能。

（五）诊断要点

（1）有其他部位原发恶性肿瘤病史及相关的临床症状和体征。

（2）MRI 检查见胰腺单发或多发病灶，T_1WI 呈低或等信号，T_2WI 呈混杂高信号。病灶多发、有助于诊断。

（六）鉴别诊断

胰腺转移癌单发时需与胰腺原发癌鉴别。

三、胰岛细胞瘤（Pancreatic Islet Cell Tumor）

（一）概述

胰岛细胞瘤多是良性肿瘤，分功能性和非功能性两种。功能性胰岛细胞瘤中，以胰岛素瘤和胃泌素瘤最常见，前者占 60% ~ 75%，后者约占 20%。胰岛细胞癌少见。

（二）病理

多为单发性，体尾部多见，头部较少，亦可发生于十二指肠和胃的异位胰腺。体积较小，一般为 0.5 ~ 5cm，可小至镜下才发现。圆或椭圆实性小结，质实可钙化，伴出血坏死时质可变软，界限清楚。瘤组织可纤维化、透明变、出血、坏死、钙化。良恶性以有无转移及包膜浸润为标准。

（三）临床表现

无功能性肿瘤往往以腹块为首发症状，多伴有其他腹部症状。功能性胰岛细胞瘤往往因其功能所致症状而就诊，如胰岛素瘤产生低血糖等有关症状，胃泌素瘤产生 Zollinger-Ellison 综合征。化验检查时发现血中相关激素升高。

（四）MRI 表现

胰岛细胞瘤的 T_1 和 T_2 弛豫时间相对较长，T_1WI 为低信号，T_2WI 为高信号，圆形或卵圆形，边界锐利。T_1 和 T_2 加权图像上病灶的信号反差很大，非常小的甚至尚未引起胰腺轮廓改变的胰岛素瘤也能检出。胰岛细胞瘤的胰外侵犯和肝转移，MRI 同样能很好显示。特别是肝转移与原发灶相仿，即 T_1 和 T_2 时间均较长，因此在 T_2WI 上可呈现为单发或多发、边界清楚、信号强度很高的高信号区，即所谓的"灯泡征"，与肝海绵状血管瘤十分相似。因为胰岛细胞瘤的初步普查基于临床和实验室检查，仅有限的患者必须做影像学检查，目前提倡直接使用 MRI 这样昂贵的影像技术对这些病灶进行影像学普查。

（五）诊断要点

（1）典型的临床症状，激素测定以及阳性激发试验等。

（2）MRI 表现为胰腺占位，T_1WI 呈低信号，T_2WI 呈高信号，二者信号反差大。

（六）鉴别诊断

功能性胰岛细胞瘤结合典型临床表现和化验结果诊断容易，无功能胰岛细胞瘤需与胰腺癌和胰腺转移癌等鉴别。

四、胰腺炎（Pancreatitis）

（一）概述

胰腺炎是一种常见的胰腺疾病，分为急性胰腺炎和慢性胰腺炎。诊断主要依靠临床和实验室检查，影像诊断技术主要用来了解胰腺损害的范围以及观察并发症的发展情况。目前 MRI 对胰腺炎症性病变的诊断价值不大。

（二）病理

急性胰腺炎的主要病理改变：①急性水肿型（间质型），占 75% ~ 95%，胰腺肿大发硬，间质有充血水肿及炎症细胞浸润，可发生局部轻微的脂肪坏死，但无出血，腹腔内可有少量渗液。②急性坏死

型（包括出血型），少见，占 5% ~ 25%，胰腺腺泡坏死，血管坏死性出血及脂肪坏死为急性坏死型胰腺炎的特征性改变。此型病死率甚高，如经抢救而存活，胰腺的病理发展可能有以下两个途径即：①继发细菌感染，在胰腺或胰周形成脓肿，如历时较久，可转变为胰腺假性囊肿（pancreatic pseudocyst）；②急性炎症痊愈后，可因纤维组织大量增生及钙化而形成慢性胰腺炎。

慢性胰腺炎是复发性或持续性炎症病变，主要病理改变为胰腺的纤维化改变，可累及胰腺局部或全部，使胰腺增大、变硬，后期可发生萎缩，常有胰管扩张、钙化、结石及假性囊肿形成，病变可累及胃和十二指肠，使之发生粘连和狭窄，甚至可压迫胆总管，导致胆总管扩张，有时亦可引起脾静脉血栓形成或门脉梗阻。

（三）临床表现

急性胰腺炎的临床症状和体征与其病理类型有关，轻重不一，但均有不同程度的腹痛、伴有恶心、呕吐、发热。坏死性胰腺炎病情较重，可有休克。体检有腹部压痛、反跳痛，严重时有肌紧张，少数可有腹水和腹块体征，实验室检查可发现血清淀粉酶与脂肪酶活性升高。

慢性胰腺炎多为反复急性发作，急性发作时症状与急性胰腺炎相似，表现为腹痛、恶心、呕吐和发热。平时有消化不良症状如腹泻等，甚至可产生脂肪下痢，严重破坏胰岛时可产生糖尿病，病变累及胆道可引起梗阻性黄疸。腹部检查若有假性囊肿形成可扪及囊性肿块。血清淀粉酶活性可以升高或正常。

（四）MRI 表现（图 10-18）

急性胰腺炎时，由于水肿、炎性细胞浸润、出血、坏死等改变，胰腺明显增大，形状不规则，T_1WI 表现为低信号，T_2WI 表现为高信号，因胰腺周围组织炎症水肿，胰腺边缘多模糊不清。小网膜囊积液时，T_2WI 上可见高信号强度积液影；如出血，在亚急性期见 T_1WI 和 T_2WI 均为高信号的出血灶。炎症累及肝胃韧带时，使韧带旁脂肪水肿，于 T_2WI 上信号强度升高。慢性胰腺炎时胰腺可弥漫或局限性肿大，T_1WI 表现为混杂低信号，T_2WI 表现为混杂高信号。30% 慢性胰腺炎有钙化，小的钙化灶 MRI 难于发现，直径大于 1cm 的钙化灶表现为低信号。慢性胰腺炎也可使胰腺萎缩。胰腺假性囊肿在 T_1WI 表现为境界清楚的低信号区，T_2WI 表现为高信号。MRI 不能确切鉴别假性囊肿和脓肿，两者都表现为长 T_1 长 T_2 信号，炎症包块内如有气体说明为脓肿。

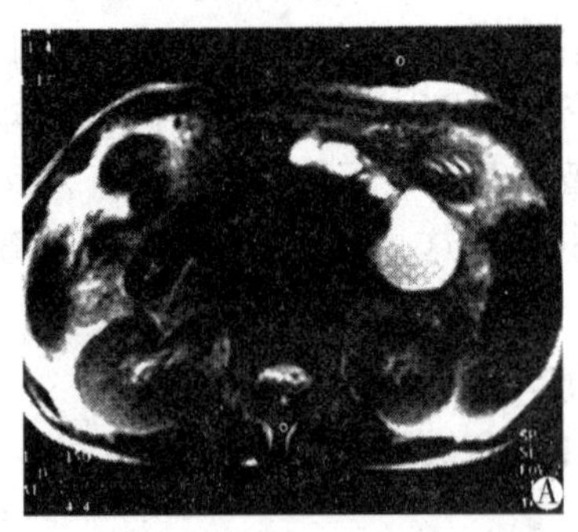

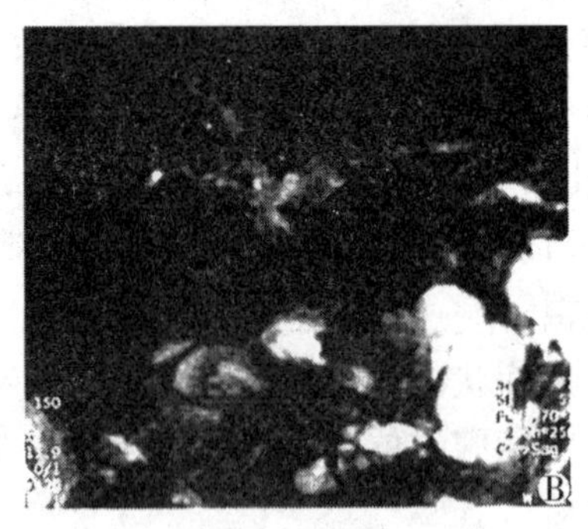

图 10-18　慢性胰腺炎，男性，59 岁。T_2WI（A）显示胰腺边缘不清，胰尾部及体部前方多个大小不等水样高信号区，边缘清楚。MRCP（B）显示肝内胆管轻度扩张，粗细不均匀

（五）诊断要点

（1）有腹痛、恶心、呕吐和发热等典型临床表现。化验检查血、尿淀粉酶活性升高。

（2）急性胰腺炎 MRI 示胰腺肿大，T_1WI 呈低信号，T_2WI 呈高信号，组织界面模糊，可并发脓肿、积液、蜂窝织炎、出血等。

（3）慢性胰腺炎 MRI 示胰腺体积可增大或缩小，T_1WI 呈混杂低信号，T_2WI 呈混杂高信号，常伴胰腺钙化、胰管结石和假性囊肿。

（六）鉴别诊断

急性胰腺炎若主要引起胰头局部扩大，需与胰头肿瘤鉴别。慢性胰腺炎引起的局限性肿块需与胰腺癌鉴别。慢性胰腺炎晚期所致胰腺萎缩，需与糖尿病所致胰腺改变及老年性胰腺改变进行鉴别。

第十一章

超声概述

第一节　超声诊断的物理基础

一、超声成像的物理基础

（一）超声波的一般性质

超声波其本质为高频变化的压力波。其频率超过成人听觉阈值的上限，以波动形式在物质（介质）内传播而不能在真空内传播，超声波携带能量（声能）并可转至传播物质（体），回声（反射声）及穿透声波中包含传播物质中的声学物理信息。声能亦可对活体组织产生生物效应。超声波中的主要物理特性如下。

1. 波形

波形指介质内质点振动与波传播方向的关系，可分为纵波、横波及表面波（图 11–1）。

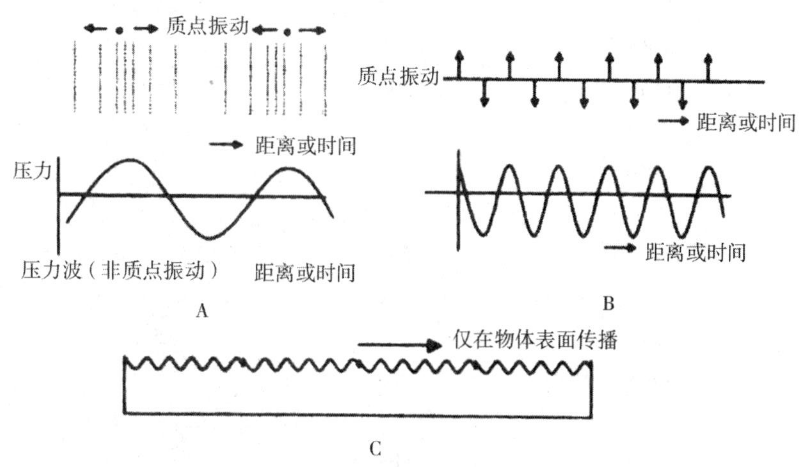

图 11–1　几种波形示意图

A. 纵波；B. 横波；C. 表面波

（1）纵波：介质中质点方向与波传播方向平行（或一致）者称为纵波。人体软组织（包括血液、体液）中均以纵波形式传播。

（2）横波：介质中质点振动方向与波传播方向垂直者称为横波。在声束斜射至骨骼时，可出现部分横波形式。

（3）表面波：介质中质点振动方向与波（可为纵波或横波）传播方向与入射声束基本垂直，但波动仅在物体表面传播者。

2. 频率

每秒振动（压力变化）的次数称为频率（frequency，f）。频率单位为赫兹（Hz，1Hz = 1 周）。超

声波频率在 20kHz（20 000Hz）以上，最高达 5GHz（5×10^9Hz）或更高。诊断用超声波频率在 1 ~ 20MHz，少数场合已用至 80 ~ 100MHz。

3. 周期

周期（period，T）为一次完整的压力波变化（或振动）所需的时间。单位为秒（s）、毫秒（ms）或微秒（μs）。

周期与频率间互为倒数。即：

T（s）= 1/f（Hz），f（Hz）= 1/T（s）

或 T（μs）= 1/f（MHz），f（MHz）= 1/T（μs）

4. 声传播速度

超声波在不同介质中的传播速度（propagation speed，c）不同。同一介质中温度高低不同时亦具差别。声传播速度简称声速（sound velocity）。声速的单位常用 m/s、cm/s，cm/μs、mm/μs 等。c 与体膨胀系数（Ka）、介质密度（ρ）、杨氏模量（E）等关系如下。

c ≈（Ka/ρ）1/2 或 c ≈（E/ρ）1/2

人体软组织中的密度声速参见表 11-1 所示。

表 11-1　人体正常组织的密度、声速、声特性阻抗

介质名称	ρ（10^3kg/m^3）	c（m/s）	Z（10^6Pa × s/m）	f 测试（MHz）
空气（22℃）	0.001 18	334.8	0.000 407	
水（20℃）		1 483	1.493	
羊水	1.013	1 474	1.493	
血浆	1.027	1 571		1
血液	1.055	1 571	1.656	1
大脑	1.038	1 540	1.599	1
小脑	1.030	1 470	1.514	
脂肪	0.955	1 476	1.410	1
软组织（平均值）	1.016	1 500	1.524	1
肌肉（平均值）	1.074	1 568	1.684	1
肝	1.050	1 570	1.648	1
脾		1 520 ~ 1 591		1
肾		1 560		1
心		1 572		1
脑脊液	1.000	1 522	1.522	
颅骨	1.658	3 860	5.571	1
甲状腺			1.620 ~ 1. 660	
胎体	1.023	1 505	1.540	
胎盘		1 541		
角膜		1 550		
房水	0.994 ~ 1.012	1 495	1.486 ~ 1.513	
晶体	1.136	1 650	1.874	
玻璃体	0.992 ~ 1.010	1 495	1.483	1.510
巩膜		1 630		
皮肤		1 498		
软骨		1 665		
肌腱		1 750		

（续 表）

介质名称	ρ（10^3kg/m^3）	c（m/s）	Z（10^6Pa × s/m）	f 测试（MHz）
子宫（活体、非孕妇，37℃）		1 633 ± 2		5
子宫（活体、孕妇，37℃）		1 625 ± 1.63		5
乳房（活体，30℃）		1 510 ± 5		2
乳房（甲醛液浸泡，23℃）		1 450 ~ 1 570		7

5. 波长

波长（wave length，λ）为超声波在介质中传播时，一次完整周期所占的空间长度。可从一个压力周期的开始上升点至次一个压力周期的开始上升点间距离测定；或从相邻两个压力波的最高点或谷点测定（图 11-2）。波长以 mm 为单位，高频超声中则以 μm 为单位。

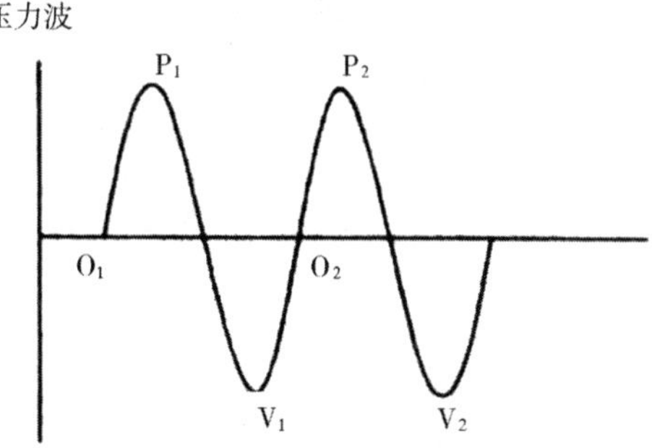

图 11-2　波长测量示意图

$$\mu = O_2 - O_1 = P_2 - P_1 = V_2 - V_1$$

6. 波长、频率与声速间的关系

波长、频率与声速间有确切的关系，即波长与频率的乘积等于声速。从诊断超声分析，如所用频率固定，则在声速高的介质中其波长亦大；如在相同声速的同一介质中，所用频率愈高，则波长愈小。

λ（mm）= c（mm/s）/f（Hz），或 λ（mm）= c（m/s）/f（MHz）× 10^3

为简化计算公式，在人体软组织中（f ≈ 1 500m/s），上述公式变为：A（mm）= 1.5/f（MHz），或 λ（mm）× f（MHz）= 1.5。

（二）超声波的发生

诊断用超声波一般应用压电元件所产生的压电效应，即电能与机械能的相互转换而发生。压电元件可为天然晶体（石英）、压电陶瓷（钛酸钡、钛酸铅、锆钛酸铅）或有机压电薄膜（PVDF，$PVDF_2$）等。

1. 压电效应

压电效应指在力的作用下（压力或负压力），压电元件的一对面上产生电场，其符号（正、负）相反（图 11-3）。所加的力愈大，电场强度亦愈大；反之则小。或者，在电场的作用下，压电元件产生如同外力作用下的改变，或增厚，亦可减薄（电场反向时）。所加的电场强度愈大，厚薄的变化亦愈大。

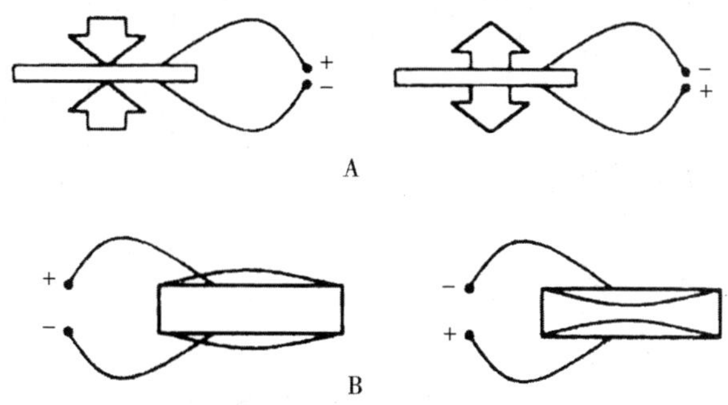

图 11-3　压电效应

A. 正压电效应；B. 逆压电效应

凡加力后产生电场的变化，称正压电效应；而加电场后产生厚度的变化，称逆压电效应。

在逆压电效应情况下，加以高频（ > 1MHz ）的交变电场，则压电元件产生厚、薄间的高频变化，即高频机械振动而产生超声波（图 11–4）。

回声撞击至压电元件时，产生正压电效应而呈现电压变化，电压变化与回声强弱成正比，故同样地反映体内信息。输入超声诊断仪经信号放大、处理等过程而形成声像图。

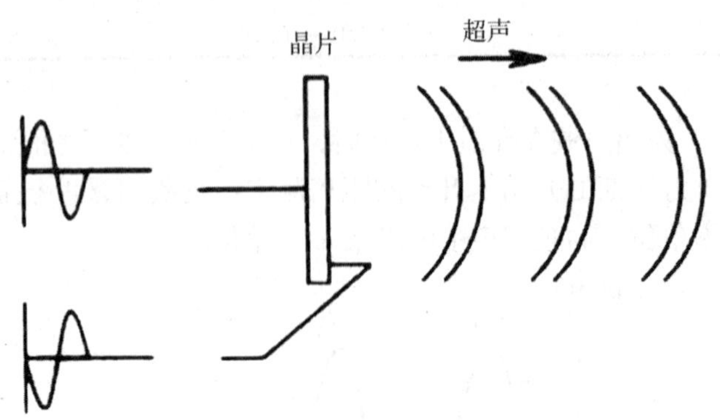

图 11–4　高频电场产生超声波

2. 压电材料

（1）电晶体。

①天然压电晶体：石英又名二氧化硅（SiO_2）。X 切割的石英晶体具有压电性能，其发射频率单纯，带宽窄，Q 值高，但要求激励电压高，常需数千伏（KV）。

②压电陶瓷晶体：为铁电体的化合混合物，采用人工配方、烧结、磨粉、混合、压模、再烧结、磨片、涂银、极化、切割等一系列工艺制成，可掺杂微量化学元素以改变其压电和介电性能，为目前绝大多数商品超声诊断仪所采用。

（2）压电有机材料：聚偏氟乙烯（Poly vinylidene fluoride，PVDF）具有压电性能。PVDF（或 $PVDF_2$）薄膜经延展使其分子链轴规则排列，并外加电场使之极化，即获得压电高分子薄膜，易制成宽带探头，具有质柔软、可弯曲、易加工等优点。

（三）超声场

探头向前方辐射超声能量所到达的空间，称超声场。超声场随探头的形状、阵元数、触发扫描方式、工作频率、聚焦设置等具有很大变化。为简化认识，对圆片单片平面型探头做介绍分析。

在非聚焦平面圆片被连续等幅高频电压激励时，超声场的分布如（图 11–5）所示。

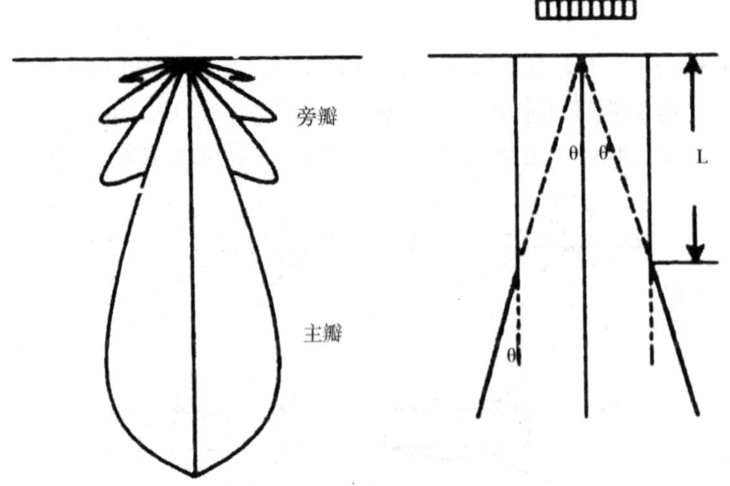

图 11–5　单平面圆片非聚焦型声场图

θ. 半扩散角；L. 近场距离

图 11–5 所示为典型的超声场分布。由于超声照射而形成超声场，故此场又可称为声束。在平面上，

发出声束的主方向称为声轴；声束两侧的范围称为束宽。从图中可见，离探头直径（2r）处向远方发出的声束中，其起始段平行；到达某一点后开始向两侧扩散，即声束逐渐增宽。此点与探头发射面的距离（L）与晶片发射时的半径（r）及介质中波长（λ）有关。

L（mm）= r^2（mm^2）/λ（mm），或在人体软组织中，上述公式变化为：L（mm）= f（MHz）×r^2（mm^2）/1.5。

1. 近场

在声束的平行区至扩散区交点 L 以内的范围称为近场。该区从其边缘考虑属平行声束，但在整段近场区内的声轴线上声场不断起伏，形成多处极大值和极小值（图 11-6A）。

如以离轴声强考虑，在声场内不同距离处作垂直于声轴的圆截面，则在声轴上极大值与极小值处其离轴声强分布不同（图 11-6B）。因此，近场区又名复瓣区。

近场或近场区具物理学上的严格定义，近场长度随探头频率变化成正比，又与探头半径平方成正比。临床超声诊断人员将图像的浅部称作"近场"不正确，而为误用术语。

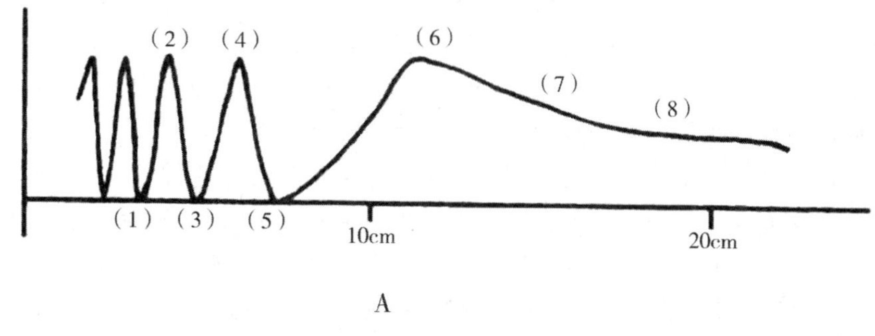

A

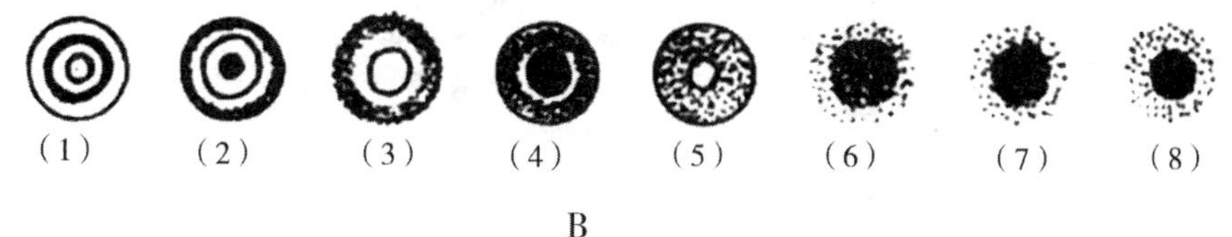

B

图 11-6 声场分布

A. 轴向声场分布；B. 离轴声场分布

2. 远场

从声束的扩散点开始，即为远场。该区内声场分布均匀，但向周围空间扩散（图 1-5）。

扩散声束边缘连线可相交至探头发射面，而形成扩散角（2θ）；其在每一边缘与近场声束边缘的延长线间角度称半扩散角（θ）。半扩散角用下列公式计算：sinθ = 0.61λ（mm）/r（mm）或要人体软组织中，sinθ = 0.61×1.5/[f（MHz）×r（mm）]。

半扩散角为衡量声束指向性的重要指标。半扩散角愈小，指向性愈好。一般探头的半径 r ≥ 5λ 时声束指向性较好；r ≥ 10λ 时指向性良好；而 r < 5λ 时，指向性差。

注意：远场是指声学物理空间，而非二维图像的深部，不可将二者混淆。

（四）超声波的传播

从探头发出的超声波以波动形式向人体（介质）内部行进并带入声能，称为超声波的传播。超声波在传播过程中，随人体组织的各种声学特性而产生相应的变化。

1. 声特性阻抗

声特性阻抗（specific acoustic impedance，Z）这一参数在现今超声诊断中起最主要的作用。

（1）定义：声特性阻抗又称声阻抗率，指某点的声压和质点速度的复数比，它等于介质中声速（c）和其密度（P）的乘积。Z（Pa×s/m）= ρ（$10^3kg/m^3$）×c（m/s），部分人体组织声阻抗测定数据参见表 11-1 所示。

（2）界面：两种声阻抗不同的物体（组织）的相接触处称界面。界面的存在说明该界面两侧具声阻抗差别。小界面和大界面不是从界面的绝对尺寸，而是用界面尺寸与入射声束的波长之间做比较确定。界面小于声束波长者称为小界面；大于声束波长者称为大界面。由于变换不同频率的超声探头，在某些条件下，同一界面尺寸有时可为小界面，而在另一状态下却成为大界面。例如，一个 0.3mm 尺寸的人体软组织界面，在 3MHz 超声（$\lambda = 0.5mm$）时为小界面；而在 10MHz 超声（$\lambda = 0.15mm$）时为大界面。

（3）散射：小界面对入射声束呈散射象。散射是小界面接受声能后，作为二次声源向周围立体空间所做的二次超声发射（图 11–7A）。散射体可称作散射子。当散射向 $47\pi r^2$ 立体角散发二次超声（可称回声）时，总有若干弧度中的回声返回探头面而获得信息。因此，散射现象无方向依赖，散射现象无回声失落。

（4）反射：大界面对入射声束呈反射现象。平滑的大界面称为镜面。声束入射至镜面时，声能从界面反射回原介质；余下声能穿越界面进入第二介质。

与镜面所做的垂直线称为法线。入射声束的声轴与法线间角度称为入射角；反射声束（回声）的声轴与法线间角度称为反射角。反射角与入射角相等（图 11–7B）。

反射声束中超声能量（声强）与声强反射系数（R1）有关，以下式表示：$R_1 = (Z_2\cos\theta_i - Z_1\cos\theta_t)^2 / (Z_2\cos\theta_i + Z_1\cos\theta_t)^2$，略去 $\cos\theta_i$、$\cos\theta_t$，可得：$R_1 = (Z_2 - Z_1)^2 / (Z_2 + Z_1)^2$，式中，$Z_1$，$Z_2$ 分别为第一介质与第二介质的声特性阻抗；θ_i 为入射角，θ_t 为穿透角。

因此，反射回声的声强主要取决于大界面两侧介质的声特性阻抗差别度，差别愈大，反射声强愈大，穿透声强愈小。认为密度大的反射大，或认为声特性阻抗大者反射大，均不符合声学理论。

如以反射回声的振幅（A）考虑，则振幅反射系数（RA）以下式表示：$R_A = (Z_2\cos\theta_i - Z_1\cos\theta_t) / (Z_2\cos\theta_i + Z_1\cos\theta_t)$，同样，如略去 $\cos\theta_i$、$\cos\theta_t$ 项，可得：$R_A = (Z_2 - Z_1) / (Z_2 + Z_1)$。

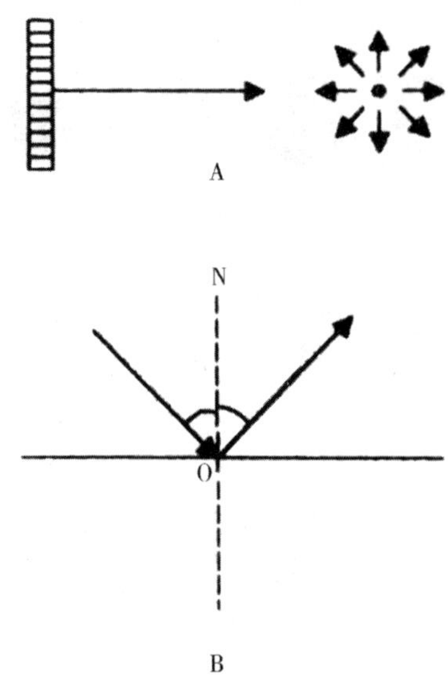

图 11–7　散射与反射

A. 散射；B. 反射

（5）回声失落与粗糙大界面：镜面反射遵守光学上 Snell 定律，即入射角与反射角相等。设如垂直入射时 $\theta = 0°$ 回声强度为 100%，则 $\theta_i = 6°$ 时回声强度为 10%，而 $\theta_i = 12°$ 时，回声强度降至 1%。θ_i 继续增大（约 $\geq 20°$），回声极微而不能检出，则此一空间上确实存在的大界面但得不到反射回声，称作回声失落（图 11–8A）。薄壁囊肿的两个侧壁常不能显示即为此故。此外，由于 θ_i 的变化而使被测大界面的回声强度明显改变，声学中称为角度依赖。由此可见，用反射信号强度分析界面回声（或声阻抗差）的绝对值，在理论上无任何科学意义。

粗糙大界面等同于平滑大界面的表面镶嵌以众多的小散射子，因而具有散射特性，即无角度依赖，亦无回声失落。感染性囊肿及肝脓肿其侧壁可清晰显示而不出现回声失落，即是此原因（图 11–8B）。

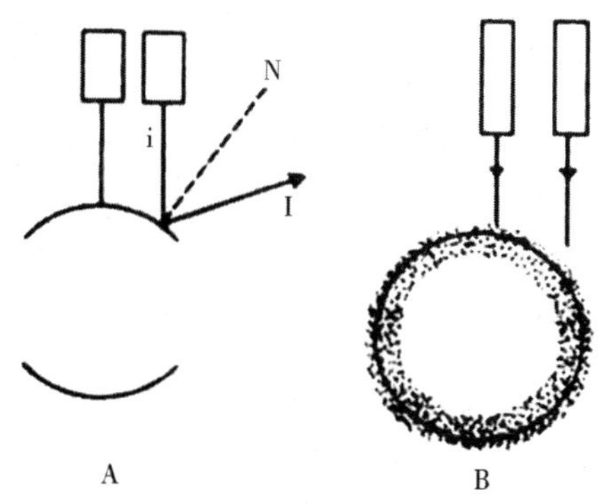

图 11-8 薄壁囊肿和粗糙外壁的镜面反射比较

A. 侧壁回声失落（薄壁包膜）；B. 粗糙外壁

（6）微泡和血液（软组织）间声特性阻抗差别：微泡多由空气组成，$Z_a \approx 407\text{Pa} \times \text{s/m}$；血液 $Z_b \approx 1.66 \times 10^6\text{Pa} \times \text{s/m}$；软组织 $Z_a \approx 1.52 \times 10^6\text{pa} \times \text{s/m}$。因此，声特性阻抗间差别极大，故在微泡与血液或微泡与软组织界面上（小界面），R1 在 99.8% 以上，R_A 在 99.9% 以上，使大量声能散射。

2. 声速差别

声束以 0° 入射角入射至大界面时，即使界面两侧介质中声速不同（$c_2 \neq c_1$），声束穿透此界面后仍按原方向前进 $\theta_t = 0°$ ）（图 11-9A）。此时，声束产生透射但无折射。

在界面两侧介质中声速相等（$c_2 = c_1$）时，如入射角 > 0° ，则其透射声束仍按原方向传播，即 $\theta_t = \theta_i$（图 11-9B）。

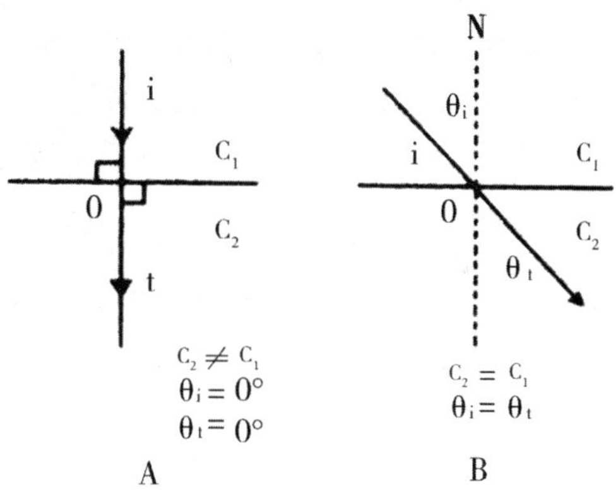

图 11-9 不发生折射的情况

A. 入射角为 0° ；B. 界面两侧介质中声速相等

（1）折射：在界面两侧介质中声速不等（$c_2 \neq c_1$），且入射角 > 0° 时，则透射声束偏离入射声束的方向传播，即 $\theta_t \neq \theta_i$。此命名为“折射”（图 11-10）。

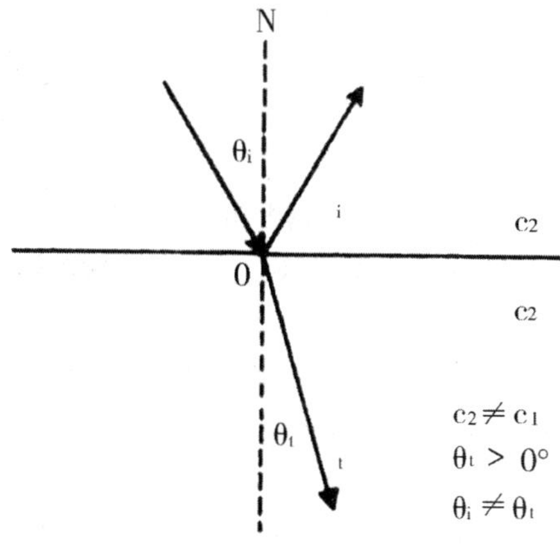

图 11-10 折射

折射角与入射角有关，与界面两侧介质中的声速比有关。以下式表示：$\sin\theta_t/\sin\theta_i = c_i/c_2$，简化取近似值则为：$\theta_t/\theta_i = c_1/c_2$。

（2）会聚及发散：平行声束通过圆球形病灶，如病灶内声速与其周围不等，则在病灶后方产生声束的会聚或发散。如圆球形病灶内部声速小于周围组织，则声束经二次折射后会聚（图 11–11A）；相反，病灶内部声速大于周围组织，则声束经二次折射后在病灶后方呈扩散现象（图 11–11B）。如病灶内部声速与周围组织相等，则通过病灶后声束无会聚或扩散改变（图 11–11C）。

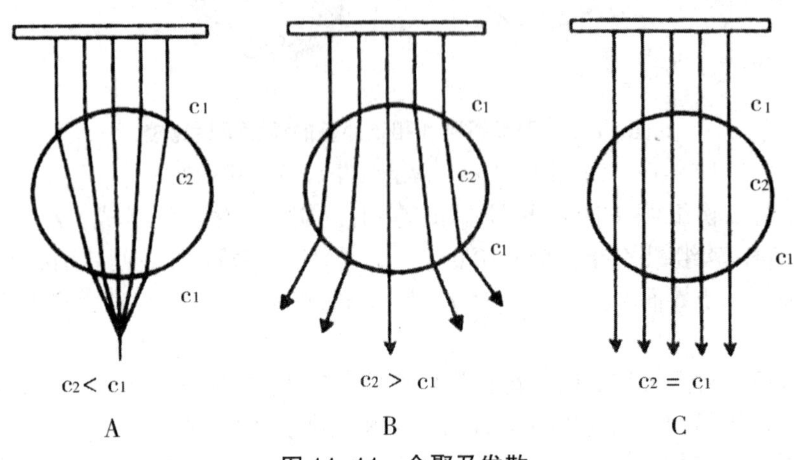

图 11–11　会聚及发散

A. 折射后会聚；B. 折射后扩散；C. 声束无折射

（3）临界角与全反射：在第二介质中声速大于第一介质时，成角入射必然使 $\theta_t > \theta_i$。逐渐加大入射角 θ_i，θ_t 更快增大。在 θ_t 至直角时，折射声束与大界面平行，此时的 θ_i 称为临界角（图 11–12A）。

再增大临界角的度数，则 $\theta_t > 90°$，此时声束从平行于界面状态转入第一介质，称全反射（图 11–12B）。

全反射出现在 θ_i 大于临界角时。在全反射界面的下方，出现无超声进入区，称侧后声影或折射声影（图 11–12C）。有人误将超声波传至肺泡或胃肠道空气界面产生的强力反射称作全反射，则不符合物理原理。

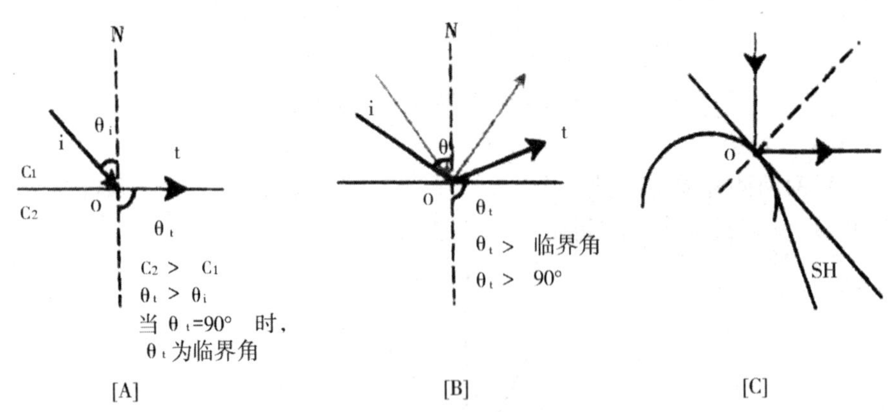

图 11–12　临界角与全反射

A. 临界角；B. 全反射；C. 折射声影

3. 绕射（衍射）

声束在界面边缘经过，如声束边缘和界面边缘间距达 1 ~ 2λ 时，声束可向界面边缘靠近且绕行，即产生声轴的弧形转向（图 11–13），其转向程度一般不大，称为绕射。

4. 相干

两组波形的叠加由于频率、振幅或相位的不同，可获得另一种新的波形。这种新的波形中常含有新的信息，特别如相位信息（图 11–14）。已有利用相邻声束扫线产生的回声取得相干信息，形成相干图像。

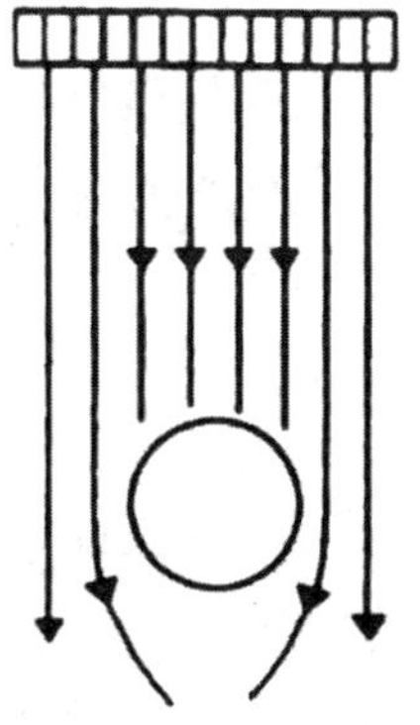

图 11-13 绕射

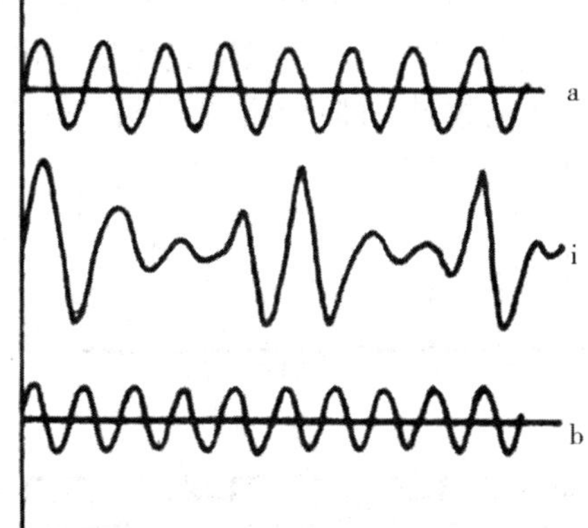

图 11-14 相干

a 和 b 叠加形成 i

5. 多普勒效应

动散射子对入射超声的回声产生频移，称多普勒效应。动散射子的频移量（f_d）与运动速度（v）成正比，与探头发射频率（f_o）成正比，与“声束 - 血流方向”夹角（θ）的余弦成正比，而与介质中声速（c）成反比（图 11-15）。

即：$f_d = 2v\cos\theta \times f_o/c$，多普勒超声利用动目标产生频移，再从频移计算运动速度。其中必须作角度校正，否则，计算显示出的流速读数全无科学意义；θ 角必须在 60° 以下，否则，即使作 θ 角校正，其测值的重复性低，可信度不高。

注意：“频移”只用在多普勒效应中，下节所述的 2 倍谐频不可称为频移。

多普勒频移值如超过 Nyquisi 频率（1/2PRF）时，产生曲线混叠。其高峰削平而移至另一侧。

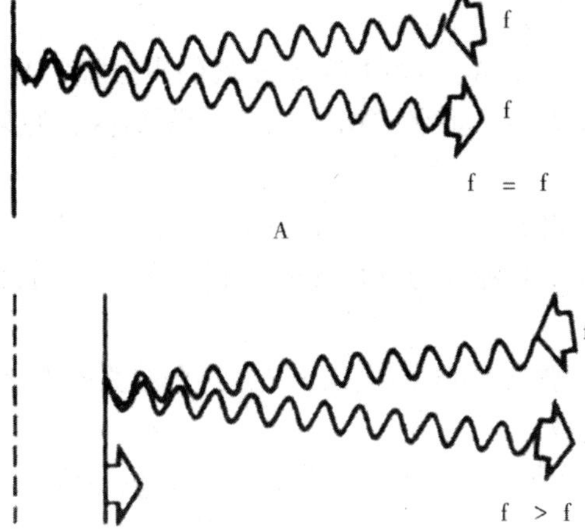

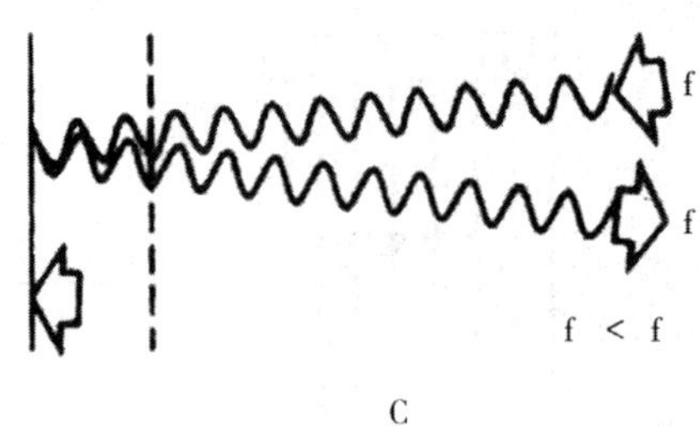

C

图 11–15 超声多普勒效应原理

A．界面静止时，反射超声频率不变；B．界面向探头移动，反射超声频率增高；C．界面离探头移动，反射超声频率降低

6．谐振与谐频

谐振即共振。在声束进入微泡区时，声场中压力改变可使气泡受压后体积（径线）变小；受负压后体积（径线）变大。在超声频率与气泡自然共振频率一致时，其体积变化可大至3个数量级。在共振情况下，界面散射多种频率。其中，与基频 f_0 成倍数者（即：$2f_o$，$3f_o$，$4f_o$，…，nf_o）包含的声能最大，形成谐频。2倍谐频能量较其他谐频能量更大，已用作谐频成像（图 11–16）。

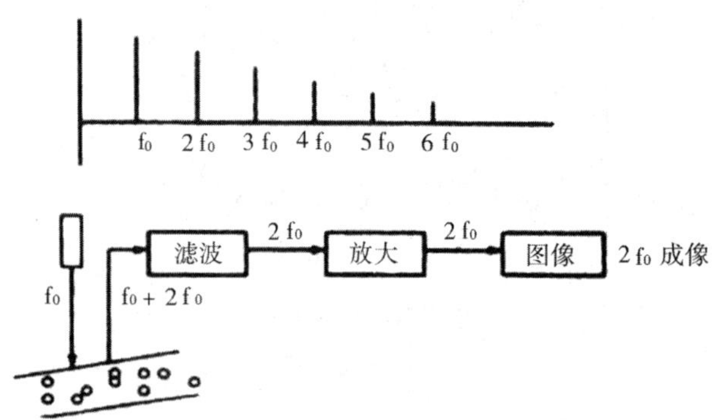

图 11–16 谐频成像原理示意图

另一种谐频并非来自气泡共振，而来自超声波在传播中的波形畸变。其正压部分的声速略大，而负压部分的声速略小。经一定距离后，使正弦波变成锯齿波。而畸变后的锯齿波如经快速富利埃分析，则可从基频之外取得谐频超声波。同样可进行谐频成像。

在气泡共振的谐频信息中，尚存在低于基频的次谐频波，常为 $2/3f_o$，$1/2f_o$，$1/3f_o$，$1/4f_o$ 等形式。谐频与次谐频成像均属非线性声学范畴。

（五）超声波的衰减

超声波携带的能量，在其传播过程中必然受到损失，使声强逐渐降低，称为衰减。

1．衰减公式

衰减公式为：$A_x = A_o e^{-\alpha fx}$，式中，Ax 为距离探头 X 处的声振幅；A_o 为探头发散面处的声振幅；e 为自然对数之底；α 为衰减系数；f 为超声频率（MHz）；x 为距离探头的某点。

2．衰减系数

衰减系数 α 由 3 个主要部分组成，即：$\alpha = af^1 + bf^2 + cf^4$。其中，a 代表介质弹性摩擦吸收系数，与频率的 1 次方成正比，b 代表介质黏滞性与热传导的吸收系数；c 代表介质内散射体的瑞利散射吸收系数，与频率的 4 次方成正比。

此外，尚有其他影响因素。声强（I）与声振幅（A）的平方值成正比，故声强的衰减系数为 2α。

3．不同人体组织中的衰减系数

人体组织的衰减与其组织中所含成分有关。通常含液者衰减甚低；实质性组织中随其含蛋白质的百分数增高而增高；蛋白质中又以胶原蛋白的衰减最大；钙化体衰减更高，密质骨较钙化体更高；含气脏器（或病灶）属人体内最高衰减（表 11–2）。

表 11-2 人体正常组织的衰减系数

组织器官	衰减系数（$dB \times cm^{-1} \times MHz^{-1}$）	频率范围（MHz）
眼球玻璃体液	0.10	6 ~ 30
血液	0.18	1.0
血浆	0.07	1 ~ 3
肌肉（顺纤维）	1.3	1.7 ~ 3.4
肌肉（横越纤维）	3.3	0.8 ~ 4.5
脂肪	0.63	0.8 ~ 7
脊髓（顺纤维）	0.80	1.7 ~ 3.4
脊髓（横越纤维）	1.20	1.7 ~ 3.4
肝	0.94	0.3 ~ 3.4
肾	1.0	0.3 ~ 4.5
心肌	1.8	0.3 ~ 4.5
晶体	2.0	3.3 ~ 13
骨髓	1.0	1.0
颅骨	20	1.6
水	0.002	1.0
空气（肺、肠）	41	1.0

人体组织中的衰减与散射有关。某些病变（如脂肪肝）时散射增大，致使传入深部的声强显著下降。脂肪单独的衰减系数甚低，但当多量的 2 ~ 3μm 脂肪微滴积聚在肝细胞内时，由于脂肪与肝细胞质之间的声特性阻抗不等，造成对入射超声大量散射，致使脂肪肝的声衰减明显增大，表现为肝脏深部的回声明显稀少及肝脏底面的模糊。

人体组织中的衰减与反射有关。反射系数愈高则反射声强愈大，以致透入界面深部介质的声能下降。例如，某些胆囊结石与胆汁的界面反射系数可达 50% 以上，则透过结石后声能下降，再加胆石的声吸收，产生清晰的后方声影。

微泡造影剂浓度为 4.4%，平均微泡直径为 3.4μm 时，具极高的衰减系数。在 2MHz 超声作用下，其衰减系数为 $80dB \times cm^{-1} \times MHz^{-1}$，或者为 $40dB \times cm^{-1} \times MHz^{-1}$。

4. 衰减在超声诊断中的应用

衰减间差别为超声诊断的重要依据之一。比较声像图上同一深度处的回声情况，可推断该处浅部声路上的衰减大小。部分疾病其后方增强，部分疾病其后方减弱，亦有部分疾病后方无明显变化。

（1）后方增强：①轻度增强者：低回声型小肝癌，高回声型血管瘤（部分），正常晶体后囊。②显著增强者：囊肿，脓肿，金属异物，宫腔节育器（金属），胆囊壁黏膜内胆固醇结晶。

（2）后方减弱：①轻度减弱者：乳房癌，局灶性纤维化，后方呈现模糊声影。②显著减弱者：钙化斑，结石，重度局灶性纤维化，瘢痕组织，气体，产气杆菌感染，圆球形包膜的侧后声影。一般在其后方均具清晰声影。

（3）后方无改变：不少局灶性病变其衰减与该脏器正常组织一致；或者属弥漫性病变，即使其声衰减与正常者不同，但在声像图上不能比较出衰减差别在何处特别明显。

（六）超声生物效应与安全性

1. 声强

在脉冲式超声系统中，超声声强（I）区分如下。

（1）空间平均时间平均声强（I_{SATA}）；为标出声强中的最低数据。

（2）空间峰值时间平均声强（I_{SPTA}）：非聚焦声束中，为 I_{SATA} 的 3 ~ 5 倍；聚焦超声中，焦区声强为 I_{SATA} 的 108 ~ 200 倍。

（3）空间平均时间峰值声强（I_{SATP}）：为占空因素的倒数与 I_{SATA} 的乘积。

（4）空间峰值时间峰值声强（I_{SPTP}）：为标出声强中的最高数据。可达 I_{SATA} 的 300 ~ 1 000 倍。

此外，尚有空间峰值脉冲平均声强（I_{SPPA}）及最大半周脉冲声强（I_{max}）等标示值。在各种声强中，多数学者认为，I_{SPTA} 为生物效应的最主要指标。

2. 超声生物效应

超声波携带能量，进入人体组织后可产生三大效应，即热效应、空化效应、增流效应。

（1）热效应：超声入射至人体组织中可产热。在活体动物中，小鼠颅骨用，I_{SPTA} = 1.5mW/cm^2 照射 90s，温升 > 5℃。在 60 例决定作人工流产的胚胎（月经龄 62 ~ 67d）的人流术前，以 I_{SFTA} = 2.5mW/cm^2 照射小鼠颅顶骨 120 s，于颅骨板内测得平均温升 4.9℃。温度在≤ 2℃时，暴露时间长达 50h，无任何生物效应出现；但温升 > 4℃，常可产生中枢神经系统的发育畸形，例如脑积水、无脑、小眼、小脑、上颌发育不良及面部裂开等畸形。

（2）空化效应：超声波为高频变化的压缩与弛张波，其压力与负压力（弛张期）呈周期性改变。在负压作用下液体可产生空化。诊断用超声在动物体内可致空化，产生空泡。超声造影剂注入静脉后，大量微气泡即进入血流。微气泡在声压作用下可产生共振及猝灭，在微小空间可致局部高温（ > 1 500℃）及高压（ >数千大气压）。空气微泡在常态时可存于肺泡及肠腔中；临床冲洗、灌洗或产气菌性感染等情况下均可存在气泡。

在小鼠、猪、兔、鼠及猴的动物实验中，声压达 0.5 ~ 1MPa 时即可发生肺组织中红细胞外渗，有学者测量 B 型诊断仪弛张期负压在 0.45 ~ 0.54MPa。

（3）增流效应：脉冲式超声诊断仪的聚焦声强野中，可使水介质出现增流。控制声功率不变而增大振幅时，3.5MHz 聚焦野中可增流 5 倍。通用 B 型仪其增流为 1cm/s，Doppler 超声仪可达 14cm/s。增流可使心肌产生收缩。有报道 Doppler 声束在水中增流速可较血液中大 100 倍。增流可使细胞膜振动。有报道在剪切力及微增流条件下，易发生血栓形成。

3. 超声生物效应的安全性

由于同一类型的超声诊断仪各生产厂设计的声强输出差别甚大，不同类型（黑 / 白 B 型；彩色血流成像；脉冲多普勒流速曲线）间亦存在较大差别。因而，诊断仪的声输出必须经法定机构检测，方能确定其确切声强数值。1992 年前国际提出 EDA 510（K）的人体应用声强标准如表 11-3 所示。

然而，此规定未能表达超声的热效应及空化效应。1995 年以后，国际上提出更新的、反映热与空化两个效应的显示参数。

表 11-3 超声诊断人体脏器最大声强值 [EDA 510（K）]

部位	I_{SPTA}（mW/cm^2）
心脏	430
周围血管	720
眼球	17
胎儿	94

（1）热指数（thermal index，TI）：指超声实际照射到某声学界面产生的温升与使界面温升 1℃的比值。又分为 TI_b、TI_c 及 TI_s 三种。TI_b 为经软组织至骨骼表面处的 TI 比值；TI_c 为经颅骨至脑组织表面处的 TI 比值；TI_s 为经一种软组织至其更深处另一软组织的界面处 TI 比值。通常，TI 值在 1.0 以下认为无致伤性，但对胎儿检查应调节至 0.4 以下，对眼球应调至 0.2 以下。

（2）机械指数（mechanical index，MI）：指超声在弛张期的负压峰值（MPa 数）与探头中心频率（MHz 数）的平方根值的比值。通常，MI 值在 1.0 以下认为无害，但对胎儿应调节至 0.3 以下；对眼球应调至 0.1 以下；在使用超声造影剂或体内存在其他微泡或气体情况时，MI 应调至 0.1 或更低（0.04）。

二、人体组织超声成像

超声在人体组织中的传播，回声的强弱取决于两种介质的声阻之差、入射超声与界面的角度，并与组织成分有关。

现代超声诊断仪显示实时动态图像，二维超声显示动态切面图、M 形显示实时幅度－时间曲线、频谱多普勒显示实时频移－时间曲线。

（一）二维超声成像

二维超声包括线阵、凸阵或相控阵（扇形）等为电子扫描，每秒成像 30 帧以上。探头发射多数扫描线，入射人体，快速扫描被检部位，每条扫描线遇不同声阻的组织界面产生反射、散射回声，由浅入深的回声按序显示在监视器上即成二维图像（图 11–17）。

1. 正常人体组织及脏器的结构与回声规律性

正常人体组织从声学特性上分为 3 类：①人体软组织的声学特性（声速、声衰减等）与水近似属一类；②骨骼；③空气。

（1）皮肤及皮下组织的回声规律：均为实性软组织，皮肤深部依次为皮下脂肪、肌肉；胸、腹部深层为胸、腹膜壁层及胸腹腔间隙；四肢及外周则深部为骨膜及骨骼。超声束在经过皮肤－皮下脂肪－肌肉－胸、腹膜壁层－胸、腹腔间隙等上述两种组织间的界面时，产生强弱不等的反射与散射，在声像图上显示界面回声，在一种组织内部根据组织声阻均匀性，决定回声的强弱。

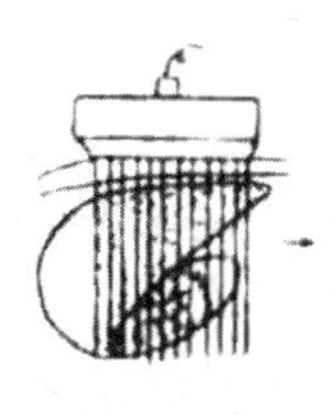
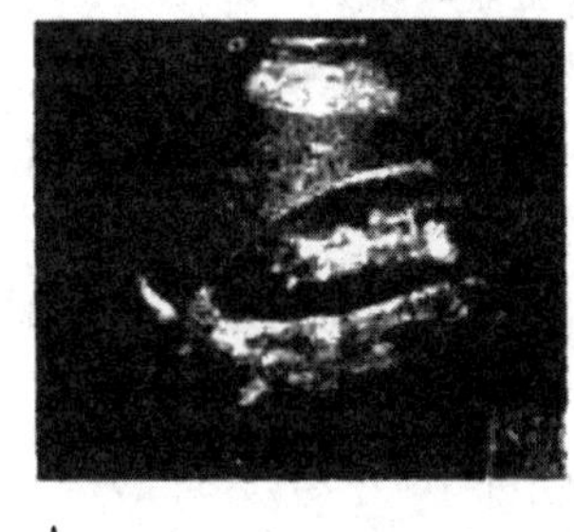
A
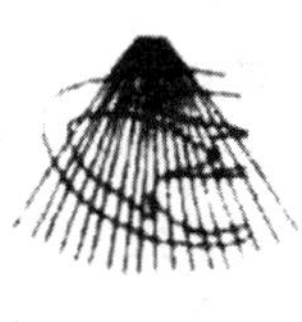
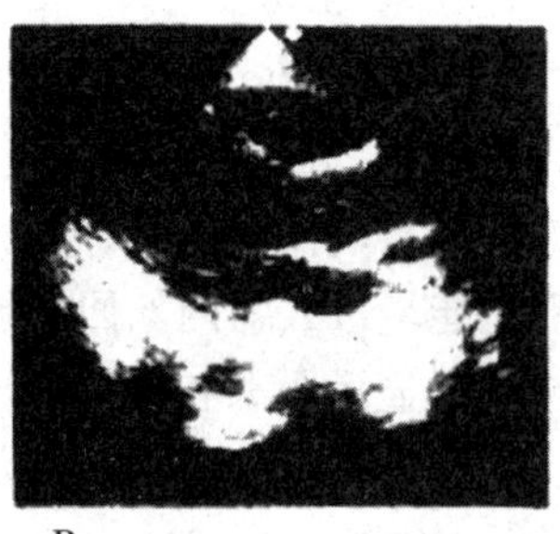
B

图 11–17 二维超声成像示意图

图 A 示线阵探头发出平行扫描线，扫查右肝和肾及显示声像图；图 B 示扇形扫描探头发出放射状扫描线，扫查心脏及显示心脏二维图像。RL. 肝右叶；RK. 右肾；RV. 右心室；LV. 左心室；LA. 左心房；AO. 主动脉

（2）实质性组织或脏器的回声规律：实质性脏器如肝、脾、肾、甲状腺、子宫、脑等脏器，表面均有致密的结缔组织包膜，内部结构均匀一致的组织回声弱，如脑及神经组织、淋巴结等；内部结构不均匀的各有一定结构特点，如肝脏呈楔形，外有包膜，内以肝细胞为主，有汇管区，门静脉、肝静脉、肝动脉、胆管各自成树枝状有序分布；超声束经腹腔间隙－肝包膜－肝实质－肝内管道之间的各个界面反射，肝内细小结构间有散射，显示肝声像图。肾脏声像图显示低回声的肾脂肪囊，较强回声的细线状肾包膜，低回声的肾皮质、锥体，较强回声的肾盏及肾盂与肾门。横纹肌由肌纤维、肌束组成，肌束外均有肌膜包裹，形成无数声阻不同的界面，回声明显不均匀（图 11–18）。

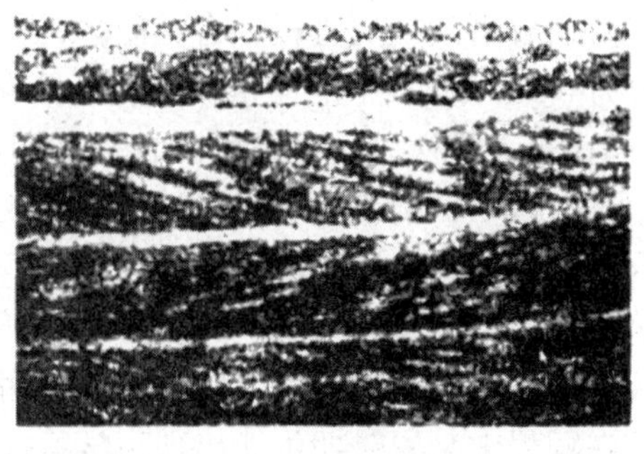

图 11–18 实质性组织小腿肌肉声像图

（3）含液体脏器的回声规律：含液脏器如眼球、胆囊、膀胱、心脏、血管等，结构特点为有实性组

织为壁，壁厚薄不一，正常脏器壁整齐，腔内液体各脏器密度不一，尿液密度小，依次为胆汁、眼玻璃体（1.010g/cm^3）、血液（1.055g/cm^3）。胆囊、膀胱壁，由外向内为浆膜、肌层及黏膜层，腔内为声阻均匀的胆汁、尿液。经腹超声束先经腹壁各层－肝脏前－肝后缘－胆囊前壁－胆汁－胆囊后壁，声像图上分别显示各界面回声，腔内为无回声区（图 11–19）。心脏壁较厚，有特定的结构，腔内血液为较黏稠液体。超声束经前胸壁－胸腔间隙－右心室前壁（心外膜－心肌－心内膜）－血液－室间隔－血液－心后壁，各界面均有回声，血液通常为无回声，灵敏度高的仪器可显示血液中的极低回声。

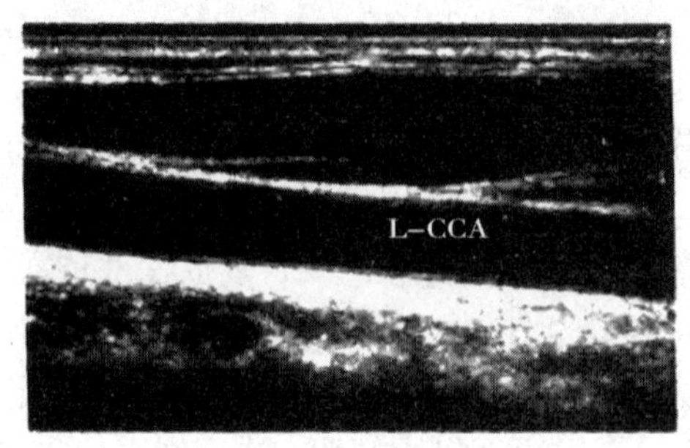

图 11–19　含液脏器声像图

正常左颈总动脉（L–CCA）显示动脉壁及腔内无回声区

（4）含气脏器的回声规律：含气脏器如肺，肺表面有包膜、肺泡壁，肺泡内充气，超声束经胸壁、胸膜到达肺泡壁与气体交界处，因声阻相差悬殊，两者的声强反射系数为 0.998 9，即 99.89% 的能量被反射，几乎无能量进入肺内。回声能量在探头－空气之间往返反射多次，反射波在组织中传播能量逐渐衰减，声像图中显示距离相等（胸壁）的多次反射，回声强度逐渐减弱（图 11–20）。即超声不能穿透肺内气体，不能显示正常肺内结构及被正常肺遮盖的深部结构与病变。同理，胃、肠胀气时，超声亦无法显示胃肠深部组织。

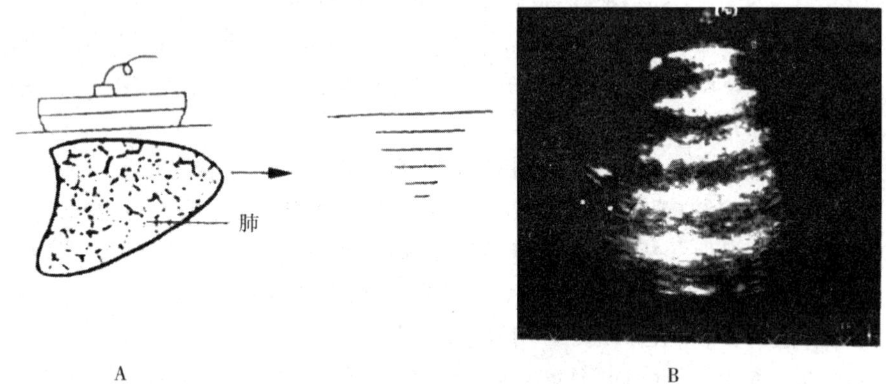

图 11–20　含气脏器的超声成像图

A 为正常肺的多次反射示意图；图 B 为声像图

（5）正常骨骼回声规律：正常骨由骨密质构成骨板，含钙质多，与周围肌肉声阻相差数倍，超声束经软组织－颅骨界面声强反射系数为 0.32，即 32% 的能量被反射，二维图上显示强回声。骨板下为骨松质，由骨小梁交织排列成海绵状，超声进入骨松质后在海绵状结构中来回反射、折射，能量被吸收衰减，不能穿透骨骼（除头颅颞侧骨板最薄处外），骨骼后方无超声，称声影（图 11–21）。即超声不能显示骨组织的内部结构及骨髓腔，也不能显示骨骼后方的组织或脏器。

2. 病理组织的声学特性与回声规律

病理组织的声学特性可分为液性、实质性、钙化、气体。同一疾病在病程中不同时期的声学特性可不同，回声亦不相同，但不同疾病在病程中某一时期可能出现声学特性类似的病变，如肝脓肿早期炎症为实质性占位病变表现，声像图相似，肝脓肿化脓期为肝内液性占位病变，肝癌巨块型中心可液化、坏死、出血，超声图显示亦为肝内液性占位病变。

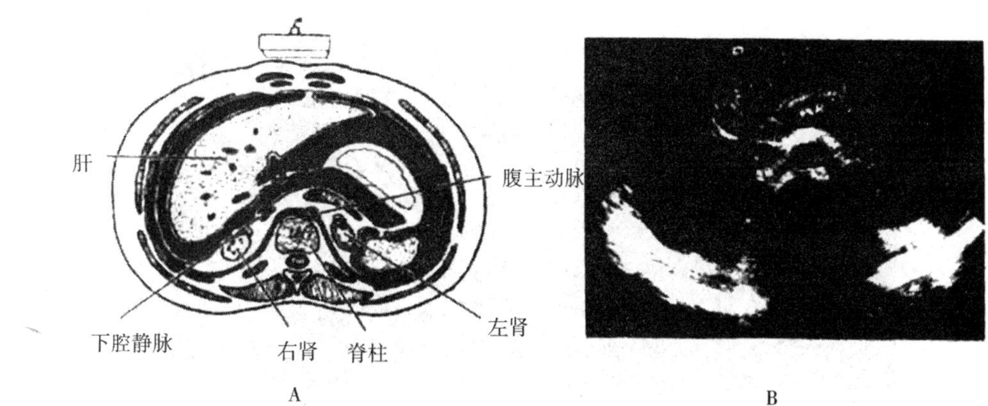

图 11-21　骨骼超声成像示意图

图 A 为骨组织结构示意图；图 B 为骨回声及声影的声像 GB. 胆囊；P. 胰腺；AO. 主动脉；PV. 门静脉；S. 声影

（1）液性病变：包括囊肿、积液、脓肿、液化等。单纯囊肿通常液体稀，壁薄、光滑，二维超声显示清晰无回声区，边界清楚，伴有光滑、较强线状回声，呈圆形或椭圆形（图 11-22）。积液可为浆液、黏液、血性液或脓液，为清晰或不清晰的无回声区，形状与所在部位有关。脓液与坏死液化如坏死完全为无回声区，坏死不完全则无回声区内常有多少不等的低回声，边界多不整齐，形态不规则。

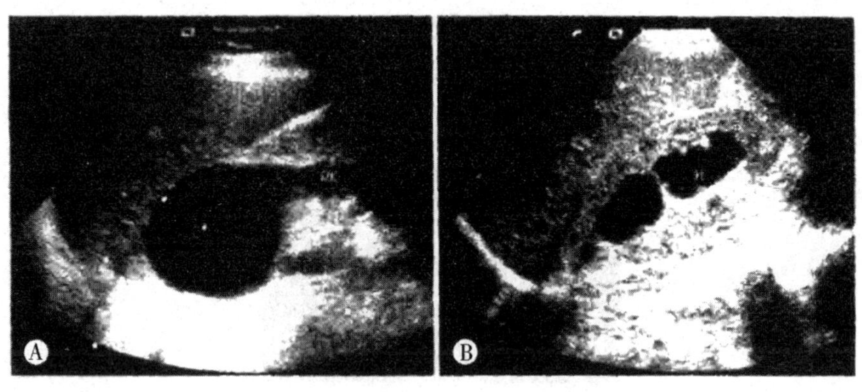

图 11-22　肾液性病变图

图 A 为肾上极囊肿；图 B 为中量肾积水。RL. 肝右叶；RK. 右肾；H. 肾积水；C. 囊肿；箭头示侧壁声影

（2）实质性病变：实质性病变，病理上可有水肿、炎性浸润、纤维化、瘢痕、肿瘤、结石、钙化、血栓、斑块等，可以发生在各种组织或脏器内。

①水肿：局部组织或脏器水肿，声像图显示局部组织增厚或脏器各径增大，内部回声较正常部位低。

②炎性浸润：轻度或慢性炎症超声图像可无异常，急性炎症常局部肿大，炎症局限时如脓肿早期，局部回声增多、增强伴分布不均匀。

③纤维化：纤维组织较致密，含胶原较多，声阻较大，在其他组织中有纤维组织增生或局部纤维化，声像图显示局部回声增强，但无声影。

④瘢痕：为胶原纤维组织收缩成瘢痕，超声显示局部斑块状强回声。大的瘢痕后方可有声影。

⑤肿瘤：占位性病变，有良性、恶性之分，多呈圆形。良性肿瘤多有包膜，内部结构多较均匀。超声显示有线状包膜回声，表面规则，内部回声多均匀。恶性肿瘤生长快，多无包膜，向周边浸润生长，小肿瘤多为瘤细胞，稍大肿瘤内部有坏死、出血，超声显示肿瘤边界不平或有伪足样伸展，小肿瘤内部多为低回声，稍大者内部回声强弱不一。含液脏器如胆囊、膀胱壁发生肿瘤，多突向腔内（图 11-23）。

⑥结石：结石以胆管系统及泌尿系统多见，多含钙盐，超声显示强回声伴后方声影（图 11-24）。

⑦钙化：钙盐沉积常可见于结核病灶、风湿性瓣膜病、肿瘤内、动脉粥样硬化斑块中。声像图表现局部回声明显增强并伴后方明显声影。

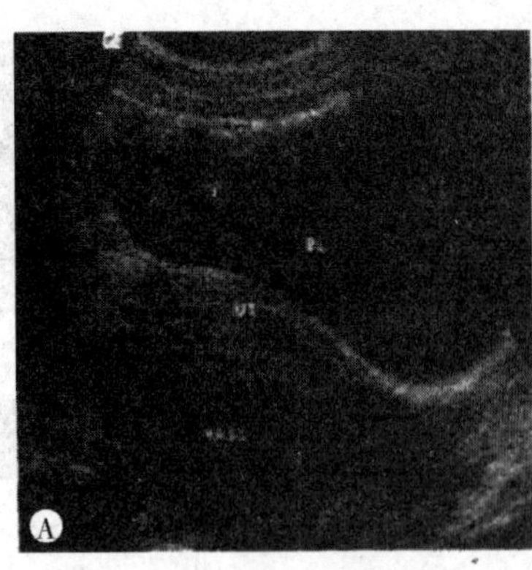

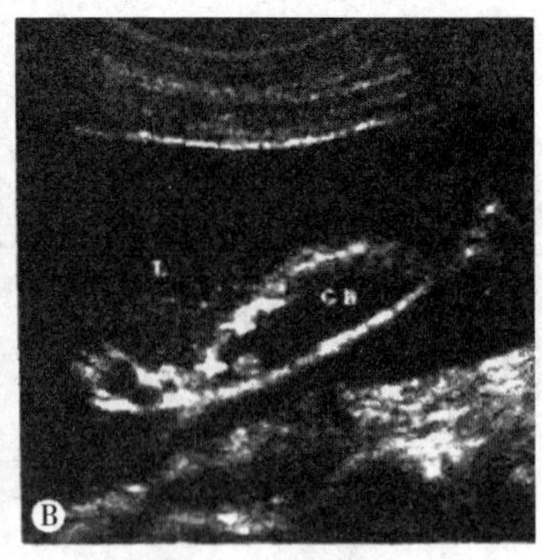

图 11-23　实性肿物声像图

图 A 为子宫内圆形实性肿物，内部回声均匀，图中 BL 为膀胱，UT 为子宫．Mass 为肿物；图 B 为胆囊内实性小突起（箭头所示），分别来自前、后壁，表面光滑。图中 L 为肝，GB 为胆囊

⑧血栓：可发生在心腔及血管内，由于血栓发生时间不同，内部组成成分不一，声像图显示早期新鲜血栓为很低回声，不易发现，陈旧血栓内有纤维增生或机化，回声明显增强。

⑨斑块：发生于动脉粥样硬化的血管壁，声像图显示斑块回声强弱不一（与组成成分有关），并向腔内突起（图 11-25）。

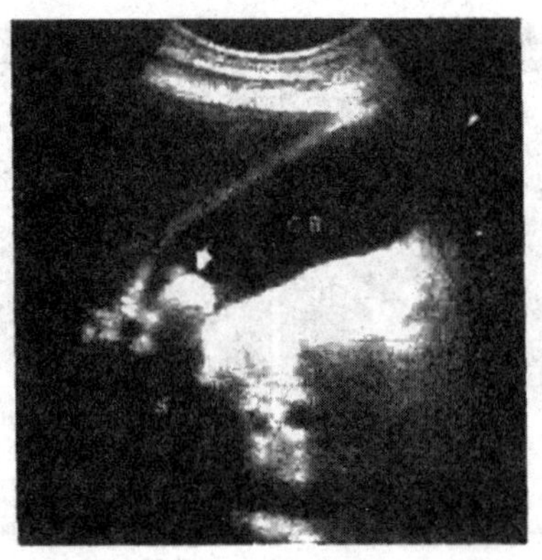

图 11-24　胆囊结石声像图

胆囊（GB）颈部有一强回声团（↓），边界清楚，其旁有数个小团，伴后方声影（S）

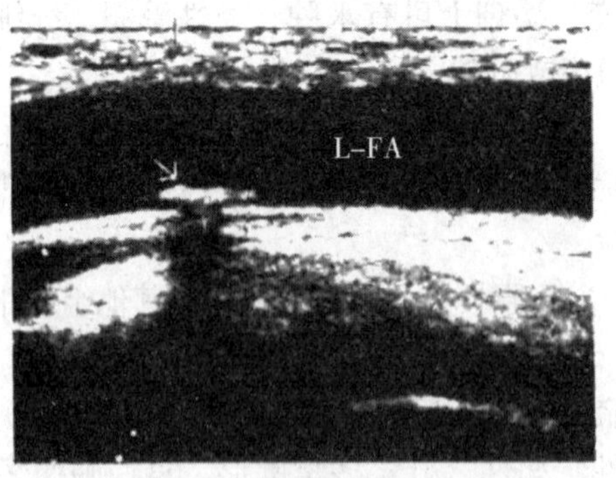

图 11-25　动脉斑块声像图

左股动脉（L-FA）后壁强回声为钙化斑块，伴后方声影

（3）含气病变。

①含气脏器内病变：肺内任何病变，位于肺边缘，表面无正常肺遮盖者超声均能显示，如肺脓肿、肿瘤等。肺外病变如大量胸水将肺压缩萎陷，超声可穿过少气或无气（实变）的肺组织检查病变。胃内空腹时有气体影响检查，可饮水充盈胃腔后检查观察全胃，肠管亦可充液驱气后检查，不仅可显示胃、

肠壁病变，还可显示胃肠后方的胰腺、腹膜后组织及输尿管等病变。

②含气脏器穿孔、破裂胃肠穿孔，胃肠内气体逸出至腹腔，积存在腹腔的高位处，仰卧位可进入肝前间隙，左侧卧位进入肝右间隙，超声检查局部各肋间均显示气体，无肝脏回声，但在低位或改变体位后检查，肝位置正常，表明腹腔有游离气体，超声十分敏感。肺泡破裂，气体进入胸膜腔，超声无法与肺内气体回声区分。含气病变如巨结肠，肠管内充满气体，压力大，触诊似实性肿块，超声从前方（高位）或侧方检查均为强烈气体回声。

（4）骨骼病变：骨骼（除颅骨颞侧外）诊断超声无法穿透。骨折即骨组织折断即使是裂缝超声即可从裂缝中穿过，显示骨折线。骨质因病变被破坏如化脓性骨髓炎、骨肿瘤等，超声可显示病变的大小及声学性质及周围软组织受侵犯情况。

（二）M形成像

1. M形超声

以单声束经皮肤－皮下组织－胸膜腔－心包－心室壁－血液－室间隔－血液－二尖瓣－血液－心脏后壁，在两种结构界面处产生反射，自前向后形成一纵列回声点，随心脏的收缩、舒张而前后运动，此列在监视器上自左向右等速移动，使这列回声随时间展开成为曲线。

2. 正常M形曲线

正常心脏各部位结构如主动脉、心房壁、心室壁、室间隔、二/三尖瓣、主/肺动脉瓣等运动曲线各有其特点，形态、幅度、速度不同，各曲线间的距离随心脏运动时相而变化。心脏收缩期右心室前壁及室间隔向后运动，左心室后壁向前运动，上述各曲线间距离变小，舒张期则相反。正常二、三尖瓣前叶呈细线样曲线，舒张早期开放最大，形成尖峰，随心室充盈迅速后退至半关闭状态，心房收缩又略开放并迅即关闭，形成第二峰（图11–26A）。

3. 病理性曲线

各种心脏疾病受累的部位不同，风湿性心脏病常使瓣膜受损，增厚，纤维化，弹性明显减退，活动僵硬等。M形超声显示二尖瓣曲线增粗，舒张期尖峰消失呈平顶、城墙样改变（图11–26B）。心肌缺血时心室壁回声曲线幅度降低，速度下降。心脏扩大时室间隔与室壁间距离增大等。

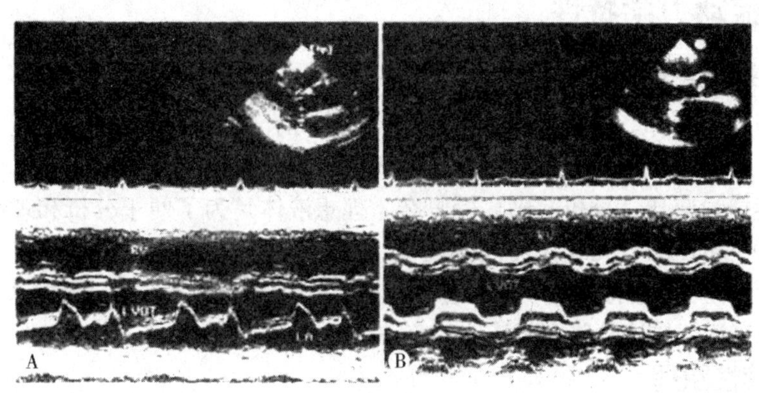

图11–26　正常与异常M形超声心动图

图A为二尖瓣平面取样，正常M形曲线；图B为二尖瓣狭窄M形曲线。

RV. 右心室；IVS. 室间隔；LVOT. 左心室流出道；LA. 左心房

（三）超声多普勒成像

超声多普勒接收血流中细胞的散射信号频率，减去发射波频率，获得差频（频移），显示血流（血细胞）运动速度（由频移转换成的），称速度显示，以频谱曲线（PWD、CWD，一维）或彩色多普勒血流成像（CDFI，二维）方式显示。接收血细胞散射的能量成像，显示能量多普勒成像（PDI，二维）。

1. 正常血流显示

（1）速度显示：正常心脏及动、静脉内各部位血流速度有一定测值范围。超声多普勒可显示心脏、血管内血流速度、血流方向（动脉系统为离心性、静脉系统为向心性）、血流性质（层流）。血流速度

频谱曲线分析，心动周期中瞬间血流速度、加速度、减速度、血流持续时间等参数。

（2）能量显示：低速血流敏感性高，主要用于显示小血管、迂曲血管、正常脏器血管树及末梢微小血管，不能显示血流方向。

2. 病理性血流显示

（1）血流方向异常：各瓣膜口反流、先天性心内外分流及动静脉瘘、窃血（为血管闭塞致远侧血流逆向）。

（2）血流性质异常：湍流产生于血流通过异常狭窄口，如瓣口狭窄、反流、分流、血管腔狭窄，PWD 频谱曲线呈充填型，CDFI 呈多彩镶嵌。涡流产生于血管腔突然膨大的部位，如动脉瘤及假性动脉瘤等，局部血流呈旋涡状。

（3）血流速度异常：在上述反流、分流及重度狭窄部位远侧血流速显著加快。在狭窄部位近侧血流速度缓慢，静脉血栓形成的远侧血流速度极慢。频谱多普勒可显示流速高达 4 ~ 5m/s，低至 2 ~ 3cm/s。

（4）能量显示：可显示肿瘤内微小血管。

第二节　多普勒血流显像

自从有创伤的心血管造影技术问世以来，获取人体血流动力学信息一直要冒一定的风险，多普勒超声技术使人们第一次能够无创伤地观察心血管系统及各脏器内正在流动的血液并从中提取一些重要的血流动力学资料。从显示解剖结构的黑白超声成像技术发展到显示动态血流的频谱和彩色多普勒技术，是超声诊断乃至医学影像技术的一次革命。多普勒超声诊断技术近二十年来发展极为迅速，现已成为心血管系统疾病诊断和其他系统脏器血液循环情况观察必不可少的工具。目前，此项技术在仪器性能开发和临床应用方面正处于蓬勃发展阶段。本章重点介绍人体血流动力学基础、各种频谱和彩色多普勒技术原理及检查方法，为学习有关心脏、血管和器官血液循环等疾病的诊断打下基础。

一、人体血流动力学特性

（一）实际流体和理想流体

流体是液体和气体的统称。实际流体是指自然界中实际存在的液体或气体，人体血流动力学所研究的对象主要是血液，是实际流体的一种。实际流体既可压缩又有黏滞性，流动时，由于体积的变化和内摩擦力的存在而产生能量转化，分析起来比较复杂。理想液体是为了便于分析和理解不同实际液体的流动规律而假想的一种不可压缩、无黏性的液体模型。由于不考虑压缩和内摩擦，就不涉及液体内部机械能转化为热能的问题，所以理想液体流动时，遵守机械能守恒这一基本规律。根据这一模型得出的结论，在一定条件下，可用来近似描述某些实际液体的流动情况。

（二）液流连续性原理

1，流量、流速和流率

流体在一段时间里流过流管横截面的体积称流量，单位时间里流过流管横截面的体积称流率，而单位时间里流过以这一横截面为底面的液柱长度为流速。

2. 液流连续性方程

质量守恒定律是自然科学的一个普遍规律，这一规律在流体动力学中的应用就是连续性方程。如果流管内有稳定流动的理想流体，任意取两个与管轴垂直的截面 S_1 和 S_2，设通过这两个截面的液流流速分别为 v_1 和 v_2，由于理想流体不可压缩，同一时间里流过这两截面的液体量即流量应相等，此为液流连续性原理，可用下面公式表示：$S_1v_1 = S_2v_2$，称为液流连续性方程。它表示在相同时间里通过流管任意横截面的流量相等或液体的流速与流管的截面积成反比。根据这一原理，当血流流经不同直径的血管时，由于流量不变，血管截面积缩小必然使流速增大；相反，血管截面积增大必然使流速减小。当血液从主动脉流向毛细血管时，由于血管总截面积越来越大，血流速度逐渐减慢；当血液由毛细血管流向腔静脉时，由于血管总截面积减小，血流速度逐渐加快，但因上、下腔静脉的截面积仍然大于主动脉，这也是静脉血流速度低于动脉血流速度的原因之一。

（三）伯努利方程和简化的伯努利方程

1. 伯努利方程

伯努利方程是理想流体作稳定流动时所遵从的基本方程，如上所述，理想流体应遵守机械能守恒定律，因此，一定质量的理想流体，在稳定流动中的动能、势能、压强能之和为一常量。即：$p_1 + 1/2\rho v_1^2 + \rho gh_1 = p_2 + \rho v_2 + 1/2\rho gh^2$ 或 $p + 1/2\rho v^2 + \rho gh = C$

式中，P 为压强，也是液体处于该压强下单位体积的压强能，ρ 是液体的密度，v 为液体的流速，g 为重力加速度，h 为截面相对于选定参考面的高度，C 为常数。

2. 简化的伯努利方程

当液体在一水平流管中流动或流管的高度可忽略时，伯努利方程中的势能为零，方程式可写为：$P_1 + 1/2\rho v_1^2 = p_2 + 1/2\rho v^2$，$\triangle p = p_1 - p_2 = 1/2(v_2^2 - v_1^2)$，多普勒超声心动图学中主要用伯努利方程测定狭窄口前、后两端的压力阶差，其中包括跨瓣压差。当血流经过狭窄口时，狭窄口前的流速为 v_1，动能为 $1/2\rho v_1^2$，压强能为 P_1，狭窄口处或狭窄口稍后的射流区血流流速为 v_2，窄口稍后的射流区流速应与狭窄口处流速相同，动能为丢 $1/2\rho v_1^2$，压强能为 p_2，在此种情况下，v_1 远小于 v_2，$1/2\rho v_1^2$）可忽略不计，上式可简化为：$\triangle p = 1/2\rho v_1^2$。

如果将式中的压力单位和流速单位转换成多普勒超声心动图中常用的单位 – 毫米汞柱（mmHg）和米 / 秒（m/s），则上式可写为 $\triangle p = 4v_2^2$。

在多普勒超声心动图学中将上式称为简化的伯努利方程。利用这一方程，只要测量出通过狭窄口的最大射流速度 v_2，即可迅速简便计算出狭窄口两端的压差。

这就是说，如果知道狭窄口处的射流流速（m/s），狭窄口前后的压力差（mmHg）就可以用上式求出。当然，简化的伯努利方程要在一定的条件下才能应用。

（1）v_1、v_2 必须在同一条直线上。如果流体横截面上的流速分布不一致，不同流线上的柏努利常数将不同。若所取 v_1 和 v_2 不在同一条流线上，则两点的总压强不等，则简化的伯努利方程不再成立。

（2）流体不可压缩。这一条件要求流体的体积不随压强而变化，即流体的密度应为一常数。人体血液完全符合这一条件，因此采用简化伯努利方程计算压力阶差时不会造成计算误差。

（3）流体无黏性。这一条件要求外力对流体所做的功完全转变为流体势能和动能的改变。血液是具有黏性的流体，因此不符合这一条件。近年来关于这一方面又有新的观点：①当血液流经狭窄口时，由于加速度和入口效应的作用，流速分布变为平坦形，边界层变薄，因此在狭窄口的射流区，黏性摩擦引起的剪切应力可忽略不计，射流中心可看作是无黏性的流体；②流体的黏度系数对于简化伯努利方程的准确性有明显影响；③对于膜性和局限性的狭窄病变，狭窄段长度很短，对压差的影响很小。但在狭窄段较长的管状狭窄，黏性摩擦力及其构成的压差增大，在这种情况下，简化伯努利方程可能低估实际压差。④当流体的雷诺数增大时，黏性摩擦力的作用相对减弱，而压强构成的压差相对增加。当流体的雷诺数足够大时，黏性摩擦力的影响可忽略不计；⑤当狭窄口的直径减小时，黏性摩擦力构成的压差增加；实验研究发现狭窄口直径小于 1.6mm 时，简化伯努利方程不再适用。但临床所见的狭窄口直径均大于 1.6mm，因此狭窄口的直径对于简化伯努利方程已无明显影响。

（4）流体为稳定流动状态。这一条件要求流体中任一点的速度和方向均不随时间而变化。由于心脏搏动的影响，心脏和大血管中的血流成非稳定流动，因此不符合这一条件。由于心动周期对血流加速度及其构成压差有一定影响，在血流加速期，由简化伯努利方程所计算的压差要低于实际压差，在血流减速期，由简化伯努利方程所计算的压差要高于实际压差，在血流速度的峰值，由简化伯努利方程所计算的压差和实际压差的关系无加速度的影响，因此如果采用简化伯努利方程计算血流加速期或减速期的压差，则将低估或高估实际压差，但如果计算峰值流速点的压差，则由于加速度和减速度构成的压差方向相反而相互抵消。

（5）狭窄口两端的流速有较大区别。简化伯努利方程忽略了狭窄口上游流速的平方 v_1^2。但是只有当狭窄口下游的流速 v_2 明显大于狭窄口前的流速 v_1 时，v_1^2 方可忽略不计。在大多数狭窄病变时，狭窄口上游的流速 v_1 一般小于 1m/s，略去 v_1 所造成的误差小于 $4v_1^2$ 即 0.5kPa（4mmHg）。然而当狭窄口的血流量明显增加时，如瓣口狭窄合并反流，v 的数值将增大，如 v_1 为 2m/s，略去 v_1 所导致的误差为 2.1kPa（16mmHg）。此时采用简化伯努利方程计算的压差都将高估实际压差，应考虑采用 $\Delta p = 4(v_2^2-v_1^2)$ 公式进行计算。

在临床上应用简化的伯努利方程计算压力阶差时，必须注意上述应用这一方程的五个条件和这些条件可能造成的误差。

（四）实际流体的流动状态

实际流体的压缩性很小，可近似地看成是不可压缩的，但由于黏滞性的存在，实际流体，如血液在圆管中流动时都呈现出两种基本流动状态：层流和湍流。这两种流动状态在不同情况下可同时出现，形成复杂的组合。

1. 层流

由于黏滞性的存在，实际流体在圆直管中流动时，管内各处流体粒子的流动速度不同，各流层间将出现速度梯度。中轴线上流速最大，离开轴线，速度就开始减小，起初减小较慢，然后减小较快，管壁处流体粒子附着于其上，流速为零，形成流速逐渐减小的同心圆柱形等速度流层（图 11–27 上），每层的流速相等，液体的这种分层流动称片流或层流。如果我们沿管腔作一纵剖面，并将各流层前缘的最大速度点连接为一条曲线，则构成血管二维纵切平面上的流速分布轮廓线（图中虚线所示），具体的流速分布的纵切面（如图 11–27 下）所示。不同流速粒子在同一瞬间、同一截面上的平均速度称为空间平均速度，它实际代表血液的瞬时流速。对于处于变速运动的血流，血细胞的空间平均速度也随时间变化，某一时间内（如一个心动周期内）空间平均速度在时间上再加以平均，就得到这一时间均速度。由于多普勒超声技术所探查的只是管腔中的局部流速，因此这一流速能否代表整个管腔中的平均流速将取决于探查部位的流速分布。

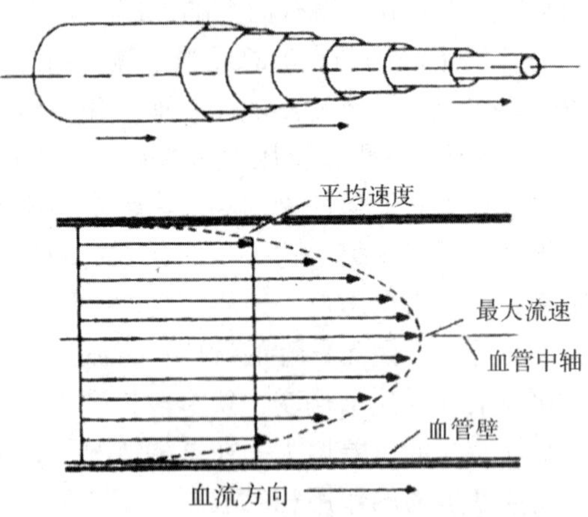

图 11–27　层流状态的流体流速分布示意图

图中显示实际流体处于层流状态时的同心圆柱面等速度流层和在流管纵切面上的流速分布

2. 湍流

上述有规律的层流状态在一定的条件下可以被破坏，如流速增加到一定程度时，液流开始不稳定（图 11–28 从 A 到 B）如流速进一步增加，液流进一步紊乱，层流状态破坏，出现涡漩，流体粒子的流向和流速呈随机变化，这种流动状态称湍流（图 11–28 从 C 到 D）。在心血管系统中，湍流通常发生于血流从一高压腔经过一窄孔进入低压腔时，这种窄孔可以为狭窄瓣口、狭窄隔膜、反流瓣口、异常缺损或分流通道。通过狭窄缺损的血流实际上由六个区域组成：层流区、射流区、湍流区、射流旁区、边界区、再层流化区。

上述湍流区域的划分在多普勒超声心动学中具有重要意义。

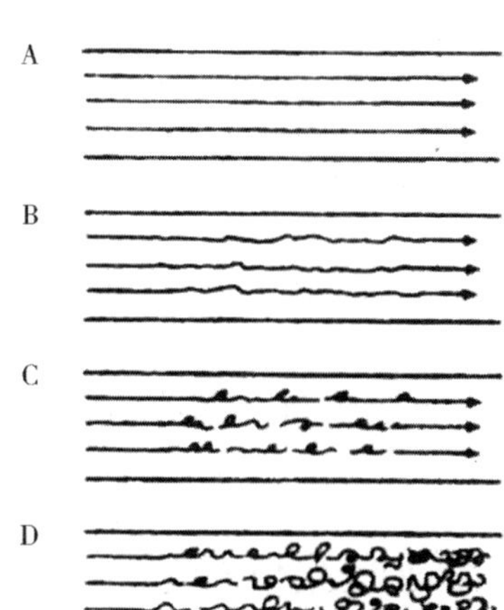

图 11-28 流管中的流体从层流转为湍流状态的示意图

图中为流管纵切面图，显示流管中的实际流体从层流转为湍流状态的过程。处于层流状态的流体在一定的条件下可转为湍流，如流速增加。图中从 A 图到 D 图，随流速的增加，有规律的层流状态（A 图中平滑的流线）逐渐被破坏（B 图和 C 图），变为流体粒子随机的流动状态（D 图）

（1）由于射流区域截面积最小，因此该处的血流速度最大。

（2）由于湍流通常在距离狭窄孔一定距离的部位出现，如果多普勒于狭窄未探及射流信号，很容易将湍流出现的部位误认为是血流紊乱的起源。

（3）由于再层流化区与湍流间有一定距离，在湍流下游探及的血流紊乱易被误认为是另一病变所致。

（4）由于湍流的连续性效应，血流通过一个狭窄孔所形成的湍流可掩盖相邻第二个狭窄孔的血流信号。

（5）在解剖上相邻的两条血管，如果其中一条血管存在严重湍流，则可通，过振动引起另一条血管发生血流紊乱。

在不同条件下，如血流通过狭窄口进入较大的腔室时，上述两种不同的流动状态可组合形成所谓涡流、漩流等。即便是处于层流状态的血液，当其管道内径、弯曲度、分支等有改变时，其流动状态也会相应地变化，有时出现复杂的流动状态。但无论有多么复杂，它都是以简单的基本原理为基础的，只要善于应用基本原理对具体情况进行分析，都应该不难理解。例如，当层流血液从直行管道进入弯曲管道（如主动脉弓）时，首先，流体粒子在弯曲管道运动时要受到离心力的作用，离心力与速度的平方成正比，因此，管中心处的离心力最大，管壁处最小。管内这种不均匀的力的分布使管腔中心部的流体在沿管腔向前流动的同时也向管外侧壁流动（图 11-28 外侧壁方向），将管外侧壁血液分两路沿管壁再推向管腔中心，形成从血管横截面看上去的双环流（图中左上方为弯管处的横切面所显示的双环流），这种流动称二次流，它叠加到整体向前的液流，改变了在直管中那种等速同心圆柱形层流状态，而变成双螺旋线式向前流动的状态（图 11-29）。

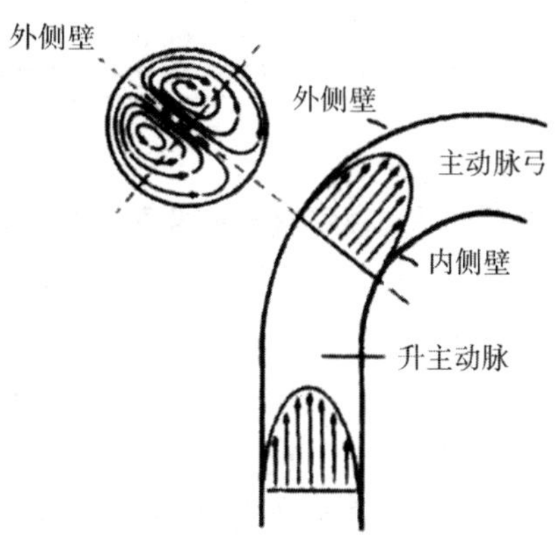

图 11-29 弯曲管道内流体流速分布示意图

处于层流状态的实际流体在进入弯曲管道后所表现的二次流，从整体看是以双螺旋线的路径向前运动的

（五）实际流体的流速和速度时间积分

如上所述，无论实际流体（如血液）是处于层流或湍流状态，其细胞的瞬时速度都不相同，这样，管腔横截面上所有红细胞的瞬时速度的平均值才真正代表着这一时刻的血流速度，称为空间平均速度，人体内的血流大多是脉动的，因此，空间平均速度在速度－时间坐标图上是一条随时间变化的曲线。这条曲线在一个心动周期中与时间轴所围成的面积称为流速－时间积分（velocity-time integral，VTI）。它实际上代表以观察处血管截面为底面的一个心动周期所流过的血柱长度（m 或 cm）。将某一段时间内，如一个心动周期里的空间平均速度加以平均所得到的是所谓时间平均速度，它是空间平均速度的时间平均值。

二、多普勒技术原理与多普勒血流信号显示方式

（一）多普勒效应

1. 概念

波源的视在频率受波源与接收器之间相对运动的影响，如果两者的距离不随时间而改变，视在频率与波源频率相等，如果随时间而变短，接收器接收到的频率升高，反之则相反，此现象即称为多普勒效应。所谓视在频率是指接收器所接受到的频率。这种频率的变化或波源频率与视在频率的差值称多普勒频移。

多普勒效应首先于 1842 年由奥地利物理学家多普勒描述，故此而名。他在观察星球运动的光谱变化时发现朝向地球运动的星球光谱向紫侧移位，表明其频率升高，背离地球运动的星球光谱向红侧移位，简称红移，表明其频率降低。宇宙中所有的星系（指河外星系）相对于我们都有红移现象，而且，离我们越远的红移越明显，这说明各星系之间在做远离运动，整个宇宙正在膨胀。这一由多普勒效应得出的推论乃是关于宇宙诞生的大爆炸理论的基本依据之一。多普勒效应不仅可见于像光波这样的可在真空中传播的电磁波，也见于各种形式的必须通过介质传播的机械波。

2. 多普勒方程

波源与接收器之间的相对运动速度 v 和多普勒频移 f_d 之间的定量关系可从不同的角度来理解，用不同的方法推导。图 11-30 可用来帮助我们理解这种定量关系。其中，上图表示当波源相对于某一参照物（如一地面）不动时，我们从地面观察由波源向右发出的波，假定波源的频率为 f_o，则：$f_o = c/\lambda$（3-1），其中 c 为波速，λ 为波长。

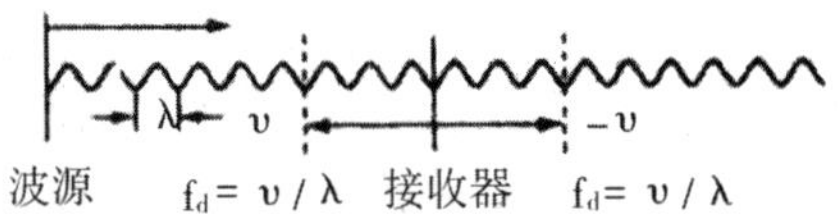

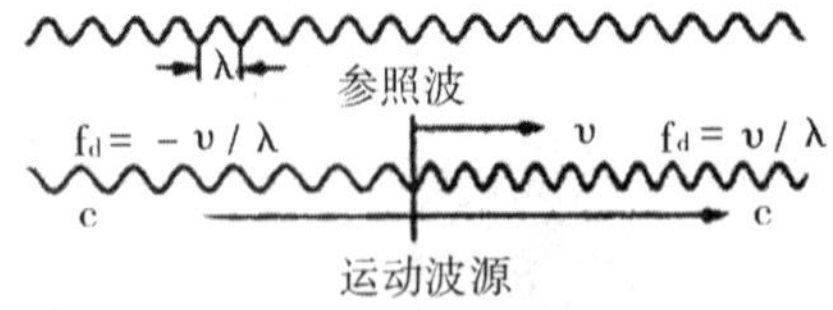

图 11-30　波源与接收器之间的相对运动速度 v 和多普勒频移 f_o 之间的定量关系示意图

上图为波源相对于地面静止，当接收器静止、向左或向右方以速度 v 运动时，多普勒频移 fd 与接收器运动速度 v 之间的定量关系。下图为波源相对于地面运动，接收器在波源的左侧或右侧时所观察的频移情况。其中，参照波为假想的位于地面的与运动波源的振频和振幅相同的波源产生的波形

这也就是说，如果接收器处于静止状态（图 11-30），它所观察到的波频率（即视在频率）为单位时间（每秒）它所记录到的波周数（c/λ），为 f_o 即多普勒频移为零。当接收器朝向波源运动时（如图中从接收器向左的箭头所示），由于它单位时间所收到的波周数较它处于静止状态时有所增加，它所接收到的波频率显然是增加的，并且这个增加应等于接收器在单位时间内所接收的波周数的增加，如果接收器的速

度为 v，它所接收到的频率的增加（f_o）就等于它单位时间逆着波的传播方向走过的距离（即速度 v）除以波长（λ），如果它单位时间扫过了 3 个波（如图所示），它比静止时所接收到的频率增加（即 f_d）就等于 3Hz，就是说：$f_d = v/\lambda$（3–2），当接收器背离波源运动时（图中指向右侧的箭头，–v），接收器与波的传播方向相同，接收器单位时间接收到的波数相对于静止时减少了（如图所示），fd 的减少同样等于接收器在单位时间内经过的波周数，式 3–2 仍适用。

当波源相对于参照物（如地面）运动，接收器不动时，为便于理解，我们设有两个在同一地点的上述波源，其中一个相对于地面静止，作为参照波（见图 11–4 下），当波源向右侧运动时，由于波的传播速度不变，也就是当一个波发出后，尽管波源运动，此波向右的传播速度仍为 c，又由于波源也向右运动，它发出的第 2 个波与前一个波的距离就变小，也就是地面观察者看到的波的密度，即频率增加，通过与参照波源的对比可以看出，波频率的增加量应等于运动波源在单位时间内所扫过的参照波的波周数，当以 v 向右运动的波源单位时间扫过 3 个参照波周时（如图所示），视在频率即增加 3Hz，因此，接收器接收到的频率增加量仍同式 3–2。同样，当这个波源背离观察者或接收器运动时（如图中运动波源的左侧），波密度降低，接收器接收到的波频率减小，f_d 的大小也同式 3–2。因式 3–1 和式 3–2 用同一波长 λ 作为参照，故：$c/f_o = v/f_d$，$f_d = f_o v/c$，当观察的方向（即，声束方向）与运动方向（即血流方向）有夹角 θ 时，波源与接收器之间的实际速度需要用 cos θ 校正，故：$f_d = f_o v\cos\theta/c$（3–3）。此式仅适用于波源发射、接收器接收的情况，如从地球上观察运动星球的光波。上式是多普勒方程的一种形式，它与多普勒超声血流测定技术中的情况不完全相同（详见下述）。

（二）血细胞的反向超声散射和多普勒血流信号

1. 反向散射

超声在传播过程中如果遇到的反射物体的大小等于或小于超声波长时，一部分超声能量将绕过这一物体继续向前传播，此现象称衍射，另一部分超声能量则以这一物体为中心向空间各个方向发出超声能量，此现象称散射，产生散射的物体称为散射体。这样，单一方向上散射回来的超声能量会非常弱，如血细胞散射回超声探头的能量只是它向各个方向上散射能量中的很小一部分，由于它朝向探头传播，与探头发射超声波的方向相反，称反向散射、背向散射或后向散射。与影像超声心动图学不同，多普勒超声诊断学研究的就是这些来自血细胞的微弱的反向散射波中所含的多普勒频移信号或能量信号。

2. 多普勒血流频移信号

血细胞就是血液中的散射体，它们随血流一起运动，所以它的运动速度代表着血流的流速，分析血细胞反向散射波中所含的多普勒频移信号实际上就是分析血流速度和血细胞运动状态。因此，当用多普勒效应原理来测定血流速度时，实际上是通过测定血细胞的多普勒频移，利用多普勒方程计算出血细胞的运动速度。用于测定血流多普勒频移的方程与上述多普勒方程不同，因为超声探头既是波源又是接收器，而血细胞作为散射体先接收来自探头的超声波，如果血细胞相对于探头运动的速度为 v，血细胞接收到的波频率将按式 3–2 改变一个 f_d 探头在发射一个超声脉冲后转为接收状态，它接收到的是一个运动的波源所散射地改变了一个 f_d 的超声信号，同样因为它们之间存在相对运动，探头接收到的波频率将又按式 3–2 改变一个 f_d 式 3–3 在此情况下应改变两个 f_d，所以，测定血细胞频移的多普勒方程为：$f_d = 2f_d v\cos\theta/c$（3–4），实际上，血细胞的多普勒频移 f_d 可由多普勒超声诊断仪测得，血流速度是我们想要测量的参数，因此，式 3–4 可改写成：$v = f_d c/2f_o\cos\theta$（3–5）。

血细胞朝探头方向散射的超声波（反向散射）中含有多普勒频移信号，利用上述多普勒方程和不同的频率分析方法即可提取有关血流信息，并可用不同的方式显示血流方向、速度、加速度、血流状态、血流的平面及空间分布状况。

3. 多普勒血流能量信号

除上述频移信号外，血细胞散射信号还含有功率或能量信息，它也可以用来显示血流情况，它所显示的血流图称为彩色多普勒能量图。

（三）多普勒信号的显示方式

我们知道每立方毫米血中的血细胞数以百万计，血液为一种实际流体，从上节讨论可推想，有黏

滞性的血液在几何形状不规则的心血管系统内流动，其血细胞的运动应是复杂的。在现代多普勒超声诊断技术发展的水平上，这些反向散射波里所含的频率和功率信息可以用不同的方法显示并可以二维声像图为背景，显示一个感兴趣点或线上的血流速度频谱（一维多普勒技术或称频谱多普勒技术），也可以用二维声像图结合彩色血流切面成像的方式显示心腔或血管内血细胞速度分布情况（二维多普勒技术或称彩色多普勒血流显像）。因为不同的显示方法涉及不同的原理和技术，我们将分别讨论各种常用技术方法。

三、超声多普勒技术分类

（一）脉冲波多普勒技术

1. 基本原理

脉冲波多普勒又称脉冲式多普勒，是最常用的一种频谱多普勒技术。它与超声成像技术相似，探头是作为声源先发出超声脉冲，然后转为接收状态；与超声成像不同之处是它在选择性的时间延迟后才接收一定时间范围的回声信号，它所分析的是血细胞散射信号的频移成分，并以灰阶的方式显示出来，在时间轴（横轴）上加以展开，以观察这种频谱与时间的变化关系，此点又与 M 型超声心动图相似。所谓的时间延迟实际上就是感兴趣区域的深度，我们称为取样点或取样容积。

2. 取样容积

取样容积是一个三维的体积，其宽度和高度等于探查区域超声束截面的宽度和高度，其长度等于脉冲群的长度，即脉冲波的波长和脉冲波数目的乘积。在大多数仪器中，取样容积的宽度和高度是不可调的，但通过调节发射脉冲波的数目，可达到调节取样容积长度以改变取样范围的目的。从理论上讲，最短的取样容积应为一个超声周期长度，但实际上，电压晶体在短暂的激励后需要大约 3 个周期才能达到共振，另外需要 2 个周期产生衰减性自由振荡，这样，尽管激励晶片的高频电压可以是等幅的电振荡，探头晶片实际上所输出的超声振动波的包络线却呈泪点形，通过改变加在晶片上的电压的时间可以调节取样容积的长度，多数仪器可调范围为 1 ~ 10mm。

3. 取样频率和取样定理

脉冲波多普勒探头在发出一个脉冲之后，要在接收到这个脉冲从探查深度产生的散射信号后，才能发射第二个脉冲，这样，由于超声在组织里传播速度有限，单位时间内可发射的脉冲数即脉冲重复频率（pulse repetition frequency，PRF）就会受到探查深度的限制。因为每收到一个散射信号就相当于对我们所感兴趣的深度取了一次样，我们又称脉冲重复频率为取样频率。对于一个周期性变化的量，取样频率必须大于多普勒频移（f_d）的 2 倍，才能够准确显示频移的方向和大小，否则就会出现频率失真，此为取样定理。即：$f_d < 1/2PRF$，式中，1/2PRF 称为尼奎斯特频率极限，如果多普勒频移值超过这一极限，脉冲波多普勒所检出的频移改变就会出现频率失真，也就是出现大小和方向的伪差。要注意脉冲波多普勒所发射的每一个脉冲内可以包含几个探头晶片的振动波（即探头工作频率或发射频率），所以脉冲频率就是探头工作频率，而脉冲重复频率则是探头每秒所发射的脉冲个数。

4. 主要优缺点

（1）优点：参照二维声像图可精确定位所要探查的区域。

（2）缺点：最大可测血流速度受取样频率限制。

5. 影响脉冲波多普勒最大可测血流速度的因素

对同样的红细胞运动速度，探头工作频率越高，散射回的频移频率也就越大，从取样定理可以看出，它的最大可测血流速度就越小。在探头工作频率相同时，取样频率主要受探查深度的限制，探查深度越大，取样频率就越小，最大可测血流速度就越小。测量深度、脉冲重复频率和最大可测血流速度之间的关系可见表 11–4 所示。

表 11-4 测量深度、脉冲重复频率和最大可测血流速度之间的关系

取样深度（cm）	脉冲重复频率（次/s）	4 种不同发射频率时的最大可测血流速度（m/s）			
		2.0MHz	3.0MHz	1.0MHz	5.0MHz
5	15 625	3.00	2.00	1.50	1.20
10	7 812	1.50	1.00	0.75	0.60
15	5 208	1.00	0.67	0.50	0.40
20	3 906	0.75	0.50	0.38	0.30

6. 增加脉冲波多普勒最大可测速度的方法

（1）减小取样深度：在检查高速血流时，应尽量选取距取样点较近的超声窗口，以减小探查深度。如上表所示，对同样工作频率的探头如 3.0MHz，当探查深度为 5cm 和 20cm 时，其最大可测血流速度分别为 2.0m/s 和 0.50m/s。

（2）选择低频探头：对给定的取样深度，探头频率越低，最大可测血流速度越高。从上表可见，如探查深度为 10cm 时，探头频率为 2.0MHz 和 5.0MHz 时，其最大可测血流速度分别为 1.5m/s 和 0.6m/s。

（3）增大 θ 角：从式 3-5 可以看出，θ 角越大，频移值越小，相应的最大可测血流速度就越大。在增加 0 角的同时，仪器对 θ 角进行矫正，相应地增加了纵轴方向上速度的量程（速度刻度范围加大），因此增大 θ 角就增加了最大可测血流速度。虽然这会一定程度地影响血流速度测量的精确度，但从理论上讲，仍能真实地反映血流速度的大小。

（4）移动基线：如上所述，如果基线位于频谱的中央，脉冲式多普勒所测量的正向和负向血流速度受尼奎斯特频率极限的限制；如果基线调到频谱图的最高或最低位置，可使流速测量范围较中间位置增大 1 倍。

（二）连续波多普勒技术

1. 主要优缺点

（1）优点：连续波多普勒最大可测血流速度虽然在 10m/s 内，但在人体内的最大血流速度不可能达到这一数值，因此，可以认为连续波多普勒最大可测血流速度是不受限制的。这是它的最大优点。在临床工作实践中，这对定量分析狭窄处血流、反流、分流的流速和压力阶差等非常有价值。

（2）缺点：连续波多普勒所采集的回声信息是超声束照射路径上所有血细胞的散射回声信号，因此无法确定声束内回声信号的深度来源，不能进行定位，也就是说连续波多普勒的主要缺点是无深度分辨力。但这种高速血流总发生于病变部位，借助二维声像图判定最高血流速度发生部位应该没有问题，这样就弥补了连续波多普勒的这一缺点。

2. 应用范围

连续波多普勒主要用于高速血流定量分析。通过确定狭窄口处的血流速度，分析狭窄口两端的压力阶差，从而判断狭窄的严重程度，或利用液流连续性方程，计算狭窄口处的面积；通过测定反流瓣口的最大血流速度，如三尖瓣反流速度，可测定跨瓣压力阶差，估计肺动脉压力；同样，通过测定分流口处的血流速度，估计分流两侧腔室之间的压力阶差。

（三）高脉冲重复频率多普勒

1. 主要优缺点

高脉冲重复频率多普勒实际上是介于脉冲波多普勒和连续波多普勒之间的一种技术，它测量的最大血流速度比脉冲波多普勒扩大了 3 倍，明显提高了它的量程，但对深部较高速的血流仍嫌不够。它对异常血流定位的准确性又不如脉冲波多普勒。另外，它的频谱质量也较脉冲波多普勒者为差。

2. 应用范围

高脉冲重复频率多普勒主要用于血流速度较高的正常或轻度病理情况，在现代新型的多普勒超声仪器中，实际上只要根据需要增加多普勒血流速度的量程，仪器本身可自动地由脉冲波多普勒方式转换成高脉冲重复频率多普勒方式，以满足量程增加的需要。但与连续波多普勒之间的转换需要手动进行。

（四）彩色多普勒血流显像

彩色多普勒血流显像（color Doppler flow imaging，CDFI），又称彩色多普勒或彩色血流成像（color flow mapping，CF-M），是一种对心血管三维血流实体的切面（二维）血流成像技术。它是以显示解剖结构的二维声像图为背景，对感兴趣的血流区域进行实时的多点取样，用自相关技术作信号处理，然后进行彩色编码，用红和蓝两种颜色、亮度和附加绿色斑点的亮度来分别表示血流的方向、速度和血流状态的技术。

因此，彩色多普勒血流显像所提供的是一幅既有解剖结构的实时切面声像，又有动态变化的彩色血流多普勒声像的结合。它是继心导管技术以来心血管病检查技术的一项重大进步，称为无创伤性心血管造影。同时，也为无创伤的器官血流灌注检查揭开了新篇章。

1. 彩色多普勒血流显像的优缺点

（1）优点。

①与连续波和脉冲波多普勒不同，二维彩色多普勒血流显像能在切面上实时显示心血管内的血流方向、流速和血流状态等重要血流信息，可明确分流和反流的起源、部位、方向和性质，并提供狭窄病变部位的血流速度分布情况。

②二维彩色多普勒可以快速、及时确定异常血流出现时间，全面显示各部位的血流情况，提高诊断正确率。

③ M 型彩色多普勒超声可观察异常血流出现的时相，持续时间长短，对探查室间隔缺损的双向分流等具有重要价值。

④二维彩色多普勒还可与其他技术如经食管超声探头等相结合，获取更多更清晰的血流图像及信息。

⑤纠正血流会聚法，还可以对狭窄处血流进行定量或半定量分析。

（2）缺点。

①显示高速血流时出现混叠现象：彩色多普勒在本质上属于脉冲式多普勒，显示血流速度范围受尼奎斯特频率极限的限制。在显示高速血流时，可出现频率失真。

②二维图像质量下降：为了获得较大范围的彩色血流显示，每秒帧数必须减少，使实时程度下降；而如果为提高帧数而缩小扫描角度，可影响整体结构和血流状况的判断，在彩色多普勒清晰显示时，二维图像质量则往往减低，因此，不能同时兼顾。

③仪器性能影响血流显像的质量同一仪器检测同一血流，使用仪器条件不同，显示效果也不同；不同仪器间的技术条件的差别，也使同一血流在不同仪器中得到不同的显示。

2. 彩色多普勒超声血流成像系统的应用范围

现代彩色多普勒血流成像系统通常同时配有 M 型、二维声像、脉冲波多普勒、高脉冲重复频率多普勒、连续波多普勒和彩色多普勒等方式。

（1）M 型超声：主要用于心血管的检查，可测量房室腔及血管内径、室壁厚度、瓣膜形态及活动情况等。

（2）二维超声成像：可用于心血管、腹部等切面影像检查。

（3）脉冲波多普勒：可用于记录血管及心脏各瓣膜口等处的血流速度频谱，并进行频谱分析和血流速度定量研究。

（4）连续波多普勒：主要用于评价狭窄口、反流口及分流口的血流速度，并据此估算压力阶差。

（5）彩色血流多普勒：可进行反流、分流和狭窄口的血流显像研究。

（五）功率型彩色血流成像

功率型彩色血流成像（power color flow mapping，powerCFM）有多种不同名称，如彩色多普勒能量图（color Doppler energy，CDE）、振幅超声血管造影（amplitude ultrasonic angiography，AUA）、能量多普勒超声（power Doppler ultrasonography，PD-US）、能量彩色血流成像（power color flow imaging，PCFI）等。

从原理上看，功率型彩色血流成像与彩色多普勒血流成像的不同点，主要在于彩色编码所取的参数，前者取平均功率（血细胞散射信号振幅的平方），而后者取平均速度（频率）。CDE 是利用血流中红细胞的密度、散射强度或能量分布，亦即单位面积下红细胞通过的数量以及信号振幅的大小进行成像，故CDE所显示的参数不是速度而是血流中与散射体相对应的能量信号。但方向性能量（功率）多普勒彩色编码所取的参数既有功率成分，又包含频率信息，因而具有方向性。在此重点讨论功率型彩色血流成像。

1. 主要优缺点

（1）优点。

①无彩色混叠现象：在彩色多普勒血流成像中，当所测血流速度超过Nyquist频率限制时，血流会出现彩色翻转，即混叠，而功率型彩色血流成像是利用多普勒信号的功率进行编码的，显示的是能量参数，它不受血流速度的影响，因而不会出现彩色混叠现象。

②非角度依赖性：彩色多普勒血流成像的成像参数是平均速度和加速度，均具有方向性，当多普勒角度发生变化时，频谱将随之变化。而功率型彩色血流成像的参数为功率（或能量），能量大小不受角度的影响，即使与声束垂直的血流信号也可显示，因而功率型彩色血流成像显示的血流信号丰富，显示血管的连续性好，能显示完整的血管网或血管树，特别是对微小血管或迂曲血管的显示效果明显。

③血流显示灵敏度高，范围广：由于功率型彩色血流成像无彩色混叠现象，因而可显示较大速度范围内的血流信号，又因其不受探测角度的影响，且不随心率而产生脉动性变化，对血流显示的灵敏度高，有利于末梢血流、低速血流的显示。

④可以显示平均速度为零的灌注区：高灌注区的组织一般含有丰富的毛细血管，血管中的红细胞运动方向各异。该区域的平均血流速度测值可能为零，CDFI不能显示该区的血流，但是由于功率多普勒的能量肯定不为零，CDE可清晰显示其血流。CDE的这一优势在显示肾脏灌注和心肌灌注方面具有较高的临床应用价值。

（2）缺点：由于功率型彩色血流成像彩色编码所取参数为能量，因而不能显示血流速度、方向和血流状态（方向性能量多普勒除外）；再者由于其显示信号范围广，较彩色多普勒血流成像更易产生由于组织运动引起的闪烁伪像，对深部及图像质量差者的血流信号仍然不易显示。随着技术的不断改进，方向性能量多普勒及其与谐波多普勒技术、血管三维成像技术等的结合，克服了其某些不足，应用前景将十分广阔。

2. 应用范围

（1）实质性脏器血流灌注显示：功率型彩色血流成像可显示普通彩色多普勒血流成像难以显示的肾皮质内小叶间动脉，因而可以评价肾脏坏死及肾移植后肾皮质血流灌注情况。它也同样可用于脾脏、睾丸、甲状腺、骨骼肌等的血流灌注显示。

（2）肿瘤血管的检测：在肿瘤血管的显示中，功率型彩色血流成像较彩色多普勒血流成像有明显的优越性，它所显示的血管长、分支多，血管树相对完整，连续性好，易获取理想图像，对肿瘤血供研究很有意义。如与超声造影剂结合，其肿瘤血管显示更加丰富。

（3）炎性组织的血流检测：急性胆囊炎、肝脓肿及软组织充血等可显示丰富的血流信号，而且可对其疗效进行动态观察。

（4）对血管病变的检测；了解有无狭窄或腔内栓塞。CDE对颅内血管和外周血管检测敏感度明显优于CDFI。能清晰显示较长的血管轮廓，便于观察血管腔内或腔外病变情况，明确血管狭窄或阻塞的原因。

（5）其他：如卵巢内血管、子宫螺旋动脉及妊娠期高血压疾病患者胎盘异常血管的显示等，功率型彩色血流成像均能显示出优越性。此外，它更适于血管的三维重建，较造影增强彩色多普勒血流成像更有效。

（六）多普勒组织显像

多普勒组织显像（Doppler tissue image，DTI）是1992年由美国密执安大学医学中心和美国Acuson公司合作研发的一项全新的多普勒超声诊断技术，最初主要应用于超声心动图药物负荷试验，以期简便、快捷地判定室壁节段性运动异常的部位、范围和程度。

DTI技术的基本原理关键是采用了低通滤波器并确定适当的频率阈值。彩色多普勒血流图通过高通滤波器检测血流反射回来的高频低振幅频移信号，同时滤除心脏结构反射回来的低频高振幅频移信号，

从而实现血流的检测。DTI 采用的低通滤波器专门检测心脏室壁反射回来的低频高振幅频移信号，同时滤除心血管内血流反射回来的高频低振幅频移信号，对代表心肌运动的多普勒频移信息进行彩色编码，朝向探头运动的心肌被编码成暖色，运动速度由低到高依次被编码成红色、橙色和白色；背离探头运动的心肌被编码成冷色，由低到高依次被编码成蓝色、浅蓝色和白色，无色表示心肌无运动。对负荷超声心动图和心肌灌注超声造影研究帮助很大。

1. DTI 的彩色编码原则

（1）速度模式：为双向编码，可依据颜色的不同确定速度的方向，同时以色差的不同区别速度的大小，其显示的速度范围为 ±0.03 ~ 0.21m/s。

（2）加速度模式：有无方向性编码和双向编码的特点。其中无方向性编码仅表示加速度的变化值，而无加速度方向改变的信息。两种编码均可显示室壁局部心肌的加速度变化。

（3）能量模式：均为无方向性编码，仅表示室壁心肌的彩色多普勒信号强度。

2. 应用范围

（1）室性心律失常异位起搏点：通过 DTI 加速度模式观察室壁心肌在窦性心律失常时加速度改变的起始点和传导顺序，与正常心动周期进行比较，可以间接反映窦性心律失常的异位起搏点位置。

（2）检测预激综合征旁道：显性预激综合征通过旁道提前激动室壁心肌，其加速度改变的起始点和传导顺序与正常人有明显不同。DTI 加速度模式可以准确显示预激综合征室壁异常加速度改变的起始点，从而确定旁道的位置。

（3）引导射频消融术：射频消融术治疗预激综合征和顽固性室性心律失常，具有确切和肯定的疗效。DTI 加速度模式在标测旁道和异位起搏点的同时，可引导射频消融导管的电极放置进行射频消融，从而提高射频消融的效率，缩短手术时间。

（4）评价起搏器电极的起搏效果：DTI 加速度模式可以准确评价右室起搏电极的起搏效果。有效的起搏信号可以引起起搏电极周边室壁心肌的加速度改变，并形成加速度在室壁心肌中的传导过程。起搏信号的强弱造成加速度改变值的不同，无效的起搏信号则不能导致电极周边室壁心肌的加速度改变，并引起随后的传导过程。

（5）评价缺血心肌的活性：不同程度的心肌缺血可导致缺血局部心肌运动加速度方向和值的不同变化。DTI 加速度模式通过半定量方法确定加速度的变化和方向，从而有助于对心肌缺血程度和心肌活性的评价。

3. DTI 检查的影响因素

（1）超声束和室壁运动方向上的夹角：DTI 成像技术与彩色多普勒血流显像相似，也要求扫查声束与室壁运动方向尽可能保持一致。心尖长轴切面左室壁各节段的运动方向与声束均接近垂直，此时 DTI 测量室壁运动速度存在较大误差。

（2）心脏本身运动的影响：心脏本身的运动对 DTI 检查结果分析也有一定影响。例如收缩期时整个心脏会向前运动，此时如果某些心肌纤维运动速度方向恰好与心脏整体运动方向相反时，DTI 所测的速度值偏小。

（3）呼吸运动的影响：呼吸运动一方面可使探头与心脏的相对位置发生改变，另一方面呼吸运动还会使心脏移位，从而影响 DTI 测量的精确性。

（4）增益的影响：调节系统增益可使心内膜、心外膜、心肌的彩色编码发生变化。增益设置最低时，心内膜、心外膜边缘以及心内膜与心肌的边界显示清楚，但心肌却得不到相应的彩色编码；增益设置过大时，整个心脏会被彩色光点充填。DTI 检查过程中应将增益调整至最佳状态并保持不变。

4. 不足之处

DTI 技术的基础仍是多普勒原理，故存在着与多普勒血流显像相似的局限性。图像的帧频是影响 DTI 加速度模式观察的最主要因素。过低的帧频可遗漏快速变化的加速度变化起始点和某些传导过程。因此提高图像采集的帧频有助于提高诊断的准确性。心脏不同结构之间以及室壁不同层次心肌运动的作用均可造成其他伪像。DTI 加速度模式不能检测隐匿性预激综合征中的房室结双径路；室性心律失常亦可干扰异位起搏点的观察。同时图像质量、声束与被检结构表面夹角亦是影响观察结果的固有因素。

（七）伪彩

伪彩（又称“B彩”）是一种将黑白图形或图像显示方式转变为彩色显示的方式，原则上可用于所有灰阶显示的超声图形或图像中，如二维、M型、频谱多普勒等。它先将回声幅度（黑白显示为灰阶）划分为许多彩色域，然后采用伪彩编码的方法将灰阶显示变换为彩色显示，使黑白图形或图像变成彩色，由于人眼对灰阶等级的分辨不甚敏感，黑白图形或图像转换为彩色后可增强人眼对不同回声强度的敏感度，从主观上增加了显示信号的动态范围，增强图像边界的可识别程度。这种方法本身只是改变了回波信号的显示方法，是对回波信号进行的一种后处理，它并没有从人体组织器官中提取更多的可供我们分析的信息。它与上述彩色多普勒血流显像（彩超）不同，不属于多普勒超声范围，但却普遍用于除彩色多普勒血流显像以外的所有灰阶显示中。

（八）多普勒技术的比较

多普勒超声技术目前可分为脉冲波多普勒、连续波多普勒、高脉冲重复频率多普勒、彩色多普勒及能量多普勒、组织多普勒等。脉冲波多普勒具有距离选通能力，适于对血流进行定位探查，但不能用于高速血流的定量分析。连续波多普勒则具有测量高速血流的能力，可用于多种病变的血流动力学定量分析，但却不能进行定位诊断。高脉冲重复频率多普勒介于这两者之间，虽能测量较高速血流，但最大可测血流速度仍不及连续波多普勒，定位诊断又不及脉冲波多普勒。彩色多普勒可实时显示血流信号的空间分布情况，但与脉冲波多普勒相似，当流速超过尼奎斯特频率极限时发生频率失真，在许多情况下不能用于血流动力学的定量分析。能量多普勒则有功率型彩色血流成像和方向性能量多普勒之别，前者不显示血流方向信息，但灵敏度高，主要用于观察脏器组织血流灌注，两者均无角度依赖性，可显示的血流速度范围广，血管连续性好，尤其对末梢及低速血流的显示优于彩色多普勒的其他显示方式。组织多普勒则将心肌运动产生的低频多普勒频移用彩色编码或频谱实时显示出来，有效反映心肌运动的方向和速度，为心脏生理病理学和临床研究提供了一个新方法。

第十二章

超声诊断的检查方法

第一节　二维超声

二维（B 型）超声是目前超声诊断的基本技术，也是主要的显像技术。现有的 M 型、D（Doppler）型超声，均在二维图像的基础上取样显示，或与二维超声相结合叠加显示。

一、应用范围

主要用于检测全身各部位、各系统软组织及软组织脏器及其疾病。目前诊断常用超声频率为 2 ~ 10MHz，不能穿透骨骼（除颅骨颞侧外）及气体。因此，含气脏器如肺、胃肠、被含气脏器所覆盖的部位以及骨骼深部的脏器，超声不能显示，检查时必须避开骨骼。胃肠注水驱气可显示其后方的器官。病理性骨质破坏（如骨瘤、骨折）、含气脏器内气体明显减少（如肺萎陷、实变）时超声可以显像。

二、检查方法

（一）原则

（1）检查某脏器必需全面扫查，显示各个部位，无遗漏。

（2）各脏器有标准常规切面（纵切、横切、冠状切或斜切），并严格规定测量的标准切面（获取该切面的部位及显示结构）。

（二）检查部位

检查何种脏器或病变，通常超声探头应放置在被检查脏器解剖部位的体表，与目标距离最近处。小器官和（或）声窗好的脏器，可在原部位侧动探头，改变扫查方向，获取切面图；因为二维超声声束与被查界面垂直时得到的回声最强，失真最小；与声束平行的结构回声弱，失真较大。为了更好地显示脏器内不同结构，需更换检查部位。较大的、受骨骼或气体遮盖的脏器，需用多个部位检查，因为①避开骨与气的干扰；②从不同方向向同一区域扫查，获得不同方位的二维图像，构成三维空间概念；并有助于鉴别伪像。

（三）检查前准备

B 超检查前通常不需特殊准备。以下部位检查时，需嘱患者做如下准备。

1. 空腹检查

凡检查胆囊、胃及胰腺者，于检查前一天晚餐不进油性食物，当天早上不进食；准备饮用水 400 ~ 800mL，检查时按医嘱饮用。幽门梗阻者检查前应抽去胃内潴留液体。

2. 充盈膀胱检查

膀胱及盆腔脏器检查如子宫、卵巢、前列腺等均需充盈膀胱；应嘱患者晨起排尿后饮水 400 ~ 500mL，检查前不排尿。

3. 体位

被检查者的体位，根据被检测脏器及部位而定，通常采用仰卧位、左右侧卧位，必要时可配合俯卧位、坐位、站立位等。

4. 常用切面及图像方位

（1）矢状切面：通常指人体纵切面，探头置于前腹或背侧，声束与前后方向垂直，扫描平面沿人体长轴展开，显示图像的上方代表近探头侧，下方为远离探头侧，右、左分别代表人体的头、足侧。若做脏器纵切面应予注明，脏器的长轴与人体长轴不一致。

（2）横（水平）切面：探头置于前腹或背侧，声束与人体前后方向垂直，扫描水平垂直于人体长轴，图像的上、下代表与探头所在部位的近、远侧；左、右代表人体的右、左侧。

（3）冠状切面：探头置于人体左、右侧，声束垂直于左右方向，扫描方向与人体长轴平行；图像的上、下方分别代表背离探头的近、远侧；左、右代表人体的头、足侧。

（4）任意切面：根据需要，可做斜切（左上至右下或右上至左下）如沿肋间扫查。

三、观察测量内容

（1）大小、深度：脏器或病变的大小（各径线或面积）测定，与体表距离等。

（2）形态与边界轮廓：正常脏器有一定的外形，有明确的边界回声，轮廓整齐光滑。病变脏器外形常局部肿大，突出变形；纤细的边界回声，常提示有包膜存在；边界不整齐，凹凸不平或伪足状，无明确边界回声，多提示恶性病变。

（3）内部回声：脏器或病变内部回声特点，包括有无回声，回声强弱、粗细，分布是否均匀，据此可以区别物理性质，囊性（壁厚薄、是否整齐光滑，内部有无分隔及乳头状突起，囊内液体的稀稠等）、实质性（内部密度是否均匀）及含气体。

（4）后方回声：增强、减弱或无回声（声影）。

（5）位置及与周围器官的关系：脏器下垂或移位，病变在脏器内的具体位置；病变与周围器官的关系，如周围的血管移位（抬高、弯曲等）、受压或侵入血管等。

（6）观察脏器的活动及功能：呼吸、心律、胃肠、胆囊、膀胱等运动各有一定规律，反映各该脏器的功能；如呼吸的节律、运动幅度，心律是否整齐、心室壁收缩幅度减低或增强；胃肠蠕动消失、减弱、亢进；餐后胆囊缩小程度；膀胱充盈与排空等。

第二节　M 型超声

M 型超声诊断仪（简称 M 超）是在 A 超基础上发展起来的，适用于观察心脏的运动状况，又有超声心动仪之称。

M 超的探头和发射、接收通道与 A 超完全一样，所不同的只是显示方式，见图 12–1。M 型超声诊断仪属于辉度调制型，单探头固定在某一探测点不动（这一点与 A 超的探测方式相同），在示波管的水平偏转板上加一周期较长的锯齿波电压。这样，荧光屏上的光点可以自左向右缓慢扫描，光点在垂直方向上的距离代表着不同被探测界面的深度。同一灰度的光点沿水平方向描绘出一水平曲线，表明该界面的位置随时间的变化。在荧光屏上所显现的图像，横轴为时间，纵轴为界面深度。

从图中可看出 M 超与 A 超相比较具有如下特点：

（1）改幅度显示为亮度显示。信号经放大检波后不是加到 Y 轴偏转板上，而是加在决定电子束强度大小的阴极或控制栅极上。

（2）像 A 超那样通过行扫描来实现距离展开，加在显示器的垂直方向上，而频率很低的帧扫描（水平偏转板上的扫描电压）则实现了时间展开。

M 超专门用来对心脏各种疾病进行诊断，特别适用于检查心脏功能，因此其显示图像又称为超声心动图。它能够显示心脏的层次结构，包括大血管壁和心脏瓣膜的动态变化；能测量瓣膜的活动速度，房室的大小，室间隔的厚度，主动脉、肺动脉的宽度；还可测定左心室排血量等。与同步周期展现的心电图、心音图比较，M 超可用来研究心脏的各种疾病（常用频率为 2 ~ 7MHz），也可对胎儿心脏搏动情况做检查。

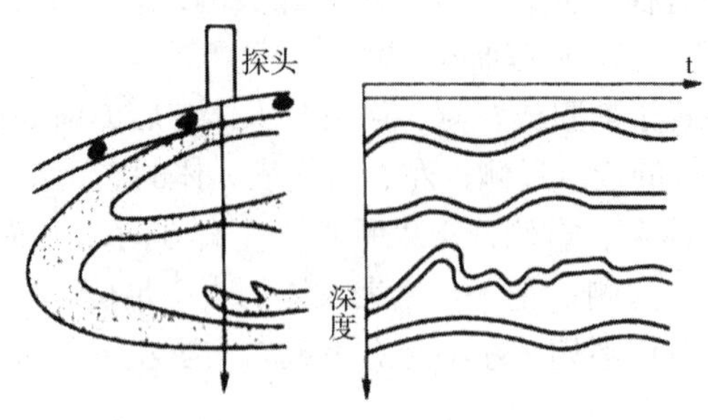

图 12-1　M 型超声诊断仪原理图

第三节　多普勒超声

一、应用范围

主要用于心脏及全身各部位血管内血流运动和心室壁心肌运动的显示。

二、观察测量内容

（一）定性诊断

血流速度、血流时相、血流性质、血流途径、血流方向等有无异常。

（二）定量诊断

频谱多普勒测定：①血流速度（峰值血流速度，平均血流速度，瞬间血流速度）；②血流量（每搏量，心排血量及排血指数等）；③压力阶差测定；④压力降半时间评估二尖瓣口面积。

（三）彩色多普勒

观察与测量血流束出现部位、途径、时相、血流束数目、方向、性质、速度、形态、面积、长度、容积、起始宽度等。可检测全身各部位血管疾病（血管的狭窄、闭塞、血管瘤及动脉瘘，血管外伤破口，断裂及移植血管功能、肿瘤新生血管）等。

第四节　超声造影技术

超声造影是应用含有微气泡的超声造影剂，经外周静脉（或其他途径）注入，达到提高超声显像效果的技术。10 余年来，超声造影成像已广泛应用于全身各主要脏器的疾病诊断与鉴别诊断。

一、基本原理

1968 年，Gramiak 等首次观察到经导管注射靛氰蓝绿可使右室显影增强。以后发现，含微气泡的盐水、5% 葡萄糖、3% 过氧化氢、碳酸氢钠加维生素 C 等，这类造影剂因气泡直径大，大小不一，不能通过肺毛细血管（4 ~ 6μm），只能右心显影。

1985 年应用经超声处理的 5% 人体清蛋白微泡直径小，经外周静脉注射→肺→左心腔显影。

1994 年新的造影剂经外周静脉注射→肺→左心腔→心肌、肝、肾、全身动脉显影。

超声造影剂中含有大量微气泡，经外周静脉注入，经肺到左心至全身动脉气泡进入血液，遇到超声波时产生振动爆破，产生较强散射回声信号，使供血区显影，用以估价脏器及外周血管血流灌注。

超声造影剂增强效果取决于造影剂的微气泡直径、浓度、稳定性以及超声发射频率、脉冲宽度、超声强度等。因此，使用时应该选择优质的造影剂。

高质量的超声造影剂应具有如下特点：①安全性高、副作用小；②微气泡直径 < 红细胞，均匀一致；③浓度高，溶解度低，无充血反应；④稳定性好；⑤散射性好。

目前常用的造影剂有：①微泡的包膜（外壳），主要有变性的清蛋白、脂质体、多聚体以及各种表面活性剂。内含的气体多为空气，如 Levovist、Albunex；②内含低溶解性气体，如氟碳、氟硫气体，微泡较稳定，如 Optison、Definity、Sonovue；③“靶向”造影剂，内含氟碳、氟硫气体，通过对造影剂包膜的特异性修饰，使其具有生物学特性，用于靶向诊断与靶向治疗。

二、增强造影显像的技术

为了提高显影效果。仪器在成像技术方面采用二次谐波、间歇触发、能量多普勒显像数字减影、闪烁成像等新技术。

（一）二次谐波显像（second harmonic imaging，SHI）

二次谐波的频率比基波高 1 倍，超声造影剂微气泡的二次谐振信号强于组织，二次谐波显像分辨力高，信噪比高，能清晰显示微气泡的分布及运动，增强造影效果。

（二）触发成像技术

诊断用超声辐射产生的空化效应使微气泡连续破坏。触发成像是间歇发射超声，减少对造影剂微泡的破坏，利于微泡的蓄积，产生更加显著的造影效果。

（三）脉冲反相谐波成像技术

产生纯的谐波信号，提高了造影时的分辨率并增加了造影剂的灵敏性和饱和度。

（四）相干造影成像技术

在相干成像的基础上。该技术在保持高帧频的同时降低微泡破坏程度。

（五）闪烁显像

降低仪器输出能量 [机械指数（MI）]，使超声对造影剂微泡的破坏减至最小，优化谐波显像以改善低机械指数时仪器的敏感性。再发射数个高机械指数脉冲，破坏心肌内的造影剂微泡，自动返回低机械指数状态。观察造影剂地再充盈过程。同时动态观察心肌灌注过程和室壁运动，具有定量评价心肌灌注作用，大大提高了超声诊断冠心病的敏感度和准确性主要用于实时心肌声学造影。

三、造影剂的给药方式

目前常用的造影剂大多是粉剂，在使用之前应用生理盐水或特定的稀释液进行稀释，经过震荡后立即使用。应使用大针头，注射速度不宜过快。以防造影剂被破坏。

（一）弹丸式

主要优点准备工作简单、显影峰强度高，对造影剂及其稳定性要求相对低，缺点是造影持续时间相对较短、影响造影强度因素多，造影剂在体循环内的浓度会随着时间不断地变化，定量研究相对困难。目前主要用于腹部脏器及小器官的造影检查。

（二）持续滴注式

造影持续时间相对长，体内造影剂浓度保持恒定，可用于定量研究。缺点需要特制的偏心旋转注射

泵，才能保证造影剂混悬液不分层，对造影剂稳定性要求高等。目前主要应用于对脏器的特别是心肌的血流灌注的定量评价研究。

四、造影结果分析方法

（一）定性分析

可采用目测法分析造影部位感兴趣区内造影剂增强及廓清的时间、空间分布特征。

（二）定量分析

1. 视频密度分析法

根据造影剂在血液内的浓度随时间的变化特征，目前常用的分析软件可以得出弹丸注射法的时间－强度曲线及持续滴注法的再灌注曲线。主要参数有达到峰值强度的时间、峰值强度、峰值强度减半时间、曲线下面积、曲线上升、下降速率等及再充盈曲线的平台强度与再充盈速度等。

2. 声学密度（AD 技术）定量分析法

AD 技术可获取组织背向散射积分形成的数字图像，动态范围大，由此获得的数据是线性的，提高了定量分析的准确性，分析方法、参数与视频密度分析法类似。

五、超声造影的应用

（一）超声造影技术在心血管疾病中的应用

1. 心肌灌注显影

心肌声学造影（MCE）可以精确地评价和区分缺血心肌、坏死心肌、顿抑心肌和冬眠心肌。其主要灌注特征分别如下。

坏死心肌——固定性灌注缺损（静息和负荷状态均为灌注缺损）。

缺血心肌——可逆性灌注缺损（静息正常而负荷状态下出现灌注缺损）伴诱发的室壁运动异常。

顿抑心肌——急性损伤后于静息经胸超声心动图出现室壁运动异常，而微循环灌注正常。

冬眠心肌——损伤后出现室壁运动减低和微循环灌注异常。

在急性心肌梗死的患者，MCE 最初仅表现为受累区域的心肌造影剂灌注较少，确定此心肌处于危险状态。随着再血管化治疗或再灌注，微循环完整的存活心肌区域内可见造影剂的填充，常提示顿抑心肌和后期心脏功能的恢复。持续表现为造影剂填充缺损的“无复流”区的心肌通常提示形成瘢痕。

2. 心腔显影

（1）显著改善心内膜显影：造影剂对心腔边界分辨能力的提高具有显著的效果。

（2）评价心功能：准确得勾勒心内膜的边界也是正确评估心功能的关键。

（3）判断心腔大小、室壁厚度及有无占位等。

（4）提高负荷心脏超声的敏感性和准确性。

（5）对于复杂的心内畸形超声造影方法仍具有其优越性。

（二）超声造影技术在诊断肝脏疾病中的应用

1. 肝内组织的灌注时相

肝脏组织由于具有门静脉和肝动脉两组供血系统，因而具有相对特异性的造影剂灌注特征。通常可将肝内组织的灌注时相分为三部分：肝动脉相（0 ~ 40ms）、门静脉相（40 ~ 120ms）及实质相（120ms 以后）。正常肝组织：①肝动脉相（0 ~ 40ms）：最早出现，表现为肝内动脉血管迅速显影，强回声；②门静脉相（40 ~ 120ms）：表现为门静脉主干及其一、二级分支内充盈造影剂，血管呈较强回声，肝实质增强逐渐显著；③实质相（120ms 以后）：表现为肝组织均匀性增强，在注入造影剂后 2min 左右达到高峰，血管结构不显影。

2. 肝占位性病变

（1）肝细胞癌（HCC）：早期动脉相即可见肿瘤区迅速呈强回声，明显高于周围正常肝组织，实质相肿瘤内造影剂迅速廓清，呈特征性“快进快出”模式。

（2）肝转移癌（MLC）：因其病理及血供丰富程度不同，灌注增强表现较复杂。动脉相可表现为均匀性增强或周边环状增强，内部可有轻度点状回声增强，实质相迅速出现回声减弱，此时扫查全肝容易发现微小转移灶。

（3）血管瘤：动脉相时病灶内部无明显增强改变，门静脉相或实质相病灶呈环状或周边增强，伴向心性填充，充填时间常需 2min 或以上，持续达数分钟，呈“慢进慢出”增强特点。超声造影可对血管瘤做出定性诊断。

（4）局灶性结节样增生（FNH）：FNH 是富血供病灶，动脉相病灶内部回声迅速增强，门静脉相甚至实质相维持增强；典型者放射状血管分布，动脉相自中心向外周强化，持续较长时间，实质相时与肝呈相等强度回声而可与 HCC 相鉴别，应重视全时相的观察记录，必要时延迟到数分钟。

3. 肝硬化

Albrecht 提出利用“肝脏通过时间”诊断肝硬化，即开始注射造影剂利声显到肝静脉内出现造影剂信号的时间间值，小于 24s 对诊断肝硬化有 100% 的敏感性和 96% 的特异性。超声造影技术有望成为肝硬化定量诊断的无创性诊断手段在临床中广泛应用。

4. 辅助肝脏介入性治疗

超声造影能有效地提高病变、特别是微小病灶的检出率，从而提高穿刺活检的准确率。在 RFA（微波射频治疗）治疗方面不但可以客观显示肿瘤的大小、数目，为治疗方案的制定提供依据；而且是评价疗效、评估预后的有效方法。治疗后造影，灭活区在动脉相至实质相均呈回声缺失的无回声，活性区则在动脉相显示增强；对残留活性区或转移灶可进行及时的再治疗。超声造影已成为 RFA 治疗肝癌不可缺少的重要辅助手段，有良好的应用前景。

六、超声造影技术在其他疾病中的应用

（一）颅内血管

超声造影剂可明显增强颅内血管信号，提高 Willis 环侧支血流及颅内动脉瘤、动静瘘的检出率。

（二）乳腺

恶性病变中的血管数目多，走行紊乱，绝大多数呈现穿支血管，多迅速出现增强的高峰，持续时间长；纤维腺瘤的血管往往走行于肿瘤的周边。良、恶性肿物的时间 – 强度曲线形态不同，恶性者造影剂清除曲线为多相，而良性者多为单相。

（三）肾脏

1. 肾脏血管显影

超声肾血管造影可以提高对肾动脉狭窄的诊断的敏感性与准确性，肾动脉狭窄早期就会出现肾血流时间 – 强度曲线下面积较正常减低。缩短检测时间，提高诊断阳性率，可以较好地对肥胖以及肾脏受损伤患者的血管检测。

2. 肾实质血流灌注

肾实质有局部损害时，氟碳类造影剂可将病变区域与周围正常肾实质组织清晰的区分；当整个肾实质呈弥漫性病变时诊断则较为困难，可以通过肾脏血管容积的定量化测量和造影剂在肾实质中循环时间的改变来提高其诊断的敏感性与准确性。

3. 肾脏局灶性病变

注射造影剂后良、恶性实性肿瘤内血流显示都相应增强，恶性肿瘤较良性肿瘤增强开始早且持续时间长。

（四）淋巴结

超声探测前哨淋巴结：可疑淋巴结造影表现为淋巴管从注射部位发出线状强回声。转移的前哨淋巴结为不均匀性增强，增强回声部分是正常的淋巴结实质，非增强部分为肿瘤浸润和替代部分，或是正常

组织被破坏的部分。

七、靶向造影技术

靶向超声微泡造影技术是近来发展迅速的新技术，是分子影像学的重要分支，包括靶向显影及靶向治疗两部分。前者是依靠微泡表面固有的特性或对微泡表面进行特殊的处理，使其通过血管途径进入靶组织，并与之特异性的结合，用超声造影技术来观察靶区在组织水平、细胞及亚细胞水平的成像，借以反映病变区组织在分子基础方面的变化。靶向治疗是借助超声造影剂所引起的“声空化”效应以及其表面 / 内部可携带基因或药物的特性，达到靶向治疗的目的。

（一）靶向显影

理想的靶向性造影剂需达到以下要求：①直径小，在 450 ~ 700nm；②循环半衰期长（在 30 ~ 60s），在靶区停留时间长；③能与感兴趣区的表面抗原决定簇进行选择性和敏感性结合；④微泡与靶位的结合应牢固，且结合到靶位上的微泡应在超声检查过程中保持稳定；⑤用量少，最好是毫克级或更少；⑥毒性小；⑦具有携带治疗药物或基因的潜力。目前已进行的研究工作主要有评价血栓性疾病、炎性疾病、肿瘤及新生血管的靶向显影等。

（二）靶向治疗

（1）携带基因、药物治疗。

（2）溶栓治疗。

（3）抗肿瘤治疗，可在提高局部药物浓度，降低药物对全身的毒副作用。

八、对比超声成像的生物学效应与安全性

对比超声成像技术是近年来发展迅速的非侵入性影像技术。然而超声波照射引起造影剂微泡的“空化（cavitation）”作用，是人们担心其安全性的一个核心。尽管最近的研究已表明，在低频率、高机械指数超声长时间照射下，微泡空化作用可引发组织损伤，但利用超声诊断仪行对比超声检查仍是安全的。为了消除潜在的组织损伤，在对比超声检查时，尽可能选用低机械指数成像方法，以期将微泡空化作用对组织的损伤概率降至最低。

第十三章

血管疾病的超声诊断

第一节 解剖概要

一、颅内大血管解剖

颅内的血液供应来自颈内动脉系统和椎基底动脉系统（图 13–1），其主要解剖结构如下。

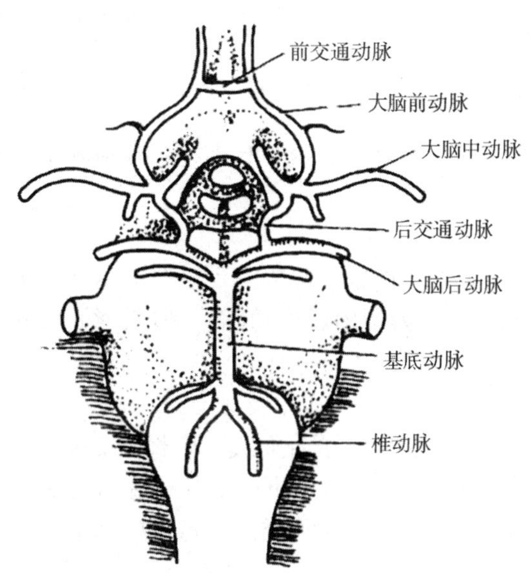

图 13–1 颅内血管解剖示意图

（一）颈内动脉颅内系统

1. 颈内动脉岩骨段

此段系颈内动脉入颅后从颞骨岩部的颈动脉管外口，穿过硬脑膜进入海绵窦之前的一段，该段在骨性腔道中走行，先向上然后转弯呈水平方向，从后向外到颞骨部尖端，出颈内动脉内口，穿硬脑膜外层进入海绵窦。

2. 海绵窦段

此段是岩骨段的直接延续。该段在海绵窦内向前上走行短距离后，沿着蝶骨体两侧的动脉沟水平前行约 2.0cm 后到达床突内侧，向上穿过海绵窦顶部硬脑膜及蛛网膜进入蛛网膜下隙移行为床突上段。颈内动脉在此段呈 S 形弯曲，并发出许多分支与椎动脉脑膜支、脑膜中动脉、眼动脉、脑膜副动脉的分支吻合，在侧支循环上起到重要作用。

3. 床突上段

此段为出海绵窦后到分出后交通动脉之前的一段。长约 1.34cm（0.8 ～ 1.8cm），外径 0.48cm，走行由前向后上外方向，海绵窦段与床突上段之间呈 C 形弯曲，发出眼动脉、垂体上动脉。

4. 终末段

此段为颈内动脉发出后交通动脉，到分叉为大脑前、中动脉两终支间的一段，并组成大脑动脉环，它有后交通动脉、大脑前、大脑中动脉和脉络丛前动脉等主要分支。

（1）后交通动脉：它由颈内动脉终末段后内侧壁发出，经丘脑下部灰结节和乳头体两侧水平走向后内侧，并与基底动脉终支大脑后动脉相连接。上方为视束和大脑脚内侧面，下为蝶鞍，下外侧是动眼神经和颞叶海马回沟。后交通动脉成人长 0.2 ~ 3.4cm，平均左侧长 1.35cm，右侧长 1.37cm，血管内径左、右侧均为 0.18cm。后交通动脉变异较多，根据形态不同分为平直型、弯曲型、襻型和后部丛状形四型。极少数有缺如。

（2）大脑前动脉：在视交叉外侧前穿支处从颈内动脉的前壁分出，呈水平或不同程度形式的弯曲后，在视交叉前上方由后外向前内走行，借前交通动脉与对侧大脑前动脉相连。然后转向前上进入大脑纵裂，绕过胼胝体膝沿胼胝体沟向后上行，终于胼胝体压部，其分支分布于大脑半球内侧面，在顶、枕叶交界处与大脑后动脉的分支吻合。大脑前动脉依据交通动脉，将近端血管称之为交通前段，远侧称交通后段。大脑前动脉交通前段左侧粗而短，右侧细而长，管径约 0.2cm。先天性异常主要的表现是部分血管发育不对称，右侧多于左侧，也有交通前段缺如。

（3）大脑中动脉：是颈内动脉的直接延续。此动脉在视交叉的外侧前穿支的下方从颈内动脉发出，水平走行向外侧，横过前穿支至岛阈附近，进入大脑外侧裂。主干在岛盖深部沿脑岛表面与大脑外侧裂方向，由前下斜向上，并发出许多皮质支，分布于大脑半球背外侧面。主干长约 1.5cm（0.3 ~ 1.8cm），外径约 0.3cm（0.15 ~ 0.4cm）。

（二）椎 – 基底动脉系统

左、右椎动脉入颅后在脑桥上缘汇合成为一条基底动脉。椎动脉、基底动脉及所有分支组成椎 – 基底动脉系统。

1. 颅内椎动脉

左、右椎动脉经枕骨大孔进颅，在蛛网膜下隙内沿延髓侧面斜向内上，在脑桥下缘左、右椎动脉汇合成基底动脉。进入颅腔后的椎动脉即为颅内段椎动脉，平均长约 2.54cm，外径约 0.33cm，两侧无明显差异。

2. 基底动脉

基底动脉在脑桥下缘腹侧由左、右椎动脉汇合而成，全长约 2.6cm（1.6 ~ 3.1cm），上行于脑桥基底沟中，在脑桥上缘分出大脑后动脉。基底动脉从下向上外径逐渐变细，成年人下段外径 0.54cm，中段 0.45cm，上段 0.44cm，形态分为直线型和弯曲型两类。且弯曲的程度与年龄的增长有关，成年人弯曲型多见。此外，基底动脉常有变异。

3. 大脑后动脉

大脑后动脉是基底动脉的主要分支，在脑桥上缘从基底动脉分出后伴行于小脑上动脉的上方，绕过大脑脚向后行，经小脑幕与大脑半球之间进入距状裂，分为顶枕动脉和距状裂动脉。借后交通动脉可将大脑后动脉分成交通前段和交通后段，交通前段的管径小于交通后段。大脑后动脉交通前段管径约 0.30cm，交通后段管径约 0.33cm。

（三）大脑动脉环

大脑动脉环连接颅内动脉系统和椎 – 基底动脉系统，又称之为 Willis 环，它位于蝶鞍上方脑脚池内，围绕视交叉，灰结节和乳头体。大脑动脉环由两侧的大脑前动脉交通前段，颈内动脉终末段，后交通动脉，大脑后动脉交通前段和不成对的前交通动脉组成。其主要作用是调节颅内动脉的血液供应。正常情况下动脉环各部的血液不混合，即一侧的动脉血流不能经交通动脉流入另一侧，同侧颈内动脉系与椎基底动脉系血流也不相混，但当某一血管血流受阻或发育不良时动脉环则起代偿调节作用。

二、颈部大血管解剖

颈部大血管系脑血管的颅外部分，尤其是颈内动脉和椎动脉是大脑血供的基础。颈部大血管由颈总动脉、颈内动脉、颈外动脉及属支、椎动脉、锁骨下动脉及伴随静脉构成（图 13-2）。

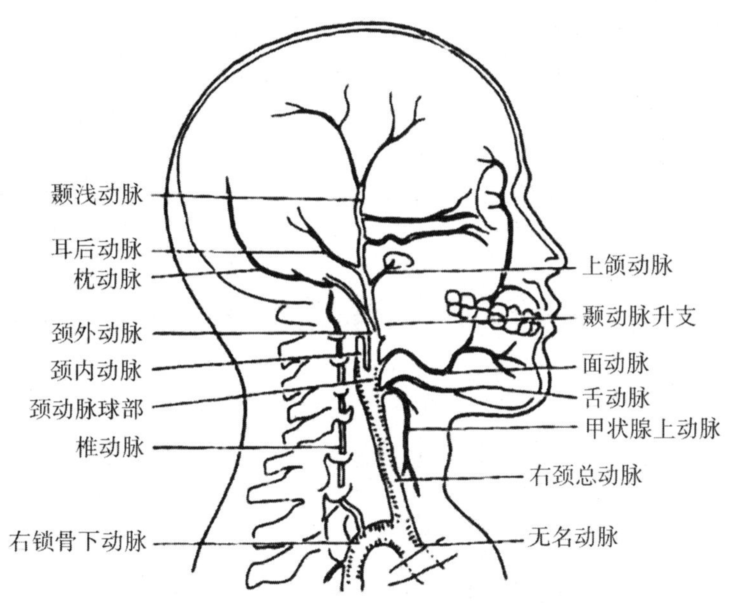

图 13-2 颈部大血管解剖示意图

（一）颈总动脉

颈总动脉右侧起自主动脉弓的头臂干，左侧直接起源于主动脉弓，经胸锁关节后方，沿气管和喉外侧上行，在甲状软骨上缘水平分叉为颈内动脉和颈外动脉。颈总动脉末端和颈内动脉起始处的膨大部分为颈动脉球部。颈总动脉外径（0.88 ± 0.14）cm，内径 60 岁以下（0.67 ± 0.05）cm，60 岁以上（0.75 ± 0.09）cm。

（二）颈内动脉

颈内动脉自颈总动脉分出后，垂直上升达颅底，经颈动脉管直至颅腔，分布于脑和视觉器官，在颈部则无分支。进颅后第一分支为眼动脉，眼动脉经视神经孔入眼眶，其末端分支为眶上动脉和额动脉，与颈外动脉的颞浅动脉及面动脉的分支吻合，沟通颅内外动脉血流。正常情况下颈内动脉压力大于颈外动脉的终末分支，因而眼动脉分支是前向性血流，即流向颈外动脉。颈内动脉外径（0.68 ± 0.17）cm，内径 60 岁以下（0.56 ± 0.05）cm，60 岁以上（0.60 ± 0.08）cm。

（三）颈外动脉

颈外动脉自颈总动脉分出后，先在颈内动脉的前内侧，后跨过其前方绕至前外侧走行，主要供应头面部的血供。其外径（0.62 ± 0.13）cm，内径 60 岁以下（0.46 ± 0.05）cm，60 岁以上（0.47 ± 0.04）cm。颈外动脉的主要分支有甲状腺上动脉、舌动脉、面动脉、颞浅动脉和上颌动脉。

（四）锁骨下动脉

锁骨下动脉左侧直接起源于主动脉弓，右侧起于头臂干，故左侧锁骨下动脉较长于右侧，两侧动脉分别沿肺尖内侧走行，斜越胸膜顶前面，出胸廓上口至颈根部，经第一肋上面穿过斜角肌间隙，至第一肋外缘移行为腋动脉。其主要分支有以下几个。

（1）椎动脉系锁：骨下动脉最大的分支，沿前斜角肌内缘垂直上行，穿过第 6 至第 1 颈椎横突孔，经枕骨大孔进入颅腔，左右两侧汇成基底动脉，参与大脑动脉环的组成。其外径（0.45 ± 0.08）cm，内径（0.38 ± 0.04）cm，左侧较右侧稍宽。

（2）胸廓内动脉。

（3）甲状颈干：包括甲状腺下动脉、肩胛上动脉、肩胛背动脉等。

（五）静脉血管

颈部的静脉血管主要由颈内静脉和锁骨下静脉构成。两静脉在胸锁关节后方汇合成头臂静脉，左右头臂静脉汇合成上腔静脉而进入右心房。

1. 颈内静脉

颈内静脉在颈内动脉和颈总动脉的外侧下行，外径（1.05 ± 0.31）cm，其属支分为颅内支和颅外支，颅内支主要收集脑膜、脑、颅骨、视、听器官等处的静脉回流；颅外支由面静脉、下颌后静脉、咽静脉、舌静脉及甲状腺上、中静脉汇集而成。

2. 锁骨下静脉

锁骨下静脉由腋静脉和颈外静脉汇成，颈外静脉是颈部最大的浅静脉，由下颌后静脉的后支和耳后静脉汇合而成。

3. 椎静脉

椎静脉在颈椎各横突之间走行，呈上小下大的雪松样，位于椎动脉前外侧，其外径（0.50 ± 0.09）cm。

三、上肢大血管解剖

上肢大血管主要由腋动脉、肱动脉、尺动脉、桡动脉和伴行的同名深静脉，浅静脉的头静脉和贵要静脉组成。

（一）上肢动脉

上肢动脉由腋动脉、肱动脉、桡动脉和尺动脉及其分支构成（图 13–3）。

1. 腋动脉

腋动脉位于腋窝深部，在第一肋外缘处续于锁骨下动脉，其外径有（0.59 ± 0.10）cm，主要分支有胸肩峰动脉、胸外侧动脉、肩胛下动脉和旋肱后动脉。

2. 肱动脉

肱动脉是腋动脉延续而成，沿肱二头肌内侧下行，在肘窝处，平桡骨颈水平分为桡动脉和尺动脉，其外径（0.47 ± 0.09）cm。主要分支有肱深动脉、尺侧上副动脉和尺侧下副动脉。

3. 桡动脉

桡动脉在肘窝自肱动脉发出后，与桡骨平行下降，其末端与尺动脉掌深支相吻合而成掌深弓。其起始处外径（0.34 土 0.06）cm，腕部（0.27 ± 0.04）cm。主要分支有掌浅支、桡侧返动脉和拇主要动脉。

4. 尺动脉

尺动脉经旋前圆肌深面至尺侧腕屈肌深面的桡侧下行，经豌豆骨桡侧至手掌，其末端与桡动脉掌浅支吻合而成掌浅弓。主要分支有骨间总动脉、尺前返动脉、尺后返动脉和掌深支。

（二）上肢静脉

上肢静脉血管分为深、浅两类，最终均汇入腋静脉。深静脉从手掌至腋窝均与同名动脉伴行，且多为两条，互相之间有交通支连续。浅静脉主要有以下几条。

1. 头静脉

头静脉起于手背静脉网桡侧，渐转至前臂屈侧，初沿前臂桡侧皮下，经肘部，继沿肱二头肌外侧上行，过三角胸大肌沟，穿深筋膜，注入腋静脉。

2. 贵要静脉

贵要静脉起于手背静脉网尺侧，渐转至前臂屈侧，沿前臂尺侧皮下，经肘窝沿肱二头肌内侧上行，至臂中点稍下方穿深筋膜汇入肱静脉，或伴随肱静脉向上注入腋静脉。

3. 正中静脉

正中静脉粗而短，连续贵要静脉和头静脉。

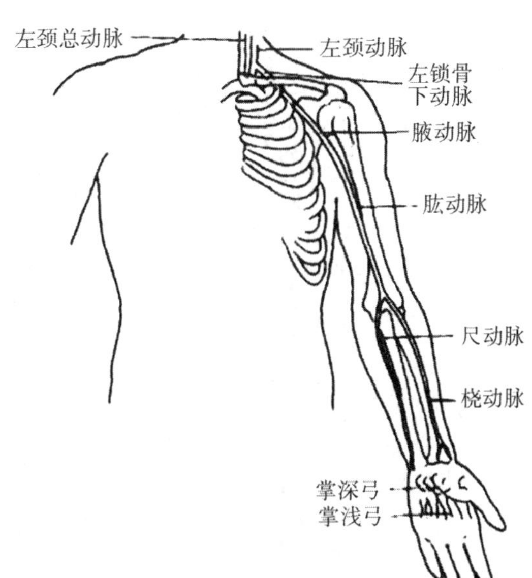

图 13-3　上肢动脉解剖示意图

四、下肢大血管解剖

下肢大血管主要由股动脉、腘动脉、胫前、后动脉、腓动脉、足背动脉及伴行深静脉和浅静脉的大、小隐静脉组成（图 13-4，29-5）。

（一）下肢动脉

1. 股动脉

股动脉由髂外动脉移行而来，经腹股沟韧带深面至股部，并由股前部转至股内侧，出收肌腱裂孔至腘窝，移行为腘动脉。股动脉起始部外径（0.87 ± 0.17）cm，末端（0.62 ± 0.12）cm。其主要分支有：①腹壁浅动脉；②旋髂浅动脉；③股深动脉，起自股动脉后外侧壁，在股动脉后外方下行，其分支有旋股内侧动脉、旋股外侧动脉和三条穿动脉。

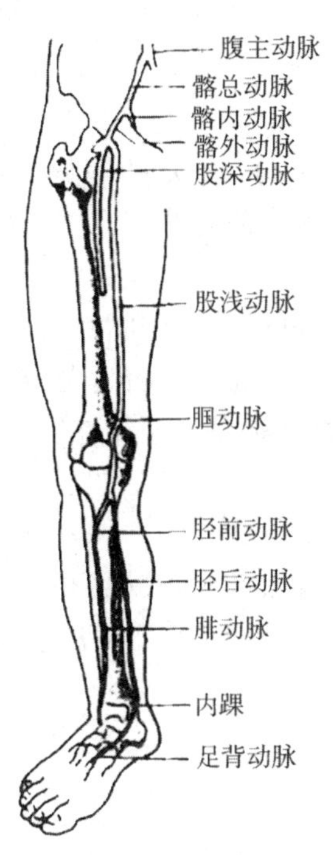

图 13-4　下肢动脉解剖示意图

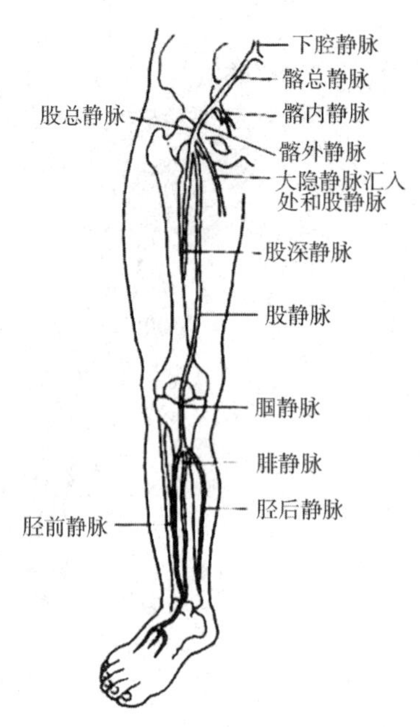

图 13-5　下肢深静脉解剖示意图

2. 腘动脉

腘动脉续于股动脉，在腘肌下缘分为胫前动脉和胫后动脉，其外径为（0.66 ± 0.12）cm。

3. 胫后动脉

胫后动脉系腘动脉的一支终末支，沿小腿后面浅、深屈肌之间下降，经内踝的后方转入足底，分为足底内侧动脉和足底外侧动脉二终支。其分支有：①腓动脉：起于胫后动脉上部，沿腓骨内侧下降，分支营养邻近诸肌和胫、腓骨；②足底内侧动脉；③足底外侧动脉。

4. 胫前动脉

胫前动脉系腘动脉另一终支，向前穿过小腿骨间膜上端，行于小腿前群肌之间，下降至足背移行为足背动脉。其外径（0.36 ± 0.06）cm。

5. 足背动脉

足背动脉在踝关节的前方续胫前动脉，位置表浅，于拇长伸肌腱的外侧可触及其搏动，其外径（2.7 ± 0.63）mm。

（二）下肢静脉

下肢静脉有深、浅两种，深、浅静脉内均有丰富的静脉瓣，静脉瓣的数目从远端到近端逐渐减少，腓静脉 10 ~ 12 个瓣，腘静脉、股浅、股深和股静脉仅有一个瓣。深、浅静脉之间有交通支。

1. 浅静脉

（1）大隐静脉：在足内侧缘起于足背静脉弓，经内踝前沿小腿内侧上行，过关节后沿大腿内侧上行，并渐转至前面，于耻骨结节下外方 3 ~ 4cm 处，穿隐静脉裂孔表面的筛筋膜注入股静脉。

（2）小隐静脉：在足外侧缘起于足背静脉弓，经外踝后方沿小腿后面上行，过腓肠肌两头之间至腘窝，穿深筋膜注入腘静脉。

2. 深静脉

下肢深静脉从足底静脉起始直至股静脉皆与相应同名动脉伴行，且均有两条。胫前、后静脉在腘肌下缘合成一条腘静脉，与动脉伴行，穿收肌腱裂孔移行为股静脉。

五、腹腔大血管解剖

（一）动脉系统

腹部的大动脉主要有腹主动脉及其分支（图 13-6）。腹主动脉位于腹膜后，通常位于脊柱的左前方，下腔静脉的左侧，在横膈的主动脉裂孔处续自胸主动脉，然后沿脊柱前方下降，约在第四腰椎体前左方下缘附近与下腔静脉互相交叉，位于下腔静脉的前方后分为左、右髂总动脉；全长 14 ~ 15cm。左、右髂总动脉在骶髂关节附近的前方又分为髂内动脉和髂外动脉。髂内动脉为一短干，下行进入盆腔，其主要分支有脐动脉、膀胱下动脉、直肠下动脉、子宫动脉等。髂外动脉沿腰大肌内侧缘下降，经腹股沟韧带的深面至股前部，移行为股动脉。腹主动脉的主要分支有脏支的肾上腺中动脉、肾动脉、睾丸动脉、腹腔动脉干、肠系膜上动脉和肠系膜下动脉以及壁支的膈下动脉、腰动脉和骶中动脉。

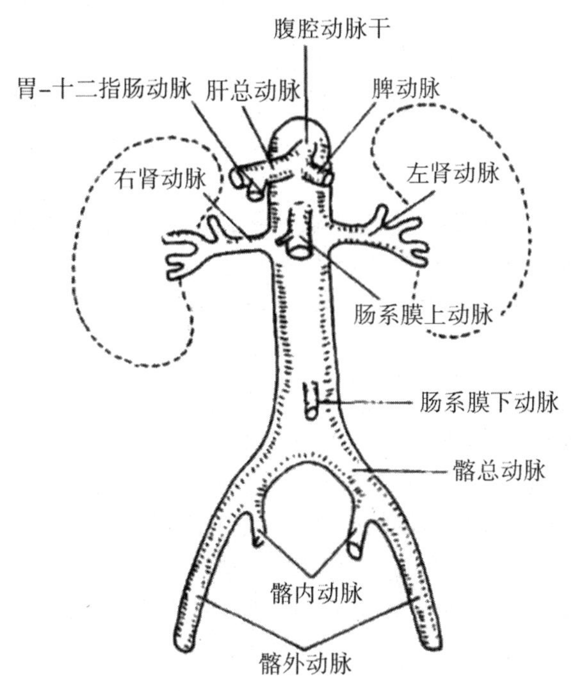

图 13-6 腹部大血管解剖示意图

1. 腹腔动脉干

腹腔动脉干在距横膈约 2cm，相当于第十二胸椎或第一腰椎水平，自腹主动脉前壁发出，为一短小的主干，长 1 ~ 2cm，遂即向右分出胃左动脉、肝总动脉，向左分出脾动脉。

（1）胃左动脉：胃左动脉较细，向左上方走行，在胃的贲门部急转向右，沿胃小弯走行，与胃右动脉吻合，沿途发出分支分布于食管的腹腔段，贲门和胃小弯附近胃体的前、后壁。

（2）肝总动脉：肝总动脉在十二指肠上部上方，分为胃十二指肠动脉和肝固有动脉。①胃十二指肠动脉：该动脉经十二指肠上部后方走行，至幽门下缘，分为胃网膜右动脉和细小的胰十二指肠上动脉。胃网膜右动脉沿胃大弯向左与胃网膜左动脉吻合，沿途分支分布于胃大弯和大网膜。胰十二指肠上动脉在十二指肠降部与胰头之间走行，分支营养该器官。②肝固有动脉：为肝总动脉的直接延续，在肝门部分为左、右两支，分别进入肝脏的左、右叶，右支在进入肝门之前发出胆囊动脉，此外还发出胃右动脉，沿胃小弯走行，终末支与胃左动脉吻合。

（3）脾动脉：脾动脉是腹腔动脉的最大分支，走行于胰体尾部的上缘，其末端发出胃短动脉和胃网膜左动脉，分布脾脏、胰体尾部、胃底、胃大弯和大网膜。

2. 肠系膜上动脉

肠系膜上动脉在腹腔动脉干稍下方约 1cm 处，近第一腰椎水平，由腹主动脉前壁发出。沿胰头和胰体交界的后方下行，经十二指肠水平部的前面进入小肠系膜根，斜向右下行走至右髂窝。其末端与回结肠动脉分支吻合。沿途发出胰十二指肠下动脉、空肠动脉、同结肠动脉、右结肠动脉和中结肠动脉。

3. 肠系膜下动脉

肠系膜下动脉约在第三腰椎水平，自腹主动脉前壁发出，向左下方走行至左髂窝，进入乙状结肠系膜根内，然后继续下降入小骨盆，移行为直肠上动脉。其分支有左结肠动脉、乙状结肠动脉和直肠

上动脉。

（二）静脉系统

1. 下腔静脉

下腔静脉是人体腹腔最大的静脉，在第五腰椎体的右前方由左右髂总静脉汇合而成。下腔静脉沿腹主动脉的右侧上行，经肝的腔静脉窝，穿膈的腔静脉孔到达胸腔，注入右心房。下腔静脉收集下肢、盆部和腹部的静脉血。下腔静脉的主要属支有脏支的睾丸静脉、肾静脉、肾上腺静脉、肝静脉和壁支的膈下静脉和腰静脉。

2. 肝静脉

肝静脉有左、中、右分支，位于肝实质内，在腔静脉窝处分别注入下腔静脉。肝静脉收集门静脉及肝固有动脉左右支运到肝内的血流。

3. 睾丸静脉

睾丸静脉有数条，起自睾丸和附睾，呈蔓状缠绕睾丸动脉，组成蔓状静脉丛，再逐渐向上合并形成一主干，右侧的以锐角注入下腔静脉，左侧的以直角注入左肾静脉。在女性则为卵巢静脉，亦组成蔓状静脉丛，经卵巢悬韧带，向上逐渐合并成卵巢静脉，伴随卵巢动脉上行。

（三）门静脉系统

1. 肠系膜上静脉

肠系膜上静脉是门静脉的最大属支，内径 0.5 ~ 1.2cm，汇集空、回肠，胃网膜右、中结肠、右半结肠和回结肠静脉的血流后，与肠系膜上动脉并行，在小肠系膜根部沿后腹壁上行，近胰颈部或胰体后方，于下腔静脉左前方与肠系膜上动脉右侧的脾静脉汇合成门静脉。

2. 脾静脉

脾静脉起自脾门，内径 0.3 ~ 0.8cm，向右走行于胰体和胰尾的背侧，在胰颈后方与肠系膜上静脉汇合成门静脉。

第二节　检查方法

一、检查前准备

（1）检查颅内血管成人一般无须准备，不合作的小儿可适当给予镇静剂。

（2）检查外周，即上、下肢体和颈部血管患者一般无须准备。检查室要调节好室温，因外周血管检查必须充分暴露受检部位，气温过低会造成血管收缩，影响检查结果。因而室温以检查部位充分暴露而又无寒意为妥，一般 25℃左右即可。

（3）检查腹腔大血管，因胃肠气体干扰腹腔血管显示，故必须空腹检查。对空腹后仍气体较多者可适当用排气药物。

二、仪器条件

（一）仪器的选择

颅内血管检查选用经颅多普勒超声（transcranial Doppler，TCD），最好的诊断仪器是彩色多普勒，既能显示颅内血管的血流色彩，判断血流的大致形态和走行方向，又能进行脉冲多普勒检查，便于测量和计算各项血流参数，能缩短检查时间，提高检查效率，同时也保证取样血管的准确性。其缺陷是目前的探头还不能完全检出颅内的血管，检出率为 30% ~ 40%，特别是颅板厚的人，尤其是老年人更为困难。低频率的笔式探头穿透性较好，与彩色多普勒相比容易测得颅内血管频谱，但也并非能全部测得，其缺点是不显示血管的血流色彩，取样血管可靠性差，且系盲目检查，检查花费的时间要多，并且与检查者的熟练程度密切相关。目前最好的方法是两种方法结合，可互补不足。

外周血管和腹腔大血管检查选择常用的彩色多普勒超声诊断仪即可，对于检查细小的血管最好选择能检出低速血流，具有能量多普勒和其他功能的仪器。

（二）探头的选择

颅内血管检查选用扇形低频电子相控阵探头，探头频率小于 2.0MHz，笔式探头脉冲多普勒频率小于 2.0MHz。

检查外周血管多采用高频率探头，常用 5.0 ～ 7.5MHz，运用大于 10.0MHz 探头扫查细小表浅血管效果更好。

检查腹腔大血管采用常规腹部探头即可，对于具有宽频变频功能的探头效果当然更好。

三、体位与扫查途径

（一）颅内血管检查

1. 经颞骨窗口

采用该窗口检查时患者取左侧或右侧卧位，探头声束指向颧弓上方，眼眶外缘和耳之间的区域。该窗口又分为前窗，中窗和后窗。前窗位于颧骨前突的后面，后窗在耳的前方，中窗位于前窗和后窗之间。因颞部骨质较薄，较低频率的超声束容易穿过，但是不同的受检者情况各异，因而任何受检者都必须在三个窗口仔细寻找合适的透声窗，老年人一般多采用透声较好的后窗。该窗口可以显示颅内主要动脉的走行及血流方向，如颈内动脉终末段、大脑前动脉、大脑中动脉、大脑后动脉及前、后交通动脉。

2. 经眼窗口

采用该窗口时患者采用仰卧位，可以先用二维图像显示出眼眶内的组织图像，然后用彩色多普勒显示出颈内动脉虹吸段和眼动脉血管，在彩色血流图的引导下放置脉冲多普勒取样门宽，获取血流频谱进行分析。

3. 经枕骨大孔声窗

患者取坐位，背向检查者，头向前倾，尽可能使下颌接近胸部，也可俯卧位，头部尽量前倾，使头颅和寰椎之间的空隙增大，然后将探头置于颈后部正中线枕骨粗隆下方，声束指向眉弓，使超声束从头颅与寰椎之间经枕骨大孔进入颅内。该窗口主要检测椎动脉颅内段、小脑下后动脉和基底动脉。

（二）外周血管检查

1. 颈部大血管

去枕仰卧位，头侧向对侧，充分暴露受检血管。过于肥胖者，肩部可置小枕，下颌后仰，以便暴露颈部。

2. 上肢大血管

检查腋部血管时仰卧位，受检上肢轻度外展。检查肘部和前臂血管时可端坐位，肘关节略弯曲。

3. 下肢大血管

检查股动脉、股静脉时仰卧位，下肢轻度外展、外旋，膝关节微屈；检查腘静脉时俯卧位，下肢稍抬高，以便静脉回流；检查胫静脉、腓静脉及其他小腿深、浅静脉时，可仰卧位，肢体轻度外旋，也可端坐位，肢体自然下垂。

（三）腹腔大血管

多采用仰卧位和左侧卧位，采用连续的横切面和纵断面扫查。

四、注意事项

（1）血管疾病的检查必须熟悉血管的解剖，根据血管的走行逐条逐段地检查。要熟悉和掌握正常血管和血管疾病时血流动力学的变化特征。

（2）检查时建议采取先用二维超声，再用彩色血流图，最后用频谱多普勒的顺序依次检查。要先用二维超声确定血管的位置，包括血管的起始、走行，与周围血管、脏器的关系，判断血管有无异位、

移位或受压等改变，观察血管壁的状况，包括血管内膜、斑块、有无异常通道等，还要观察血管管腔的情况，注意腔内有无异常回声、有无狭窄或扩张等形态改变。再用彩色多普勒观察管腔内色彩的颜色、分布及亮度，从而判断血流的方向，是正向还是反向血流；判断血流的性质，是层流、射流、涡流还是湍流粗估血流的速度等。最后用频谱多普勒定量或半定量判断血管腔内的血流动力学状况，即不同时期的血流速度、阻力指数等多项血流参数。

（3）在做血管疾病检查时一定要掌握和正确调节彩色多普勒超声诊断仪的各种功能键，要根据不同的血管、不同的疾病随时调节，避免因操作不当产生的假阳性和假阴性。

第三节　正常声像图

一、颅内大血管

正常人颅内动脉分布和血流的走向有其一定的规律，脑动脉彩色多普勒根据脑血管的不同走行方向而显示不同颜色的搏动性血流。颅内动脉的脉冲多普勒频谱多近似直角三角形，并占据心脏的收缩期和舒张期，收缩期时血流速度最高，有两个峰，第一峰高尖，时限短，第二峰圆钝，时限较长，第一峰高于第二峰，收缩峰与基线之间有空窗存在。舒张期血流振幅亦较高，为低阻力频谱。

（一）常用断面多普勒超声表现

1. 经颞窗断面

将色彩定标为血流朝向探头时为红色，背离探头时为蓝色，此时彩色多普勒表现如下。

（1）同侧大脑中动脉血流方向朝向探头，血流色彩为红色，多普勒频谱为正向频移。

（2）同侧大脑前动脉交通前段血流背向探头，血流色彩为蓝色，多普勒血流频谱为负向频移。

（3）颈内动脉终末段的血流方向与声束的角度不同而显示不同的色彩，可以红色也可以出现蓝色，如果血液向两个方向流动，既有朝向探头的血流，又有背离探头的血流，可以出现双相多普勒频谱。如果声束与血流方向的夹角过大，超过 90° 可不显示颜色。

（4）同侧大脑后动脉交通前段血流是朝向探头的，显示红色血流，频谱多普勒为正向频移。当大脑后动脉由同侧的颈内动脉通过后交通供血时血流是背向探头的，显示蓝色血流或负相频移。

2. 经眼窗断面

（1）眼动脉：其血流方向朝向探头显示红色血流，脉冲多普勒频谱为正向频移。

（2）颈内动脉：海绵窦段的血流朝向探头，而前床突段的血流是背向探头的，分别显示红色和蓝色，频谱多普勒为正相或负相。前膝部动脉既有朝向探头又有背离探头，出现红蓝双色混叠的花色血流，脉冲多普勒频谱出现双相频移。

3. 经枕骨大孔检查

显示颅内二支椎动脉与基底动脉融合呈“Y”形，因其血流方向是背离探头的，血流图显示蓝色，获得的血流频谱为负向频移。部分患者在此切面椎动脉的两侧能见到小脑下后动脉，它的血流方向是朝向探头的，彩色多普勒显示为红色，频谱为正向频移。

（二）正常脑血管血流参数

脑血管血流速度各不相同，大脑中动脉血流速度最高，依次为大脑前动脉、颈内动脉、基底动脉、大脑后动脉和椎动脉，两侧相应动脉血流速度无明显差别。血流速度随年龄增长而呈下降趋势，正常颅内血管的血流速度和阻力指数如表 13-1、表 13-2。

表 13-1　正常颅内血管血流速度（cm/s）

	30 ~ 39 岁		40 ~ 49 岁		50 ~ 59 岁		60 ~ 70 岁	
	V_s	V_d	V_s	V_d	V_s	V_d	V_s	V_d
大脑中动脉	93 ± 11	43 ± 8	85 ± 9	42 ± 7	85 ± 13	38 ± 12	70 ± 10	36 ± 7
大脑前动脉	80 ± 9	37 ± 7	76 ± 11	37 ± 6	73 ± 12	33 ± 9	57 ± 12	29 ± 5
大脑后动脉	55 ± 10	24 ± 6	55 ± 11	26 ± 4	55 ± 9	23 ± 6	51 ± 11	22 ± 7
颈内动脉	74 ± 13	34 ± 11	68 ± 12	31 ± 7	67 ± 9	28+8	60 ± 9	32 ± 6
椎动脉	51 ± 8	24 ± 5	47 ± 4	19 ± 4	46 ± 6	23+5	45 ± 5	21 ± 3
基底动脉	59 ± 9	27 ± 6	55 ± 6	27 ± 5	55 ± 6	26 ± 3	54 ± 6	23 ± 3

表 13-2　正常颅内血管阻力指数

	30 ~ 39 岁		40 ~ 49 岁		50 ~ 59 岁		60 ~ 70 岁	
	PI	RI	PI	RI	PI	RI	PI	RI
大脑中动脉	0.72 ± 0.13	0.53 ± 0.05	0.78 ± 0.11	0.52 ± 0.05	0.79 ± 0.10	0.54 ± 0.05	0.97 ± 0.10	0.57 ± 0.06
大脑前动脉	0.72 ± 0.12	0.54 ± 0.07	0.79 ± 0.13	0.53 ± 0.07	0.80 ± 0.12	0.53 ± 0.06	0.88 ± 0.12	0.54 ± 0.05
大脑后动脉	0.81 ± 0.13	0.54 ± 0.05	0.86 ± 0.13	0.53 ± 0.06	0.86 ± 0.16	0.52 ± 0.07	0.88 ± 0.13	0.57 ± 0.08
颈内动脉	0.70 ± 0.10	0.52 ± 0.07	0.86 ± 0.13	0.53 ± 0.06	0.90 ± 0.16	0.56 ± 0.08	0.92 ± 0.10	0.55 ± 0.07
椎动脉	0.79 ± 0.14	0.53 ± 0.06	0.75 ± 0.14	0.55 ± 0.07	0.89 ± 0.12	0.54 ± 0.06	0.92 ± 0.11	0.55 ± 0.07
基底动脉	0.78 ± 0.15	0.55 ± 0.07	0.78 ± 0.11	0.54 ± 0.07	0.84 ± 0.10	0.54 ± 0.06	0.95 ± 0.13	0.57 ± 0.05

二、颈部大血管

颈部大血管主要包括：颈总动脉、颈内动脉、颈外动脉、椎动脉、颈内静脉。

（一）二维图像

（1）从颈根部向头端作纵向扫查，依次显示为：颈总动脉及其外侧的颈内静脉，颈总动脉分叉处（图 13-7），颈内、外动脉，颈内动脉位于颈部后外方，颈段无分支，颈外动脉位于颈部前内方，管径较颈内动脉要小，且可见分支分布；在颈总动脉的内后方为椎动脉，由于椎动脉在颈椎横突孔中穿行，因而呈节段性显示（图 13-8）。横断扫查：在甲状腺水平，可见甲状腺下方的颈总动脉及其外侧的颈内静脉，继续向上扫查，颈总动脉出现膨大处，继而出现两个管腔，位于内侧的是颈外动脉，外侧的是颈内动脉。

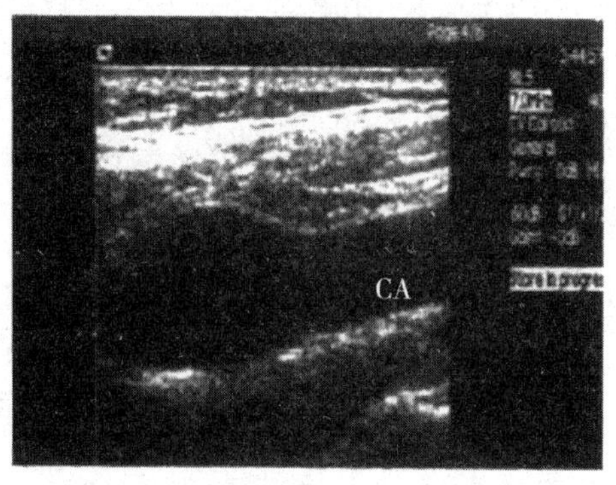

图 13-7　颈总动脉及其球部二维图像

CA：颈总动脉

（2）颈部血管内径最宽依次为颈总动脉、颈内动脉、颈外动脉、椎动脉，有随年龄增长而增宽的趋势，系动脉壁肌层日趋薄弱，管壁弹性减低所致，最宽处为颈总动脉球部，即分叉处。

（3）颈部动脉有搏动性，管壁较厚，为三层膜状结构，由里向外分别为内膜、中膜、外膜。内膜为平滑的线状光带，连续性完整，厚约 0.1cm。中层为较宽的低回声区，近似无回声区。最外层为外膜，

呈明亮的光带。动脉管腔内为无回声区，透声佳，用探头加压血管，管腔不能完全闭合。

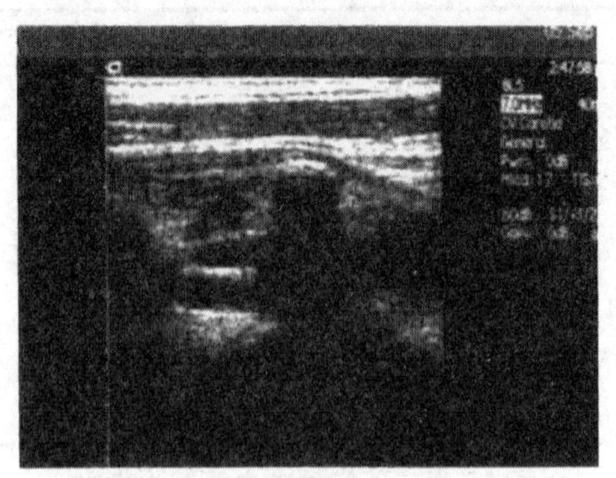

图 13-8 椎动脉二维图像

椎动脉在颈椎横突中穿行呈节段性

（二）彩色多普勒

（1）颈总、颈内、颈外动脉管腔内均为色彩充填丰富的颅向血流，当血流流向探头时为红色，靠近血管壁为暗红色，系流速较慢所致，中心为浅红色或较亮的鲜红色，由快速血流产生。除在颈总动脉分叉处可有反向，即蓝色血流外，余均为层流。颈内动脉无分支，颈外动脉有分支，分支内可见血流色彩分布。

（2）椎动脉亦为进颅血流，但管腔内的色彩由于颈椎横突的影响呈节段性显示。

（三）脉冲多普勒

1. 颈内动脉

供应大脑血流，系低阻力型血管，频谱表现如下。

（1）正向血流频谱。

（2）收缩期峰速度上升较缓慢，稍下降形成第二峰，两峰之间的切迹不明显。

（3）全舒张期均为丰富的血流信号。

（4）收缩峰与基线之间有频窗显示。

2. 颈外动脉

供应头面部的血流，系高阻力型血管，频谱表现如下。

（1）正向血流频谱。

（2）收缩期峰速度上升迅速，呈尖峰状，其后有一小峰，双峰间有明显切迹，随之快速下降到近基线水平或基线以下。

（3）舒张期血流减少，表现为振幅低平。

（4）收缩峰与基线之间有频窗显示。

3. 颈总动脉

具有颈内外动脉的共同特征，频带窄，呈三峰波表现，其频谱如下。

（1）正向血流频谱。

（2）收缩期呈双峰样改变，第一峰大于第二峰，两峰之间有较明显的切迹，舒张早期增速形成第三峰，收缩峰与基线之间有频窗。

（3）舒张期全程血流，其振幅介于颈内和颈外动脉之间。

（4）颈总动脉分叉处可测得反流频谱。

4. 椎动脉

频谱与颈内动脉相似，为低阻力正向频谱，但频谱的振幅较低。

5. 颈动脉的侧支循环

颈内动脉在颈部无分支，在颅内的第一分支为眼动脉，眼动脉可反映颈内动脉的血流状况，其分支额动脉及眶上动脉与同侧的颈外动脉分支颞浅动脉吻合。正常额动脉和眶上动脉的血流方向是前向血流，压迫同侧颞浅动脉，额动脉和眶上动脉的血流量增大。

6. 颈动脉的常用血流参数

收缩期血流速度一般来讲是颈总动脉 > 颈外动脉 > 颈内动脉 > 椎动脉，而舒张期血流速度是颈内动脉 > 颈总动脉 > 颈外动脉，阻力指数则颈外动脉 > 颈总动脉 > 颈内动脉。正常颈部动脉阻力指数为 0.50 ~ 0.75，大于 0.75 提示外周阻力增加，小于 0.50 表示末梢血管阻力降低。

三、上肢大血管

上肢大血管主要包括腋动脉、肱动脉、尺动脉、桡动脉及伴行的同名深静脉，浅静脉有头静脉和贵要静脉。

（一）上肢动脉

1. 二维图像

血管有明显的搏动感，管壁较厚，呈平行管壁回声，壁回声较强，内径较同名静脉要小，腔内为无回声区，沿血管长轴扫查，可见血管呈树枝状分布。

2. 彩色多普勒

为离心方向血流并为均匀一致的层流，可见少许反向血流色彩。

3. 脉冲多普勒

为三相波改变，即收缩期上升支陡直，舒张早期在基线下方，但也可有一些人为单向双峰波形，即舒张期无反向血流。

（二）上肢静脉

1. 二维图像

血管无搏动性，管壁较薄，内径大于同名动脉，腔内为无回声区。

2. 彩色多普勒

为均匀一致的层流，流向与动脉相反。

3. 脉冲多普勒

为连续性单向低速血流。

四、下肢大血管

下肢大血管主要包括：股动脉、腘动脉、胫前、后动脉、腓动脉、足背动脉及伴随的深静脉，浅静脉主要有大隐静脉和小隐静脉。

（一）下肢动脉

1. 二维图像

自股动脉起向下管径呈均匀性缩小，局部无膨大或变细，血管内膜平滑，连续性好。

2. 彩色多普勒

为离心血流，管腔内色彩充填较丰富，在每一心动周期中可见快速的三相血流，即出现红 - 蓝 - 红的颜色，从血管远端挤压，色彩亮度明显增加。

3. 脉冲多普勒频谱

为典型的三相波改变。

（1）收缩早期峰速度快速上升，形成尖锐的顶峰，收缩峰下可见无血流信号的声窗。

（2）舒张早期振幅快速下降至基线以下，形成短暂的逆向波，该反向血流是由于下肢动脉阻力增高引起，正常情况下反向血流消失主要见于肢体温度增高，血管扩张产生的反应性充血。

（3）舒张末期又形成第二个向上的波峰，但波峰圆钝，振幅也较低。

4. 两相血流频谱

下肢动脉收缩期最大流速由股动脉至足背动脉递减，随着年龄增长，血管顺应性降低，收缩期最大

流速和舒张期正向最大流速会轻度降低，表现为两相血流频谱。

5. 正常下肢动脉主要血流参数

见表 13–3。

图 13–3 正常下肢动脉主要血流参数

血管名称	内径（cm）	收缩期最大流速（cm/s）	最大反向流速（cm/s）	舒张期最大正向流速（cm/s）
髂外动脉	0.79 ± 0.13	119.3 ± 21.7	41.4 ± 10.7	18.2 ± 7.5
股总动脉	0.82 ± 0.14	114.4 ± 24.9	40.6 ± 9.2	16.4 ± 8.3
股浅动脉近端	0. 60 ± 0.12	90.8 ± 13.6	35.8 ± 8.2	14.5 ± 7.2
股深动脉远端	93.6 ± 14.1	35.0 ± 9.8	14.6 ± 6.7	
动脉	0.52 ± 0.11	68.6 ± 13.5	27.8 ± 9.2	9.8 ± 6.0
胫后动脉		16.0 ± 10.0	2.0 ± 2.3	
足背动脉		16.8 ± 5.7	1.3 ± 2.2	

（二）下肢静脉

1. 二维图像

纵切面时，静脉管腔呈均匀性变细，管壁平滑，内径稍宽于伴行动脉。血管腔内可见纤细的膜状瓣膜回声随血流运动而快速闭合。乏氏动作即深吸气后屏气时管腔内径增加，尤以股总静脉明显，说明检查的远端静脉开放。同时在纵切时于腹股沟韧带下方约 2cm 处可见大隐静脉汇入股静脉。静脉瓣纤细、柔软，常为双瓣型对称，开闭活动灵敏，瓣膜基底部附着于静脉壁的部位较膨大，为静脉窦，血液向心回流时瓣膜开放，贴伏于静脉内壁，站立位或憋气时瓣膜关闭，瓣尖在管腔中央闭合，以防止血液倒流。管腔内呈无回声，部分在静脉内可显示流动的红细胞，呈云雾状。横断面呈扁圆形薄壁无回声区，从静脉连续横切至下肢可见分叉成三支静脉，即胫前、胫后、腓静脉。胫后静脉和腓静脉在隐静脉的中间，胫前静脉在胫后静脉与腓骨之间的前侧。用探头压迫血管，静脉可塌陷。

2. 彩色多普勒

静脉管腔内为充填较丰富的向心血流，色彩随呼吸变化而改变，呼气时色彩明亮，吸气时则较暗淡。乏氏动作时血流色彩有中断或变暗淡的现象，表现为大、中静脉内的血流停止。或短暂反流，远端小静脉因管腔内流速较低，有时难以显示其内的血流信号，此时挤压远端肢体有血流信号。

3. 脉冲多普勒

呈低调连续吹风样声音，为连续性低振幅频谱，振幅在吸气时减低，呼气时增加，乏氏动作时，静脉回流暂时中断，挤压远侧血管，血流速度增加，表现为频谱振幅增高，压迫近侧肢体，血流暂时中止，伴有由于瓣膜产生的短暂反流，时间小于 0.5 ～ 1s。

五、腹部大血管

（一）腹主动脉

1. 二维图像

腹主动脉在纵切面时于剑突与脐之间的腹中线偏左侧，显示两条平行的较强回声光带，管壁回声较强，有弹性，内膜面平滑，可见管壁随心脏节律一致的同步搏动（图 13–9）。当探头由剑突向足侧作连续滑行追踪探测时，可看到腹主动脉逐渐移近腹壁，其内径也随之轻度缩小。在横切面时腹主动脉位于脊柱强弧形回声的前方略偏左处，为一个圆形无回声区，有与心跳一致的搏动，管壁回声较强，壁薄、光滑。腹主动脉在第四腰椎水平，分为左右两侧髂总动脉，并再分为髂内动脉和髂外动脉。腹主动脉的内径（不包括管壁厚度）上段 2 ～ 3cm，中段 1.6 ～ 2.2cm，下段 1.3 ～ 1.7cm。

2. 彩色多普勒

当探头指向剑突时，管腔内为红色血流，中央色彩明亮，尤以收缩期时色彩鲜亮，甚至管腔中央有发亮的白色，舒张期时色彩较暗淡或不显色。

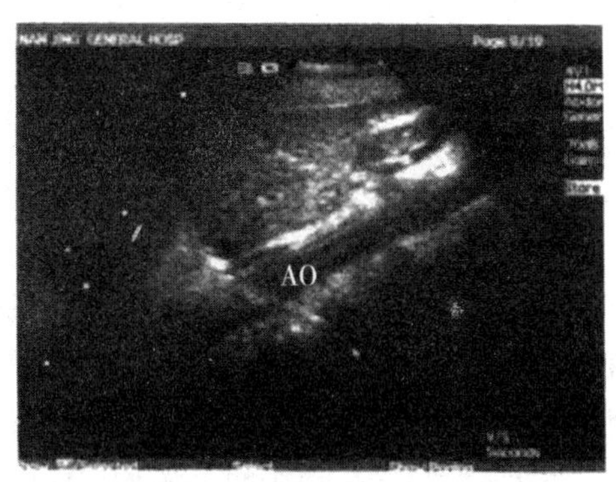

图 13-9 腹主动脉二维图像

AO：腹主动脉

3. 脉冲多普勒

腹主动脉的不同水平血流频谱波形不同，肾动脉以上的腹主动脉，收缩期血流速度高，峰速度在 90 ~ 130cm/s，波形呈正相单尖峰型，频带稍增宽。而舒张期血流速度低，波形为正相低速血流。肾动脉水平以下腹主动脉舒张期即出现少许反向血流，近髂血管处以及分叉后，位置越低反向血流越明显。

（二）腹腔动脉干

1. 二维图像

腹主动脉纵断面时，在肝左叶的后方，相当于胰腺上缘处有一条粗而短的管状无回声区，从腹主动脉前壁向上呈角状突起，长 1 ~ 2cm，内径（0.572 ± 0.065）cm。横断面时，存胰腺上缘后方有一短小的管状无回声区，自腹主动脉前壁发出，斜向右侧 1 ~ 2cm 处，相当于肝左叶的后方分出向左通往脾脏的脾动脉和向右通往肝脏的肝动脉。腹腔动脉与其主要分支肝动脉和脾动脉的关系犹如倾斜的“Y”形，称为“海鸥征”（图 13-10）。肝动脉在横断面时，可见其从腹腔动脉分出后，略向右上方向，与腹主动脉约呈 90° 角，通过胰头上缘，到达十二指肠第一段之上方，经小网膜至肝门，然后分成左右两支肝固有动脉进入肝脏。因肝动脉行进过程中有一定弧度，因而在声像图上只能逐段显示。当探头向右移动至相当于十二指肠第一段时，近胰头外侧缘处，可见一更狭小的管状无回声区，即为胃十二指肠动脉，在横断面上为一很小的圆形无回声区。脾动脉是腹腔动脉三个分支中最粗大的一个，位于后腹膜之后，沿胰腺上缘迂曲向左外方向行进，至脾门后，其分支进入脾脏。脾动脉在胃后一段因受胃泡内气体干扰，在声像图上难以显示。胃左动脉是腹腔动脉三个分支中内径最为细小的一支，自腹腔动脉分出后，从后腹膜深面，在肝左外叶后方斜向左上方向行走，至食管处，又急转向下，在小网膜两层之间沿胃小弯下行。由于胃左动脉内径细小，超声常不能显示。

图 13-10 腹腔动脉干分支二维图像

显示向左走行的脾动脉和向右走行的肝动脉形似“海鸥”

2. 彩色多普勒

腹腔动脉干纵断时显示红色血流，收缩期色彩明亮。横断面时，向左走行的脾动脉和向右走行的肝总动脉分别显示为蓝色或红色。

3. 脉冲多普勒

腹腔动脉干为正相双峰型频谱，上升支陡直，下降支缓慢。收缩期峰速度约 143.2cm/s，舒张期末速度 39.3cm/s。进食后流量可略有上升，但不如肠系膜上动脉明显，也可无血流量改变。

（三）肠系膜上动脉

1. 二维图像

肠系膜上动脉自腹腔动脉稍下方 0.5 ~ 1.0cm 处，自腹主动脉前壁发出（图 13–11），与腹主动脉前壁有少许角度，角度应小于 15°，后与腹主动脉走行平行，如角度大于 15°，应注意有无淋巴系统肿瘤或肿大的淋巴结。横切面时肠系膜上动脉位于腹主动脉的前方，脾静脉的后方，为圆形管状结构。管壁同声较强，腔内为无回声，搏动明显。当探头再略向下移动，此圆形搏动无回声区可在胰腺后方或钩突前方显示，并与位于其右侧的肠系膜上静脉断面比邻。肠系膜上动脉的管径及流量与进食有密切关系，空腹时内径为（0.6 ± 0.09）cm，进食后管径可增加 12% ± 6.8%，流量亦明显增加。

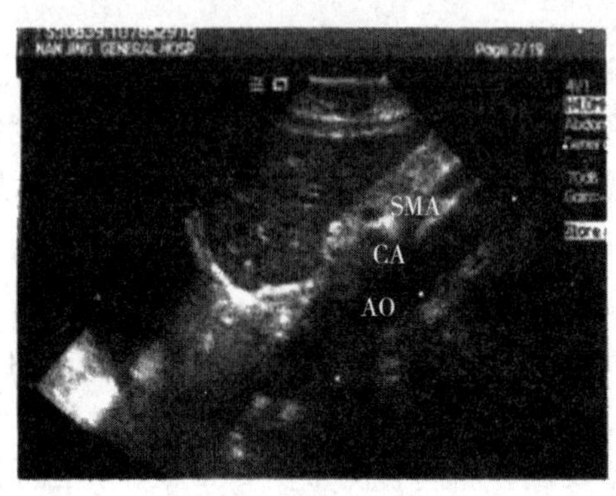

图 13–11　肠系膜上动脉二维图像

AO：腹主动脉；SMA：肠系膜上动脉；CA：腹腔动脉

2. 彩色多普勒

当探头垂直于血管时，肠系膜上动脉近心端的血流为红色，远心端为蓝色，探头正下方无血流色彩显示。

3. 脉冲多普勒

肠系膜上动脉频谱在空腹时收缩期呈单峰型，上升速度快，下降支陡直，舒张期为低速血流，并有反向血流，为高阻力频谱。收缩期峰速度（119 ± 22）cm/s。舒张期速度（15.8 ± 8）cm/s。进食后舒张期血流增加，反向血流消失，为低阻力频谱。空腹时流量（6.2 ± 0.6）mL/s，进食后 45 分钟血流量增加到（20.4 ± 7.4）mL/s。

（四）肠系膜下动脉

肠系膜下动脉超声难以显示，仅有时在长轴断面处偶见。为位于肠系膜上动脉下方的小血管结构，横断时难与腹部的肠襻分开。频谱与肠系膜上动脉表现相似，但血管外周阻力更高，舒张期血流速度降低更为明显。

（五）下腔静脉

1. 二维图像

下腔静脉在上腹正中横断面时位于脊柱强弧形回声的右前方，离正中线 2 ~ 3cm，腹主动脉的右侧，为略带椭圆形或较扁平、似三角形的无回声区，其管壁随心脏舒缩作相应波动。纵切面时为一条长管状无回声区，管壁随心脏舒缩有波动，管腔内可显示少许微弱回声呈向心性流动征象（图 13–12）。下腔静脉的内径随呼吸运动有较大的变化，近心段内径为 2.0 ~ 2.4cm，中段为 1.9 ~ 2.1cm，远心段为 1.7 ~ 1.9cm。

2. 彩色多普勒

下腔静脉血流为向心性血流，上段血流色彩因受心脏舒缩影响而显示多彩状，中、下段显示为单色血流。

3. 脉冲多普勒

下腔静脉为复合性波形，即在基线的上下方均有血流，系收缩期右心房反流的血流，随呼吸周期改变。

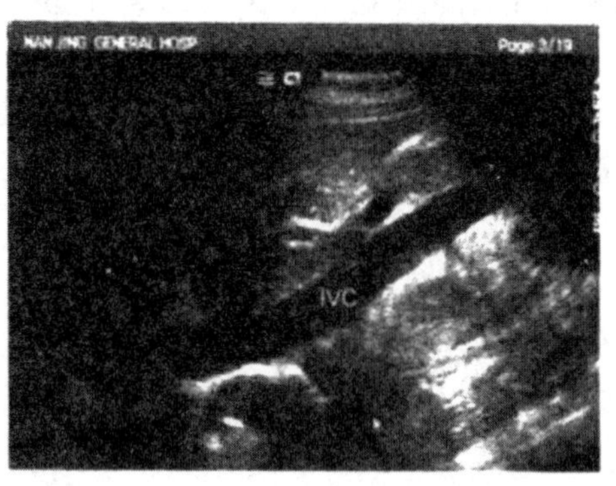

图 13-12 下腔静脉二维图像

IVC：下腔静脉

第四节 主动脉瘤

主动脉瘤为主动脉局限性病变形成永久性节段性扩张，压迫周围器官引起症状，瘤体破裂为其主要危险。引起主动脉瘤的主要原因为：①动脉粥样硬化：动脉粥样硬化为最常见的原因，多见于老年男性，男女之比为 10 ∶ 1 左右。部位主要在腹主动脉，尤其在肾动脉起始部至髂部分叉之间；②感染：感染以梅毒为主，常侵犯胸主动脉、败血症、心内膜炎的菌血症，使病菌经血流到达主动脉；③囊性中层坏死：囊性中层坏死为一种少见原因未明的病变。主动脉中层弹力纤维断裂，代之为酸性黏多糖。主要见于升主动脉瘤。遗传性疾病如马方综合征，特纳综合征等均可有囊性中层坏死，容易形成夹层动脉瘤；④外伤：外伤贯通伤直接作用于主动脉，引起动脉瘤，可发生于任何部位；⑤先天性：先天性以主动脉窦瘤为主。⑥其他：其他包括贝赫切特综合征、巨细胞性主动脉炎和多发性大动脉炎等。按结构主动脉瘤分为真性动脉瘤、假性动脉瘤和夹层动脉瘤。按形态主动脉瘤分为囊状动脉瘤和梭形动脉瘤。按发生部位主动脉瘤又分为升主动脉瘤、主动脉弓动脉瘤、降主动脉瘤（胸主动脉瘤）及腹主动脉瘤。主动脉瘤大多为单个，极少数为两个。随病程发展主动脉瘤可发生破裂、腹壁血栓形成和继发感染。

第五节 胸主动脉瘤

胸主动脉瘤临床上因动脉瘤部位不同而产生不同的症状。胸主动脉瘤压迫上腔静脉时，面部、颈部及肩部静脉怒张并伴有水肿；压迫气管和支气管时可引起咳嗽、气急；压迫食管引起吞咽困难；压迫喉返神经引起声音嘶哑。升主动脉瘤可能使主动脉瓣环变形，瓣叶分离而发生主动脉瓣关闭不全，出现相应的杂音。若发病急剧可引起急性肺水肿。胸主动脉瘤常引起胸部疼痛，疼痛突然加剧预示动脉瘤可能破裂。

主动脉弓动脉瘤压迫左无名静脉，引起左上肢静脉压升高。升主动脉瘤可侵蚀胸骨及肋骨，而发生突出于前胸的搏动性肿块。降主动脉瘤可侵蚀胸椎横突和肋骨，甚至在背部外突出体表。胸主动脉瘤破入支气管、气管、胸腔或心包均可致死。

由于胸主动脉瘤发生的位置不同，超声显像操作方法、位置各异。对升主动脉瘤的显示应选择与观

察主动脉根部同样的切面，但扫查平面应该向上偏移，尽可能多显示升主动脉，并可用于显示升主动脉和降主动脉长轴切面。显示降主动脉还可选用胸骨旁声窗从左室长轴行顺时针方向旋转扫查平面，直至降主动脉长轴清晰显示。

二维超声显像可直接显示胸主动脉瘤的部位、大小、形态、范围和瘤壁厚度。诊断动脉瘤的标准与CT、MRI相同，即直径 > 4cm。

动脉壁多由强回声粥样斑块和中低回声的血栓组成。彩色多普勒血流显像在瘤体近心端呈射流为红色血流，瘤内呈湍流为杂乱红蓝镶嵌血流。

参考文献

[1] 王彩环. 新编医学影像学. 天津：天津科学技术出版社，2018.
[2] 姜平，马瑞. 临床与影像解剖学. 南京：东南大学出版社，2016.
[3] 赵云，任伯绪. 医学影像解剖学. 北京：科学出版社，2015.
[4] 陈懿，刘洪胜. 基础医学影像学. 武汉：汉大学出版社，2018.
[5] 李基臣. 实用医学影像设备与临床诊断学. 西安：西安交通大学出版社，2015.
[6] 朱建民，许永华，杨利霞. 医学影像设备临床试验实践. 上海：上海科学技术出版社，2016.
[7] 孟悛非. 医学影像学. 北京：高等教育出版社，2016.
[8] 魏书恒，吕文静. 现代医学影像学. 北京：科学技术文献出版社，2015.
[9] 黄霞. 医学影像技术. 北京：人民卫生出版社，2016.
[10] 程志伟，胡亚飞. 实用医学影像学诊断. 长春：吉林大学出版社，2016.
[11] 余建明，曾勇明. 医学影像检查技术学. 北京：人民卫生出版社，2016.
[12] 柳治. 医学影像诊断学. 北京：科学技术文献出版社，2015.
[13] 李荣聪. 王淑亚主编. 医学影像检查技术. 镇江：江苏大学出版社，2016.
[14] 仇俊华. 医学影像学临床见习指导. 北京：科学出版社，2016.
[15] 陆云升. 医学影像诊断基础. 北京：人民卫生出版社，2016.
[16] 陈方满. 放射影像诊断学. 合肥：中国科学技术大学出版社，2015.
[17] 徐昌. 临床影像学. 昆明：云南科技出版社，2016.
[18] 孙元杰，邹惠静，赵明. 医学影像学. 长春：吉林大学出版社，2015.
[19] 唐陶富，廖伟雄，罗天蔚. X 线检查与诊断技术. 北京：人民卫生出版社，2015.
[20] 全冠民，李彩英，袁涛. 全身 X 线诊断必读. 北京：人民军医出版社，2016.
[21] 夏黎明. MRI 读片指南. 北京：北京大学医学出版社，2016.
[22] 邓世勇，薛敏娜. MRI 检查与诊断技术. 北京：人民卫生出版社，2015.
[23] 侯秀昆. 超声医学. 北京：中国协和医科大学出版社，2016.
[24] 薛玉. 超声诊断学. 北京：科学出版社，2016.
[25] 晏荣明. 超声检测. 北京：机械工业出版社，2016.
[26] 黄道中，邓又斌. 超声诊断指南. 北京：北京大学医学出版社，2016.